老年骨折的合并症与并发症

邬 波 主编

辽宁科学技术出版社
·沈阳·

图书在版编目（CIP）数据

老年骨折的合并症与并发症 / 邬波主编. —沈阳：
辽宁科学技术出版社，2020.2
ISBN 978-7-5591-1168-5

Ⅰ．①老… Ⅱ．①邬… Ⅲ.①老年人－骨折－并发症－
诊疗 Ⅳ．①R683

中国版本图书馆CIP数据核字(2019)第 078903 号

出版发行：辽宁科学技术出版社
　　　　　（地址：沈阳市和平区十一纬路25号 邮编：110003）
印 刷 者：辽宁鼎籍数码科技有限公司
经 销 者：各地新华书店
幅面尺寸：170mm×240mm
印　　张：13
字　　数：280千字
出版时间：2020年2月第1版
印刷时间：2020年2月第1次印刷
责任编辑：寿亚荷
封面设计：刘冰宇
版式设计：袁　舒
责任校对：徐　跃

书　　号：ISBN 978-7-5591-1168-5
定　　价：58.00元

联系电话：024-23284370
邮购热线：024-23284502
邮　　箱：1114102913@qq.com

编 委 会

前　言

随着社会经济发展，人口老龄化程度日益加重，骨折成为影响老年人生活健康的重要疾病之一，甚至威胁老年人的生命，同时也给社会及家庭带来巨大的经济负担。老年骨折的合并症如原发性高血压、冠状动脉粥样硬化性心脏病等使老年骨折围术期发生不良事件的风险增加。老年骨折的合并症与并发症对临床医师在工作中不断提出新的挑战。

本书观点认为，老年骨折往往是多因素所致，因此需要骨科医师和老年医学的专科医师相互协作进行诊治。老年骨折可导致灾难性后果，其合并症与并发症是影响骨折预后的重要因素，万万不可忽视。希望通过本书，可以为读者提供老年骨折治疗所需要的信息和最新资料，以及为骨科医生提供老年骨折病情的评估与治疗意见。

本书着重强调老年骨折的合并症与并发症，其相关内容包括骨的基本解剖知识、老年骨折的危险因素及病理生理机制、老年骨折围术期风险评估和治疗经验及意见。

该书为老年骨折的诊治提供了具体的、可操作性强的指导，对提高医务工作者有关老年骨折防治的相关知识和技能提供了较大帮助。

本书也可作为普通民众防控老年骨折的指导。

编者

目　录

第一章 骨与关节的解剖

　　骨骼是人体的坚硬器官，功能是运动、支撑和保护身体及储藏矿物质。骨组织是一种密实的结缔组织。骨骼由各种不同的形状组成，有复杂的内在和外在结构，使骨骼在减轻重量的同时能够保持坚硬。骨骼的成分之一是矿物质化的骨骼组织，其内部是坚硬的蜂巢状立体结构；其他组织还包括骨髓、骨膜、神经、血管和软骨。人体的骨骼具有支撑身体的作用，其中的硬骨组织和软骨组织皆是人体结缔组织的一部分（而硬骨是结缔组织中唯一细胞间质较为坚硬的）。成人有 206 块骨头，而新生儿的骨头超过 270 块。由于头骨会随年龄增长而愈合，因此成人骨骼个数少一两块或多一两块都是正常的。骨与骨之间的连结一般称之为关节，除了少部分的不动关节可能以软骨连结之外，大部分是以韧带连结起来的。关节可分成不动关节、动关节以及难以被归类的中间型（可称为微动关节）。光有骨骼是不具有让身体运动的功能的，一般俗称的运动系统还包含肌肉（骨骼肌）系统。骨骼肌是横纹肌，可随意志伸缩，一般一种"动作"是由一对肌肉对两块骨头（一个关节）作拮抗，而肌肉末端以肌腱和经过关节的下一个骨头连结。其实韧带和肌腱也是结缔组织，所以运动系统中只有肌肉组织和结缔组织，顶多再包含骨髓内的神经及控制肌肉的运动神经属于神经组织。

第一节 骨的解剖

一、骨组织的细胞

　　骨组织是一种特殊的结缔组织，是骨的结构主体，由数种细胞和大量钙化的细胞间质组成，钙化的细胞间质称为骨基质。骨组织的特点是细胞间质有大量骨盐沉积，即细胞间质矿化，使骨组织成为人体最坚硬的组织之一。在活跃生长的骨中，有 4 种类型细胞：骨祖细胞、成骨细胞、骨细胞和破骨细胞。其中骨细胞最多，位于骨组织内部，其余 3 种均分布在骨质边缘。

二、骨的基质

　　骨质由骨组织构成，分密质和松质。骨密质，质地致密，耐压性较大，配布于骨的表面。骨质的另一部分叫骨松质。骨松质在长骨的两端，是以骨小梁的形式排列起来的，它的排列方向与人体的重量所给的压力的曲线以及与压力垂直的张力的

1

方向相一致。虽然骨松质的密度没有骨密质那么致密，但是它同样可以承受人体的体重。

三、骨的种类

人类的骨骼依照形态可以分为以下5种：长骨、短骨、扁平骨、不规则骨和种子骨（图1-1）。

（1）长骨：其长度远大于宽度，分为一个骨干和两个骨骺，骨骺与其他骨骼形成关节。长骨的大部分由致密骨组成，中间的骨髓腔有许多海绵骨和骨髓。大部分的四肢骨都是长骨（包括指骨与趾骨）。长骨的分类取决于形状而不是大小。

（2）短骨：呈立方状，致密骨的部分比较薄，中间是海绵骨。短骨和种子骨构成腕关节和踝关节，还有一些为膝盖骨（髌骨）、腕骨、跗骨和构成腕关节与踝关节的骨骼。

（3）扁平骨：薄而弯曲，由平行的两面致密骨夹着中间一层海绵骨，头骨和胸骨是扁平骨。

（4）不规则骨：顾名思义是形状复杂的骨骼，不适用上面3种分类，由一层薄的致密骨包着海绵骨，脊椎骨和髋骨属于不规则骨。

（5）种子骨：包在肌腱里的骨头，功能是使肌腱远离关节，并增加肌腱弯曲的角度以提高肌肉的收缩力，例如髌骨和豌豆骨。

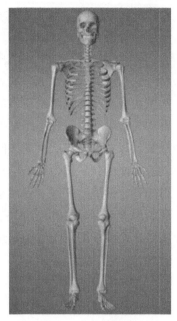

图1-1　人类的骨骼

四、骨的组织结构

一般俗称的"骨"，主要由骨质、骨髓和骨膜3部分构成。骨髓里面有丰富的血管和神经组织。以长骨为例，长骨的两端是呈窝状的骨松质，中部是致密坚硬的骨密质，骨中央是骨髓腔，骨髓腔及骨松质的缝隙里是骨髓。婴幼儿的骨髓腔内的骨髓是红色的（即红骨髓），有造血功能，随着年龄的增长，逐渐失去造血功能，例如肋骨这些扁骨内的骨髓最后都会因为脂肪及纤维结缔组织等堆积而形成黄骨髓并且失去造血功能。但在长骨两端和扁骨的骨松质内，终生保持着具有造血功能的红骨髓。骨膜是覆盖在骨表面的结缔组织膜，里面有丰富的血管和神经，起营养骨质的作用。同时，骨膜内还有成骨细胞，能增生骨层，使受损的骨组织愈合和再生（图1-2）。

（一）成骨细胞和破骨细胞

这两种骨细胞会不断地反复进行建造和破坏骨骼的工作。如果形成的比例较高，比如在人类的婴儿和青少年两大成长期，骨头便有可能延长、变粗、变致密；如果相对的侵蚀的速率较快的话，可能降低身高或是形成骨质疏松。

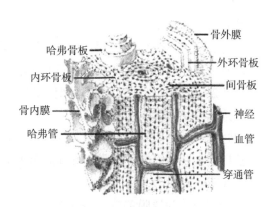

图 1-2　骨的组织结构

（二）骨的血管、淋巴管和神经

（1）血管：长骨的血供来自 3 个方面：骨端、骨骺和干骺端的血管，进入骨干的滋养动脉和骨膜动脉。滋养动脉是长骨的主要动脉，一般有 1~2 支，经骨干的滋养孔进入骨髓腔后，分为升支和降支，每一支都有许多细小的分支，大部分直接进入皮质骨，另一些分支进入髓内血窦。升支和降支的终末血管供给长骨两端的血液，在成年人可与干骺端动脉及骺动脉的分支吻合。干骺端动脉和骺动脉均发自邻近动脉，分别从骺软骨的近侧和远侧穿入骨质。上述各动脉均有静脉伴行，汇入该骨附近的静脉。不规则骨、扁骨和短骨的动脉来自骨膜动脉或滋养动脉。

（2）淋巴管：骨膜的淋巴管很丰富，但骨的淋巴是否存在有待研究。

（3）神经：骨的神经伴滋养血管进入骨内，分布到哈弗管的血管周隙中。以内脏传出纤维较多，分布到血管壁；躯体传入纤维则分布于骨膜、骨内膜、骨小梁及关节软骨深面。骨膜的神经最丰富，并对张力或撕扯的刺激较为敏感，故骨脓肿和骨折常引起剧痛。

第二节　关节的解剖

一、关节的分类

（一）不动关节

两骨之间以结缔组织相连结，中间没有任何缝隙，又叫无腔隙连结。如前臂骨和小腿骨之间的韧带联合，椎骨之间的软骨结合以及坐骨、耻骨和髂骨之间的骨性结合等。

（二）微动关节

微动关节是骨与骨之间借透明软骨、纤维软骨或骨间韧带相连结，并可以轻微活动的一类关节。这类关节没有关节囊和滑膜。微动关节主要包括两种类型：韧带连结和纤维软骨结合。

（1）韧带连结：骨与骨之间借骨间韧带相连结。连结比较牢固，仅允许两骨之间有少许活动。如椎骨棘突之间的连结，近、远侧胫腓骨连结等。

（2）纤维软骨结合：两骨间借多量纤维软骨相连结，形成纤维软骨结合。这种骨连结多位于人体中线部位，两骨间连结牢固而弹性较低。这种关节的运动主要是通过纤维软骨的变形而实现。这种纤维软骨一般终生不骨化。相邻两椎体间的椎间盘以及两耻骨间的耻骨联合等即此类关节。

（三）动关节

动关节称为滑膜关节，是骨连结的最高分化形式，相对骨面间有滑液腔隙，充以滑液，一般以具有较大活动性为特点。

二、关节的构成

（一）关节面

关节面是指构成关节的各相关骨的接触面，每个关节至少包括两个关节面，凸者称为关节头，凹者称为关节窝。关节面表面覆盖着一层关节软骨。关节软骨由透明软骨构成，表面光滑，深部与软骨下骨相连。关节软骨通常为 1~2mm 厚。但是不同年龄不同关节，其厚度可不相同。如在年轻人的某些大关节内，关节软骨的厚度可达 5~7mm。在同一关节的不同部位关节软骨的厚度也不相同。在关节头处关节软骨中央厚、周围薄，而在关节窝处则是中央薄、周围厚。关节软骨的这种薄厚变化使之与相对应的关节面更相适应。关节软骨具有弹性，能够承受负荷，吸收震荡，减轻运动时的震荡和冲击，并能够降低关节面间的摩擦力。关节软骨不含血管、淋巴管和神经，其营养由表面覆盖的滑液和关节滑膜层血管渗透获得。

（二）关节囊

关节囊是由纤维结缔组织构成的囊，附着在关节面周围骨膜或软骨膜上，密闭关节腔。关节囊可分为内、外两层。

（1）关节囊的外层：由粗胶原束和弹性纤维组成的致密结缔组织构成。富含血管、淋巴管和神经。纤维膜的某些部分可较厚，以加强关节囊的作用。纤维膜的薄厚与关节的运动和负重大小有关。关节负重大则纤维膜厚而坚强。灵活性大的关节，其纤维膜较薄而松弛。纤维膜主要起限制关节过度活动，加强其稳定性和给予滑膜以结构支持的作用。

（2）关节囊的内层：薄而柔润，是由疏松结缔组织构成，衬在纤维层内面，周缘附着在关节软骨的边缘。它朝向关节腔的内面光而发亮，此面上盖有一层内皮细胞。滑膜向关节腔分泌滑液，滑液是稍黏稠而透明的液体，可减少关节中相连骨的摩擦，是一种润滑剂。滑膜表面可形成绒毛或皱襞突入关节腔内。有时滑膜层可以穿过纤维层呈囊状向外膨出，形成滑膜囊，常位于肌腱与骨面之间。有时滑膜层突出不明显，仅呈深窝状，称为囊状隐窝。

（三）关节腔

关节腔是由关节软骨和关节囊滑膜层共同围成的密闭腔隙，腔内含有少量滑液。关节腔内为负压，这对维持关节的稳定性起一定的作用。

（四）关节液

关节液为关节腔内少量透明的弱碱性黏性液体，通称滑液。滑液的成分包括细胞和非细胞两类，以非细胞为主。非细胞成分包括水、蛋白质、电解质、糖、透明质酸等。细胞成分主要有单核细胞、淋巴细胞、巨噬细胞、中性粒细胞和脱落的滑膜细胞。滑液维持关节面的润滑，减少两骨关节面之间或关节面与关节盘、半月板之间的摩擦，并为关节软骨提供营养。

第二章　老年骨系统的病理生理

第一节　老年骨组织生理

一、骨细胞

骨细胞的数量是骨组织中最多的，占骨组织细胞 95% 以上。骨细胞均匀地分布在矿化的骨基质中，通过细胞膜的多个突触结构互相连接并与骨基质表面的细胞连接形成网状的细胞结构。骨细胞被认为是一种理想的细胞，在骨组织发育和代谢过程中启动细胞的生物化学反应。最新的研究已证实骨细胞通过直接整合骨的矿化基质和其他的多细胞网络结构，感受刺激、调控效应细胞（例如成骨细胞、破骨细胞、骨髓基质干细胞）。除此之外，骨细胞已被证实作为一种内分泌细胞，还可以调控磷的代谢。随着研究的深入，骨细胞网络结构对骨形成和吸收的影响逐渐明显，在生理条件下骨细胞网络结构通过激活破骨细胞促进骨吸收，通过抑制成骨细胞抑制骨形成。

二、骨基质

骨基质包括有机质和无机质，其中有机成分主要由成骨细胞分泌。有机质和无机质两者的比例随年龄的不同而不同。在儿童，两者各占骨干重的一半；在成人，有机质约占 1/3，而无机质约占 2/3；在老年人，无机质则更多些。骨中的有机质约 90% 为骨胶原，其他约 10% 为无定形基质，主要为糖蛋白复合物，还有少量涎酸蛋白及脂类。无机质通常称为骨盐，包括结晶的羟基磷灰石、无定形的胶体磷酸钙及镁、钠、钾和一些微量元素。

第二节　老年人骨的物质代谢与疾病

不同人体中，骨组织生长、发育的过程是基本一致的。但随着年龄的增长，人体各种与骨代谢有关的激素分泌、无机元素储备及分布，乃至各组织器官的反应能力均出现了重大变化，骨质代谢特点发生改变，出现了各种类型的骨质疏松。对于老年人群来说，骨质疏松是引发骨损伤和影响治疗、愈合、预后的最主要因素。

一、老年人钙的代谢

钙与人体的成长、骨骼发育密切相关，在血液凝固中也扮演了重要角色。而且维持血清中正常浓度的钙（离子）含量，才能维持正常的心脏与血管健康。钙在细胞内（可作为第二信使）与细胞间的传讯扮演了举足轻重的角色，因此每个细胞内的钙离子浓度都要经过严格的控制。而在肌肉的细胞中更为特别，除了储存方式外，钙也对启动肌肉收缩相当重要，其他如脂质代谢作用等也非常重要。

人体的钙含量出生时约为28g，成年时达到850~1200g，占体重1.5%~2%。钙原子数目仅次于C、H、O、N 4种非金属元素。每千克非脂肪组织中平均含钙20~25g。体内钙99%以上都分布在骨骼和牙齿中，主要以羟磷灰石结晶形式存在，少量为无定形钙。后者在婴儿期占较大比例，以后随年龄增长而逐渐减少。其余的1%中，有50%与枸橼酸（柠檬酸）螯合或与蛋白质结合，另外50%则以离子状态存在于软组织、细胞外液及血液中，组成混溶钙池，这部分钙与骨骼钙维持动态平衡，是维持体内正常状态所必需的。人体内有相当强大的保留钙和维持细胞外液中钙浓度的机制，因为钙生理学功能对生命非常重要，即使当饮食钙严重缺乏或机体发生钙异常丢失时，也可通过相同机制使骨脱矿化，从而保持血钙稳定。

（一）钙的平衡

血钙在人体内维持一定的浓度，当其浓度过低时，甲状旁腺会开始分泌甲状旁腺激素（PTH），而甲状旁腺素会促使骨骼释放出其所储存的钙，并增进肾脏对于钙的再吸收。此外，也会刺激肾脏激活维生素D，激活的维生素D会增进小肠对于钙的吸收。当血钙浓度过高时，甲状腺会开始分泌降钙素，促进血液中过多的钙储存于骨骼。

（二）钙的吸收

1. 钙在小肠的吸收：影响人体每日吸收的钙数量最决定性的器官就是小肠，维生素D所刺激产生的钙运输蛋白（TRPV-5、TRPV-6），会将在小肠内腔的钙离子主动运输至小肠的绒毛细胞内，绒毛细胞再将钙离子经由钙泵运输到血液中。而在小肠利用被动运输方式吸收钙离子，不会受到激素的调控。

2. 钙在肾脏的再吸收：在体内的血钙浓度太低时，甲状旁腺会分泌甲状旁腺激素，促进肾脏对于尿液中钙离子的再吸收，以维持血钙浓度的恒定。

3. 钙吸收障碍与疾病：老年人易形成钙缺乏，主要原因有：

（1）年轻时不重视补钙，体内储备不足。

（2）肠道功能减退，钙吸收能力下降。

（3）老年人PTH分泌较年轻人高，骨钙流失加速。

（4）软组织中的钙沉积增多。

骨钙减少的直接后果是骨质疏松，使骨折风险增大。软组织钙沉积量增加，可能诱发高血压、动脉粥样硬化、阿尔茨海默症、糖尿病、免疫减退等。

二、老年人维生素 D 的代谢

维生素 D，是对"可以帮助生物体吸收钙质的固醇类物质"的一个通称。当人的皮肤照射到阳光时，表皮细胞会像内分泌腺分泌激素的行为一样，进行分泌维生素 D 的动作。麦角固醇是维生素 D 的前驱物，在紫外线影响下，会转变为维生素 D_2（钙化醇）；维生素 D_3（胆钙化醇）存在于动物肝油中，会因为阳光对前述固醇类的作用而沉淀于皮肤。而当维生素 D 经由血液送到肾脏时，会转变成活性状态（维生素 D_3），来帮助生物体吸收小肠内部来自于食物的钙质。由维生素 D 的别称和英文原名就可知道它与钙的关系是密不可分的。维生素 D 又称钙化醇（Calciferol），属于脂溶性维生素，有利于钙质的吸收与利用。由于 UVB 会刺激皮肤表皮细胞黑色素沉淀累积，而形成深色的皮肤。虽然这些深色的皮肤并不影响形成维生素 D，但是可以阻碍紫外线（光）以及对叶酸的破坏。另外，在人体中，含维生素 D 的食物要在脂肪存在并且胆汁协助下，才能在小肠被吸收，而且需求有一半以上是来自食物。不过，在远古非洲大陆阳光充足的莽原生活的人类祖先，能够自行合成足够的维生素 D 供体内所需。维生素 D 对于小肠内钙离子的吸收占有很重要的地位，在小肠内，维生素 D 受体先和维生素 D 反应元件以及维生素 A 酸 X 受体复合，此复合体会结合在钙运输蛋白的基因的上游转录调控元件上，当维生素 D 在肾脏被激活后，便会与此复合体结合，将其磷酸化，进一步地制造钙运输蛋白。维生素 D 所刺激产生的钙运输蛋白，会将在小肠内腔的钙离子主动运输至小肠的绒毛细胞内，绒毛细胞再将钙离子经由钙离子泵运输到血液中。

维生素 D 缺乏在老年人中十分普遍，这与维生素前体合成或摄入减少、日晒不足、α-羟化酶减退等有关。即使血中 1，25-（OH）$_2$-D$_3$ 水平正常，肾脏等靶器官上的维生素 D 受体减少及功能衰退，都将影响维生素作用的发挥，仍不可避免地造成骨质代谢紊乱。目前建议对于老年性及绝经后的骨质疏松患者，有必要给予适量维生素 D，以增加肠钙吸收、拮抗 PTH，同时还能相应减少钙的摄入，提高吸收效率。

三、老年人降钙素与甲状旁腺素

（一）降钙素

降钙素是一种含有 32 个氨基酸的直线型多肽类激素，在人体里是由甲状腺的滤泡旁细胞制造。在鱼类、爬虫类、鸟类、哺乳类身上都有发现这种激素。主要功能是降低血钙。但降钙素对于调节人体血液中钙离子（Ca^{2+}）的恒定通常并没有很显著的重要性。降钙素主要作用是影响了钙离子和磷酸盐的代谢过程，其功能多半是拮抗甲状旁腺素的作用。

1. 降钙素的生理功能：降钙素主要透过下列 4 种方式降低血钙浓度：

（1）抑制小肠对于钙离子的吸收。

（2）抑制破骨细胞，减少骨骼中的钙离子流失到血液中。

（3）抑制肾小管对磷酸根的再吸收作用。

（4）抑制肾小管对钙离了的再吸收作用，增加钙离子自尿液排泄。

2. 降钙素的代谢与疾病：在老年性骨质疏松患者中，降钙素的作用体现得尤其明显。降钙素在许多器官、组织上均有受体，一定剂量范围内的降钙素可以影响肾脏排钙及肠道吸收。降钙素对于原发性或转移癌引起的骨质疏松具有良好的止痛作用，据推测可能是其直接作用下丘脑受体的缘故。

（二）甲状旁腺素

甲状旁腺素（PTH），是一种由颈部的甲状旁腺分泌，具有 84 个氨基酸的多肽类激素，主要作用在骨骼、肾脏，增加血液中的钙离子浓度。骨骼的更新有赖破骨细胞破坏旧的骨质，再由成骨细胞产生新的骨质。甲状旁腺素首先刺激成骨细胞，使其表面增加 RANKL（细胞核因子 κB 受体激活因子的配体）蛋白质的表现量，再由成骨细胞表面 RANKL 的与蚀骨细胞表面 RANKL 结合，刺激蚀骨细胞形成并激活。最后，在蚀骨细胞的作用下骨骼释放钙离子和磷酸盐到血液中。

四、激素

（一）性激素

目前广泛认为，性激素，尤其是雌激素对于保持骨组织平衡、防止骨量丢失有着重要的作用。女性和男性的雌激素和睾丸激素是维护正常皮质骨及骨小梁所必需的激素。对于骨质，雌激素可如同合成代谢剂一样抑制破骨细胞生成功能而发挥作用。性腺功能减退可导致骨吸收加速和骨质疏松症，例如绝经后骨质疏松症。雌激素也被认为可以促进成骨细胞的分化、增殖功能。雌激素的流失延长了重吸收阶段，同时缩短了形成阶段。雌激素的丧失也增加了骨重吸收周期的频率。除了直接影响破骨细胞和成骨细胞的功能，雌激素缺乏可以在与年龄有关的骨质丢失中发挥作用，这一作用是 T 细胞活化过程中通过调节局部各种细胞因子和生长因子（包括 IL–1、TNF–α 和 TGF–p）而实现的。RANKL，如前所述，作为一个破骨细胞分化和发挥功能的有效刺激，也可由 T 细胞产生，并且证明在雌激素缺乏（早期绝经后）女性中 RANKL 表达升高、雌激素缺乏在绝经后女性的骨质疏松症和骨质疏松性骨折中的作用已经被充分证明。越来越多的证据显示，在男性的骨转换中，雌激素可能也发挥了关键作用。研究证明，与睾丸激素水平相比，中老年男性骨质疏松与低水平雌激素的关系更密切。Khosla 等研究了青年与老年男性骨密度的纵向变化，积累的数据证明，雌激素在年轻男性的骨量峰值和老年男性骨质流失中均有作用。他们的研究表明，具有生物活性的雌激素低于 50% 时，老年男性骨重吸收和骨量丢失的风险最大。老年男性由于出现睾丸功能减退，雄激素合成和分泌减少，可导致骨质疏松。而每增加 5 岁，骨折风险增加 1 倍。髋部骨折的老年男性中，50%~95% 患有男性性腺功能低下。此外，雄激素对于其他如肌肉力量减弱、体育锻炼减少、不良生活习惯等都有影响。

（二）人生长激素

人生长激素（GH）由腺垂体合成，是人体生长发育的最主要内分泌激素。同时 GH 对骨的线性生长和骨重建也有直接影响：GH 可促进软骨细胞、成骨细胞、破骨细胞的增殖，对新骨形成和骨吸收都有推动作用，同时 GH 还促进 I 型胶原的形成。此外，GH 对于骨骼肌纤维的生长、肌力的提升乃至免疫调节也有促进作用。

（三）其他激素

其他影响骨生长和代谢的激素还有甲状腺素和糖皮质激素等。甲状腺对于维持 GH 的分泌有重要意义，各种甲状腺功能紊乱（减退或亢进）均可导致 GH 释放延迟。糖皮质激素对骨代谢的干扰是明显而广泛的，主要体现在：

（1）使骨形成减少（直接作用）、吸收增加（继发性甲状旁腺功能亢进）。

（2）直接抑制肠道维生素 D 的吸收、转运。

（3）直接抑制肾小管上皮对钙的重吸收。

（4）影响活性维生素 D 的半衰期，抑制 $25-(OH)-Q$ 向 $1,25-(OH)_2-D_3$ 转化。

（5）抑制性激素的分泌。

老年人因疾病而长期使用皮质激素者，一般均存在明显的骨代谢紊乱。

第三节　老年骨质疏松症

一、基本概念

骨质疏松症是一种因骨质密度下降，而骨折风险增加的疾病。起因是人体矿物质大量流失，导致骨头中的钙质不断流失到血液中。骨质疏松症也是中高年龄族群最常见的骨折原因。易于因骨质疏松而骨折的骨骼部位有脊椎、前臂骨、髋关节骨。通常骨折前都不会有任何症状，一直到骨骼变得松软易折，稍微受压就会断裂；发生慢性疼痛及功能衰退后，就连日常活动都会导致再度骨折。骨质疏松症会随着年龄增加而加重，约 15% 的白人 50 多岁起会出现症状，80 岁以上其发生率则会提高到 70%；骨质疏松亦多见于女性，甚于男性患者。发达国家中利用筛检发现 2%~8%

男性及 9%~38% 的女性确诊罹患骨质疏松症；发展中国家的发病率则尚不明朗。2010 年，欧洲有将近 2200 万女性患者和 550 万左右男性患者，同年在美国，发现有 800 万左右女性和 100 万 ~200 万男性患者。骨质疏松症的危险因子包括性别（尤其是女性）、太早停经、种族（尤其是白人和亚洲人）、骨头结构较细、身体质量指数过低、抽烟、酗酒、活动量不足、具有家族病史。人类的最高骨骼密度通常在 30~40 岁间就会达到，随后便会渐渐发生矿物质流失现象。一般来说，女性骨质流失最快的时期是停经后 5 年间，脊椎密度平均每年减少 3%~6%，而超过 50% 年过 80 岁的女性会有骨折的经历。男性骨质流失的速率则较为稳定，在达平均巅峰骨骼质量后，依据不同部位，每年流失量为 0.5%~2%。虽然骨质疏松症多数情况下并不会直接导致死亡，但骨质疏松症增加骨折机会，从而影响患者的健康和独立生活能力，更大大增加社会医疗负担。

　　骨质疏松症主要可分为：原发性骨质疏松症和继发性骨质疏松症。原发性骨质疏松症又可分为绝经妇女的骨质疏松症（Ⅰ型）和老年性骨质疏松症（Ⅱ型）。更年期引致的骨质疏松症主要影响踏入更年期后的女性，随着女性激素的流失，骨质慢慢流失。另一方面，因年老所引致的骨质疏松症则是随着年纪老迈，由钙质慢慢流失所引致；无论男性或女性都同样受影响。

　　（一）Ⅰ型（绝经后）骨质疏松症

　　绝经后骨质疏松症（postmenopausal osteoporosis，PMOP）的发生与雌激素缺乏直接相关，是原发性骨质疏松中最常见的类型。据统计，美、英等国中年以上妇女 PMOP 的发病率在 20% 以上，至 2025 年该数字将大幅上升，亚洲、拉美地区尤其明显。我国人口目前正存在老龄化趋势，据预测至 21 世纪中叶老年人将超过 4 亿，其中近 2 亿绝经后妇女将存在不同程度 PMOP。老年女性骨质疏松在脊柱、髋部和桡骨中远端最为明显，随着 PMOP 发生率的升高，未来十余年中上述部位骨折的数量将可能有大幅度的增长，也给我们提出了重大的挑战。绝经后骨质疏松的发生原因为：

　　（1）绝经前骨量储备不足，初始骨密度低下。

　　（2）绝经后雌激素缺乏或丧失。

　　（3）营养不良，钙与维生素、蛋白质等摄入不足。

　　（4）生活方式不科学，日晒不足，缺乏锻炼。

　　（5）伴发其他疾病，服用影响骨量的药物。

　　（6）与年龄有关的其他因素。

　　其发病机制则与钙、PTH、1，25-（OH）$_2$-D$_3$ 以及与之相关的骨形成紊乱有关。

　　（二）Ⅱ型（老年性）骨质疏松症

　　Ⅱ型骨质疏松症多见于老年男性。男性一生的骨量变化虽也遵循"增长－稳定－

减少"三阶段的规律，但青春期积累的骨量储备比女性高，中年以后的骨量减少也不如女性来得迅速，明显的骨量丢失一般发生在 70~75 岁以后。但一旦发生骨量丢失，其总量也可达到 40% 以上，骨折风险毫不逊色于同龄女性。男性骨质疏松导致的损伤以髋部骨折最为常见，后果最为严重。据统计男性髋部骨折后第一年的死亡率较非骨折男性高 12%~20%，病死率和伤残率均较女性高。脊柱骨折的发生率也比较高。

与男性骨质疏松发病有关的因素有：

（1）年轻时的骨量储备：峰值骨量的大小决定了老年后骨质疏松、骨折的出现与否、发生早晚。

（2）骨量减少的程度：与女性骨质疏松不同的是，男性患者的骨皮质厚度变薄，骨小梁体积和数量减小，但总数和形态尚完整。而女性骨质疏松由雌激素缺乏导致，骨小梁的吸收和形态破坏是比较明显的。

（3）性功能减退。

（4）雌激素缺乏。

（5）与年龄有关的其他因素。

老年男性骨质疏松的机制远较 I 型复杂，涉及内分泌、钙磷代谢和骨形成的众多环节，并与许多伴发疾病有关。

二、骨质疏松症的临床表现

（1）疼痛：原发性骨质疏松症最常见的症状，以腰背痛多见，占疼痛患者中的 70%~80%。疼痛沿脊柱向两侧扩散，仰卧或坐位时疼痛减轻，直立时后伸或久立、久坐时疼痛加剧，弯腰、咳嗽、大便用力时加重。一般骨量丢失 12% 以上时即可出现骨痛。老年骨质疏松症时，椎体压缩变形，脊柱前屈，肌肉疲劳甚至痉挛，产生疼痛。新近胸腰椎压缩性骨折，亦可产生急性疼痛，相应部位的脊柱棘突可有强烈压痛及叩击痛。若压迫相应的脊神经可产生四肢放射痛、双下肢感觉运动障碍、肋间神经痛、胸骨后疼痛类似心绞痛。

（2）身长缩短、驼背：多在疼痛后出现。脊椎椎体前部负重量大，尤其第 11、12 胸椎及第 3 腰椎，负荷量更大，容易压缩变形，使脊椎前倾，形成驼背，随着年龄增长，骨质疏松加重，驼背曲度加大，老年人骨质疏松时椎体压缩，每椎体缩短 2mm 左右，身长平均缩短 3~6cm。

（3）骨折：骨折是退行性骨质疏松症最常见和最严重的并发症。

（4）呼吸功能下降：胸、腰椎压缩性骨折，脊椎后弯，胸廓畸形，可使肺活量和最大换气量显著减少，患者往往可出现胸闷、气短、呼吸困难等症状。

三、骨质疏松症的诊断

双能 X 射线骨密度检测是诊断骨质疏松症的金标准。如果测得的骨矿物质密度低于年轻人的标准值 2.5 个标准方差值（可用 T 值表示），即可诊断为骨质疏松症。世界卫生组织建立了以下的诊断标准：

（1） T 值大于 –1.0 为正常。

（2） T 值介于 –1.0 和 –2.5 之间为"低骨密度"（一些医生认为"低骨密度"是骨质疏松症的前期，但有一些"低骨密度"患者不会发展为骨质疏松）。

（3） T 值小于 – 2.5 为骨质疏松。

目前常用的骨质疏松诊断方法有：①X 线照相法。②光子吸收法。③X 线吸收法。④骨形态计量学方法。⑤超声诊断法。⑥生化鉴别诊断法。⑦生理年龄预诊法。⑧综合诊断评分法。

如果因为低骨密度发生过摔倒或骨折事件，可认为是严重骨质疏松（或被证实之骨质疏松）。

国际临床密度学会（International Society for Clinical Densitometry）认为：

（1）诊断 50 岁以下的男性骨质疏松症不能仅根据密度测试结果。

（2）对于绝经前妇女，应使用 Z 值（与同年龄组比较值，而非与巅峰骨密度比较值），而不是 T 值。同时对这些妇女的诊断不能仅根据密度测试结果。

参考文献

[1] 郑智良 . 人体解剖学讲座 [R]. 中国社区医师 ,1991,7:3–5.

[2] 刘明法 , 吕龙 . 膝退行性骨关节病软骨改变与 MRI 的研究进展 [J]. 内蒙古医学杂志 ,2010,5:26–28.

[3] 周崑 . 低强度脉冲超声对实验性关节软骨病变的作用 [D]. 重庆医科大学硕士论文 ,2004–05–01.

[4] 陈晨 , 张刚 , 谷铭勇 , 等 . 骨细胞网络结构对骨形成和骨吸收的影响 [J]. 中国骨质疏松杂志 ,2016,1:17–20.

[5] 劳惠光 . 中药传统养生理论和方法的比较研究 [D]. 南京中医药大学博士论文 ,2011–03–18.

[6] 刘宣民 . 胰岛素样因子、睾酮及骨代谢指标预测老年男性骨质疏松性骨折的意义 [J]. 中国组织工程研究 ,2015,6:58–61.

[7] 赵静 . 运动对绝经后女性骨密度影响的 Meta 分析 [D]. 东南大学硕士论文 ,2016–02–17.

[8] 唐蓉蓉 . 透析患者微炎状态和甲状旁腺激素与颈动脉硬化的关系 [D]. 泰山医学院硕士论文 ,2014–04–01.

（安文莹，鞠　洋，王　伟）

第三章　老年骨折的流行病学

第一节　老年人常见骨折的流行病学特点

老年人群是骨折的高发群体，其高能量损伤暴露少，以间接暴力及跌倒、扭伤等造成的骨质疏松相关性骨折多见，一旦发生骨折，严重影响患者的生活质量，多导致长期卧床甚至死亡。老年患者不同于一般患者，老年患者常合并骨质疏松及多种内科疾病，术后易发生内固定物松动及假体周围骨折等并发症，围术期并发症发生率也较年轻患者高；且老年患者活动能力差，术后康复锻炼不满意，肢体功能恢复较差。因此，老年人群为骨折防控的重点及难点。骨质疏松症是老年人跌倒后易发生骨折的最主要和最常见的原因，这也被称为"脆性骨折"。其中，髋部骨折是骨质疏松性骨折后果最为严重的一种，发生髋部骨折患者1年内死亡率为15%~20%，存活者50%终生致残。其他常见的骨折包括：桡骨远端骨折、踝关节骨折、肱骨近端骨折等，均会对老年人的生活质量，甚至预期寿命造成明显影响。跌倒是导致老年人意外伤害死亡的首要原因，据估计我国每年至少有2000万老年人发生2500万次跌倒，直接医疗费用在50亿元人民币以上，造成的经济负担约为800亿元人民币。跌倒是我国伤害死亡的第4位原因，而在老年人中则为首位。而髋部骨折是所有跌倒所致四肢骨折中对患者影响最大的一种，由此可见老年人跌倒的防范是预防髋部骨折的重要环节。全球老年人群骨折病例数以每年约900万的数量增长。在各国的研究中，老年骨折的发生率均随年龄的增加而增加，并且均为女性高发。

一、总体情况

据研究表明，老年骨折患者约占全部骨折患者的18%，男性占1/3，女性占2/3，其中61~65岁男性比例最高，约为1∶1.6，71~75岁女性比例最高，约为2.3∶1，男性与女性发病趋势相同，均以61~65岁最多，患者数随年龄增高逐渐降低（图3-1）。

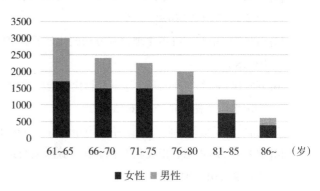

图3-1　老年骨折患者随年龄变化趋势

二、骨折的部位

总的来看，老年骨折以胸腰椎骨折最为常见，占 28%；其次为股骨近端骨折，占 22%；再次为尺桡骨远端骨折，占 12%。这 3 类骨折占所有老年骨折的 62%。其中女性以胸腰椎骨折最多见，占 32%，股骨近端骨折占 21%，尺桡骨远端骨折占 14%，合计占老年女性所有骨折的 67%。而男性则以股骨近端骨折最多见，占 24%，胸腰椎骨折占 22%，足部骨折占 7%，合计占老年男性所有骨折的 53%。

老年骨折的突出特点是发病部位集中，主要为胸腰椎骨折、股骨近端骨折和尺桡骨远端骨折，这 3 种骨折均与骨质疏松相关，其中髋部骨折甚至被用来反映一个地区的骨质疏松情况。但性别不同，发病趋势并不完全相同，男性股骨近端骨折最常见，其次是胸腰椎骨折，其他则相对较少，特别是尺桡骨远端骨折，与女性的构成比相差较大。女性构成比最高的骨折依次为胸腰椎骨折、股骨近端骨折和尺桡骨远端骨折。除了骨折好发部位和构成比不同，男性和女性另一个不同点是，男性发病部位相对离散，女性发病部位相对集中。

三、老年常见骨折的年龄构成

在老年骨折患者中，以胸腰椎骨折在 71~75 岁构成比最高，为 33%，而 86 岁以上最低，为 18%。股骨近端骨折在 61~65 岁患者中构成比最低，为 10%，随年龄升高逐渐升高，至 86 岁以上最高，构成比为 52%。尺桡骨远端骨折在 61~65 岁患者中构成比最高，为 14%，随年龄升高逐渐降低，至 86 岁以上最低，为 7%。其他骨折类型在 61~65 岁患者中构成比最高，为 50%，随年龄升高逐渐降低，至 86 岁以上最低，为 22.65%。

第二节　骨质疏松的流行病学研究

骨质疏松症是以骨量减少、骨的微观结构退化为特征，致使骨的脆性增加，疼痛、脊柱变形和发生脆性骨折是骨质疏松症最典型的临床表现，同时，骨质疏松也是导致老年患者骨折的主要原因。随着我国人口老龄化加剧，骨质疏松的防治已成为严重的社会问题。

一、总体情况

随着人口老龄化进程的加速，骨质疏松症（OP）已成为世界常见病、多发病，骨质疏松症的发病率紧随心血管疾病、糖尿病，跃居慢性疾病的第 3 位。我国 OP 发病的绝对人数呈明显上升趋势，严重危害着中老年人的身体健康和生活质量。骨质疏松症基金会主持的一项最新研究显示，我国骨质疏松症的总患病率为6.6%~19.3%，平均为13%。根据我国2013年人口普查结果，超过60岁的老人约为2.02亿，推测至2050年，这一数字可能上升至4亿，中国骨质疏松症或骨密度低的患者将达到2.12亿。有研究表明，骨密度值的高低46%~62%由遗传因素决定，38%~54%则取决于周围环境因素。在不同地区，我国OP人群患病率有较大差异，甘肃省较海南省、河北省居民患病率低，甘肃省为17.8%，海南省为31.6%，在河北省就诊于门诊的患者中有18.6%诊断为OP。有研究显示，不同地区、不同民族，其地域环境、饮食结构、生活方式、文化背景的不同，骨质疏松症的发病率不同。

二、年龄与性别

随年龄增加，男性和女性的骨质疏松症患病率均逐渐增加，男性增长则相对平缓，女性进入50岁后，患病率明显增高。女性此期的患病率快速增长可能与绝经后妇女雌激素水平明显降低，造成破骨细胞活性明显增加、骨转换明显增加、骨量丢失加速、形成骨的快速丢失有关。男性骨质疏松症患病率随年龄增加而增高，可能与运动量减少、雄激素水平降低、吸烟、饮酒以及身体合并症等因素有关。有研究表明，虽然骨质疏松症从整体上看，女性患病率高于男性，不过随着时间推移，男性的患病率在不断增加，可能与男性不合理的饮食结构及不健康的生活习惯有关。而女性的发病率在下降，女性人群因其随着生活水平及文化水平的提高对自身的健康状况更加关注，对骨质疏松症的认识依从性好而患病率下降。

三、地域差别

有研究表明，北方地区骨质疏松症患病率为11.1%，较南方地区患病率的28.5%为低，对此王文志等认为成都地区各年龄组相同部位骨质疏松症患病率高于北方地区，可能与当地日照短以及当地居民与北方人群相比身高、体质量偏低，加之北方重体力劳动相对比南方多有关。而贵阳地区人群患病率偏高的原因，可能与地域及生活习惯有关。骨质疏松症的病因十分复杂，可能与年龄、性别、地域、饮食、活动等因素有关。

四、总结

中国中老年人骨质疏松症患病率仍相对较高，开展骨质疏松宣传和相关疾病的防治工作意义重大，中国人口多、地域广，各地区、各民族又有其独特的生活习俗、居住环境以及遗传基因等，这些因素的不同，在一定程度上影响着骨质疏松症的患病情况。既往报道表明，对中老年人进行合理的健康教育，普及骨质疏松知识，不仅能够及时预测、诊断骨质疏松的发生，而且可以降低骨质疏松性骨折。

第三节　跌倒的流行病学

老年骨折发病及死亡多由跌倒和与跌倒相关的损伤导致，对跌倒这一危险因素进行干预十分重要。据世界卫生组织（WHO）报告，在全球范围内，跌倒是老年人面临的主要健康问题，并且，它在老年人意外伤害中的发生率和死亡率均居首位，跌倒不仅造成老年人身体上的创伤和残疾，而且还将导致如抑郁、焦虑、活动限制、跌倒恐惧等心理问题。据统计，2008年美国老年人由于跌倒所导致的医疗费用是233亿美元，英国为16亿美元。中国老年人每年发生跌倒的直接医疗费用在50亿元人民币以上，疾病负担为160亿~800亿元人民币。每一个患者的情况各不相同，对于跌倒的干预，需要个性化的方案。

一、跌倒的流行病学现状

国内外很多研究报告了跌倒的发生率，由于研究的人群差异性或对跌倒的定义不同，所报告的发生率也有差异。随着老龄人口的增多，跌倒发生率呈增加趋势。在全球社区老年人中，30%的65岁以上老人和50%的85岁以上老人，每年至少发生一次跌倒。在长期照护机构，老年人跌倒更为普遍，每年65岁以上老人超过50%发生跌倒。中国回顾性研究报道的社区老年人的跌倒率为11%~34%，而前瞻性研究报道的社区老年人跌倒率则为15%~26%。有4%~5%中国老年人在1年内跌倒2~3次。中国老年人平均44%的跌倒发生在家中，其中以起居室、餐厅和卧室为最常见跌倒地点，22%~76%的室外跌倒发生在街道或人行道上。多数跌倒（59%~97%）发生在白天，其中农村地区老人跌倒率明显高于城市老人（88% vs 69%）。女性在冬季或较冷的天气跌倒发生率会增加。

二、跌倒的危险因素

WHO报告，跌倒主要由生物因素、行为因素、环境因素和社会经济学四大因素之间的相互影响造成。有研究将跌倒的危险因素分为三大类：环境因素（如松软的地毯、无扶手浴缸、昏暗的光线、不安全的楼梯、不合脚的鞋等）、药物因素（如抗抑郁药、镇静剂、安眠药等）、随年龄增长发生的身体条件的改变（如视力下降、认知功能障碍、营养状况如钙和维生素D的缺乏及缺乏锻炼）。也有研究将这些影响因素分为自身因素（内在因素）和环境因素（外在因素）。有文献报道，中国老年人跌倒的危险因素有132种，其中女性、年龄越大、服用多种药物、步态不稳、有过跌倒史并患有跌倒恐惧症及日常活动减少的人更容易跌倒。随着年龄增长，人体生理病理上发生改变，跌倒的风险增大，跌倒后受伤程度也趋向严重。女性的跌倒概率比男性高 58%，女性患骨质疏松更容易跌倒。更为重要的是，近年来关于老年人跌倒的神经和心理因素的研究较多，主要有跌倒恐惧、抑郁和认知功能障碍等（表 3-1）。

表 3-1 跌倒的危险因素

外在因素	内在因素
环境因素如环境杂乱、存在易绊倒因素、照明不足、楼梯没有扶手等	步态稳定性下降、平衡功能受损
老年人教育水平、是否独居等社会因素	感觉系统减退（视力）
是否服用精神药物、心血管药物、降糖药等药物因素	骨与肌肉的萎缩
活动限制	病理性改变如高血压、心肌梗死、糖尿病
天气恶劣	心理因素如恐惧跌倒

老年人身体功能退行性改变、合并多种疾病、药物、环境因素的协同作用导致跌倒的发生。老年人跌倒的内在因素由血管性、代谢性、平衡功能障碍性、药物性及其他因素组成，跌倒已成为危害老年人健康的重要原因。

三、跌倒风险的评估

跌倒现象在老年人当中常有发生，年龄大于 80 岁的老年人跌倒率高达 50%，其中有一半以上的老年人曾发生多次跌倒。对老年患者的跌倒危险因素进行及时评估，并做好预防跌倒的措施已成为重要的研究方向。在国外有多种预测老年人跌倒的评估量表，我国也将一些国外的评估量表经过翻译及信效度检验后引用。每个评估量表都有自身的特点，在临床使用时应根据患者的实际情况进行选择。

摩尔斯跌倒评估量表（MorseFallScale，MFS）是由 JannyMorse 于 1989 年研制出来的专门用于测量住院患者跌倒风险的量表，量表包括 6 个条目：患者跌倒史、两个以上疾病诊断、活动辅助器具的使用、静脉输液、步态及心理状态。总分 > 45 分判断为跌倒高危人群。此量表应用于医院的急性病及慢性病患者，证明有较好的信效度，目前在美国、瑞典、澳大利亚等国家的医院均进行过测试且广泛应用于临床。

四、跌倒的预防与干预

尽管跌倒在老年人群中普遍发生，但并非自然老化的必然结果，而是可以预防和控制的。只要能明确其危险因素，就可以制订有效的、有针对性的预防方案。跌倒的预防旨在对潜在的风险因素进行客观评估，制订干预和锻炼计划，在不影响生活的情况下，减低跌倒的风险。跌倒的康复计划对老年患者具有重要的临床意义和经济效益。大部分跌倒的干预措施是有效的，但由于导致跌倒的影响因素复杂多变，多因素的干预措施对于预防跌倒的效果已经获得充分肯定。

老年人跌倒预防措施应包括加强跌倒健康教育、多因素跌倒风险评估、加强运动和平衡功能训练、改善关节功能、克服跌倒恐惧、严密药物监控和积极治疗相关疾病等。

（一）加强跌倒健康教育

加强健康教育是一个公认的干预措施。建立老年人跌倒预防健康教室，普及跌倒风险意识，对存在高风险的老年人和家属提供健康教育并进行针对性的训练，能降低及消除引起跌倒的危险因素，降低跌倒的发生率、致残率。

（二）多学科、多因素的跌倒风险评估与筛查

相关疾病和功能障碍的早期检测有助于筛选出存在跌倒风险的人群。直接性的检查如步态、平衡、转向能力和关节功能等，是非常必要的。通过病史和相关检查可以发现跌倒的风险因素。此外，还有很多评估方法用于明确平衡功能和活动功能的下降，可以提供客观、量化评估数据，以识别与跌倒相关的危险因素。

（三）平衡功能评估与训练

平衡功能的干预是当前的研究热点，老年人应定时评估平衡功能，同时每年至少进行1次视力和前庭功能检查。有跌倒风险的老年人最好能够每周至少进行3次专业的、个体化的平衡功能训练。这些训练包括后向行走、侧向行走、脚跟行走、脚尖行走、坐姿起立，不仅可增加本体感受器的敏感度，而且可增强肌肉运动的分析能力和判断运动时间的精确度，降低跌倒的危险性。太极拳、秧歌、健步走等运动都证明对老年人的平衡能力有良好的作用。有眩晕和身体摇晃的老年人通过平衡能力训练能够显著提高静态与动平衡能力。

（四）增加运动量

美国健身和体育协会建议，将规律运动作为中老年人跌倒的预防措施。经常进行体育运动有利于增强心脏、呼吸、血管、内分泌、免疫等各系统功能，可增强肌力，减轻甚至可能逆转肌肉萎缩，减缓许多年龄相关性的肌肉骨骼系统和心血管系统功能减退，甚至可替代药物治疗或作为药物治疗的辅助治疗。科学的运动不会加重现有疾病或增加关节不适感。参加低强度的运动训练、小运动量下肢训练、水中运动、步行、有氧运动、太极拳等均可有效降低跌倒率和跌倒损伤。研究发现，通过参与一组包括平衡训练、每周90分钟的中等强度的肌肉加强训练和60分钟的中等强度步行训练的运动组合，可以减少跌倒的发生。另一项研究显示，6个月太极拳干预案后，老年人跌倒次数减少，跌倒率下降，跌倒后损伤减轻，而且增强了70岁以上、不爱运动老年人的平衡功能和体质。需要注意的是，由于运动种类众多，应科学选择运动的组合模式（不同类型、数量、频率等）。

（五）积极治疗相关疾病

积极治疗帕金森病、认知障碍、脑卒中等神经或精神性疾患，能有效减少跌倒发生；对患有高血压、糖尿病等慢性病患者，除应治疗其基础疾病外，还应特别注意其晕厥史；对有骨关节肌肉疾病者，应进行功能锻炼以保持骨关节的灵活性，防止肌肉萎缩无力和骨质疏松，特别是要加强下肢肌肉力量和关节的锻炼。

（六）监控药物副作用和相互作用

对于服用多种药物和有明显副作用药物的患者，应进行跌倒风险评估，以确定是否需要更换或停药，避免对平衡和注意力的负面影响。多个研究认为，减少精神药物的使用应是降低跌倒风险优先选择的措施；即使使用精神药物，也应维持最小量，并告知患者药物的不良反应及预防措施。

（七）环境支持

美国某机构调查发现，老年人大部分时间待在家里，保障生活环境的安全非常重要。老年人的活动场所应平整、干爽、没有障碍物，在厕所、浴缸及楼梯两旁安装扶手，家庭照明也应改善。对有跌倒史的老年人，应由专业人员为其进行家庭危险评估和环境改造。

（八）其他预防方法

推拿治疗通过适当的手法，影响软组织和神经系统，有利于改善老年人关节功能障碍，可以防止、延迟或逆转功能衰退，预防跌倒发生。使用生物反馈训练有助于老年人行走时姿势的控制和体重的支撑。

参考文献

[1] 黄公怡 . 跌倒与骨质疏松性骨折 [J]. 中华骨质疏松和骨矿盐疾病杂志 ,2011,4（3）:149–154.

[2] 叶子兴 , 林进 , 金今 , 等 .80 岁以上非骨折患者全髋关节置换术围术期内科并发症及分析 [J]. 中华骨与关节外科杂志 ,2018（3）:24–26.

[3] 敖新华 .2110 例老年人骨折流行病学分析 [J]. 中国骨与关节损伤杂志 ,2000,15（2）:142–143.

[4] 王颢 , 吴新宝 . 老年骨质疏松性骨盆骨折（一）——流行病学、病因学、诊断与临床分型 [J]. 中华创伤骨科杂志 ,2017（11）:1007–1012.

[5] 刘峰 . 骨质疏松流行病学及防治研究进展 [J]. 医学理论与实践 ,2017,30(22):3321–3322.

[6] 欧阳晓俊 . 老年骨质疏松症——《原发性骨质疏松症诊疗指南（2017）》解读 [J]. 实用老年医学 ,2018（1）:95–97.

[7] 夏庆华 , 姜玉 , 唐传喜 , 等 . 社区老年人跌倒的流行病学特征及医疗负担分析 [J]. 中华疾病控制杂志 ,2010,14（7）:647–649.

[8] 王卓群 , 杨静 . 我国老年人跌倒的危险因素及预防措施 [J]. 中国社区医师 ,2006（18）:46–47.

[9] 高茂龙 , 王静 , 宋岳涛 , 等 . 社区老年人跌倒状况及危险因素研究 [J]. 实用老年医学 ,2015（5）:402–404.

[10] 李林涛, 王声勇, 荆春霞. 老年人跌倒的危险因素研究 [J]. 中华疾病控制杂志,2001,5（3）:227–229.

[11] 洪维, 程群, 杨斗昕, 等.FRAX 软件评价社区居民骨质疏松性骨折风险与跌倒风险相关性的研究 [C]. 北京国际康复论坛,2014.

[12] 孙巧红. 莫尔斯跌倒评估量表对住院老年患者跌倒发生率的影响 [J]. 实用老年医学,2014（12）:1054–1055.

[13] Schwendimann R, De G S, Milisen K. Evaluation of the Morse Fall Scale in hospitalised patients[J]. Age & Aging, 2006, 35（3）:311–313.

[14] Zhou J. Analysis of the effectiveness of Morse fall scale and Berg balance scale applied in the fall risk prediction for senile patients[J]. Chinese Journal of Rehabilitation Medicine, 2012, 27（2）:130–133.

[15] 邓菲菲, 甘秀妮. 运动锻炼与多因素评估及干预对老年人预防跌倒效果的 Meta 分析 [J]. 中国老年学,2011,31（5）:735–738.

[16] 吴倩. 老年人跌倒的危险因素及预防措施 [J]. 中外医学研究,2011,3（16）:161–162.

（李重阳，马　旭，王　宇，杨春生）

第四章 老年性骨折相关危险因素及预防

在我国，老年人骨折的数量与我国人口的老龄化不断加重成正比关系，老年人发生骨折的相关危险因素比较多。股骨颈骨折及股骨粗隆间骨折为老年人常见骨折，随着年龄的逐步增加，骨折的发病率逐步上升，发病率男女比大约为 1∶3。老年性骨质疏松、平衡能力下降、肌力下降等都可能使老年人容易摔倒，导致骨折，尤其是髋部骨折，经常会发生十分严重的骨科临床相关并发症。通常很轻微的外力就会造成老年人骨折，并且大多数是由于在室内滑倒摔伤造成的。资料研究表明，股骨粗隆间骨折非手术治疗 1 年内的病死率比手术治疗高约 4.5 倍。骨折后老年患者生存达 1 年以上者，其中仅约 50% 可以独立自由活动，约 21% 需借助助行器行走，约 25% 丧失活动能力。因此，老年患者骨折是现代医学关注的焦点。

第一节 老年骨质疏松性骨折

骨质疏松症（osteoporosis，OP）是老年人易发生骨折的重要原因之一。OP 病理特征是骨微细结构的破坏、骨的脆性增加、骨量减低、骨骼强度下降，因此，它是全身性的、骨骼代谢性疾病，其相关因素还包括年龄、性别、种族等，OP 往往在绝经后女性中多发，然而，OP 患者易发生骨折，这成为患者就诊的首要原因。OP 的分型：一般分为原发性和继发性，老年骨质疏松一般是指原发性骨质疏松。骨小梁间的距离增大，骨小梁连续性减低、表面吸收，骨小梁体积减小、变细、穿孔，甚至消失，骨小梁陷窝融合，胶原纤维的排列松散、出现断裂，全身骨骼随着年龄的增长都会发生不同程度的骨量丢失，骨折的危险性随着骨量的下降而增大。60~70 岁的女性约有 1/3 患有 OP，80 岁以上女性约有 2/3 患病，50 岁以上的女性一生中大多数将会遭受至少发生一次骨折的困扰。一项调查研究显示，在所有 50 岁以上人群中，13%~18% 存在 OP，37%~50% 存在骨量减少。OP 相关的致残患者住院时间较长，因此 OP 相关的治疗费用与日俱增。资料显示，我国 OP 的患病率为 6.6%~19.3%，平均为 13%。骨质疏松性骨折再发风险高，骨质疏松导致椎体骨折后再发骨折的风险将增加 5 倍；髋部骨折后再发髋部骨折的风险将增加 2.5 倍；其他部位骨折再发概率增加 2~3 倍。

OP 累及髋部、脊柱及腕部诸骨表现最为明显，相比较 OP 发生的相关危险因素，我国 OP 发病率逐年增高。OP 是一个世界范围内越来越严重的社会健康问题，据 WTO 统计，OP 已成为当今世界常见病之一。OP 的发生与青年时期人体骨量峰值的高低有关，因此，OP 是一种衰老的状态，OP 并非是达到特定年龄阶段后一定发生的，只有当 OP 出现明显的临床症状或者发生骨折，此时 OP 才被视为一种疾病，这种骨折发生部位最常见于髋部、桡骨远端及椎体。骨质疏松性骨折常常无意中发生，当弯腰、抬举重物时可能会出现，有些甚至无诱因，逐渐出现身高和体重降低，并可出现脊柱侧弯畸形。粗隆间骨折主要表现为骨小梁疏松，股骨颈骨折可反映骨皮质骨量丢失。由于活动量较少使老年人髋部受应力相对较小，因此，当受到轻微外伤后即容易出现髋部骨折，髋部骨折、椎体压缩性骨折及桡骨远端骨折可同时存在。

一、老年骨质疏松症的临床表现

OP 是指由于骨骼中骨小梁排列、密度发生改变，从而使骨质由强变弱，当受到轻微的直接或间接作用力时，骨小梁发生损伤或折断，有些微小的损伤或折断有时症状轻微，不易被发现，当骨折严重时出现相关临床症状，通过查体及辅助检查可发现骨折存在不同程度的移位。骨皮质骨量在大约 35 岁时达到最高峰，骨松质骨量略早于骨皮质达到高峰，此后会逐年降低，骨量的丢失则会随着年龄增长而增加，男性则在 70 岁以后，骨皮质平均每 10 年减少 2.5%，然而女性 50 岁以后会丢失最多，平均每 10 岁则减少约 10%。女性骨皮质骨量持续丢失，绝经后早期骨小梁骨量丢失较快，以后则会逐渐减慢。

OP 患者微小外力可引发骨折，大部分 OP 患者常常没有任何临床相关症状，大部分人是到医院拍摄 X 线片时才发现已患有骨质疏松症。当作 X 线检查发现骨量丢失超过 30% 时，才能诊断为骨质疏松。特点是常在日常生活中即可发生，所谓的"脆性骨折"：下蹲、系鞋带时就会骨折，严重者咳嗽一声就会骨折，这种骨折反复多次发生，有些部位可再次出现骨折。OP 对人体影响体现在多个方面，临床表现主要是疼痛，疼痛大多发生在腰、肩、背部，严重时可出现全身疼痛、身高变矮、脊柱侧弯畸形等，最严重的临床表现则是骨折，骨折经常发生的部位是：椎体、桡骨远端、髋部、踝部。其表现一般是：椎体呈压缩性骨折，腰腹部疼痛剧烈、腹胀，病情较重患者可以引起脊髓受压迫或马尾神经损害，引起相关肢体功能障碍；髋部骨折因卧床可引发各种并发症，比如静脉栓塞、肺部感染、压疮等，致死率高，危及老年人生命，大多数幸存者多会留有不同程度的残疾，从而降低生活质量。所以，当发生一次骨折后，必须有效地治疗，预防再次骨折的发生。

OP 的一般临床表现如下：

（一）疼痛

疼痛是 OP 常见的临床症状之一，多发生于腰、肩背部，或者发生于全身。久立、久坐或者直立后伸疼痛加剧，当仰卧或坐位时疼痛逐渐减轻，夜间和清晨醒来时疼痛较白天严重。当出现弯腰、咳嗽、大便用力等动作时均可诱发疼痛。骨痛发生于人体骨量丢失达到 12% 以上时，有学者认为这种疼痛是数量较多的骨小梁发生微细骨折所致，这种细微的骨折在普通的 X 线平片上是不容易看见的。老年骨质疏松时椎体压缩变形，导致脊柱前屈，椎旁肌肉为了代偿脊柱前屈畸形，强力收缩，逐渐产生肌肉疲劳甚至肌肉痉挛，出现疼痛。

（二）骨折

骨折多见于高龄女性，是 OP 最常见症状之一。OP 所致骨折常见于桡骨、髋部、椎体，当骨量丢失达到 20% 以上时易发生骨折。髋部骨折保守治疗或手术后均需长期卧床休养，这样会加重骨质疏松，并且极易出现一系列的骨科相关并发症，如坠积性肺炎、褥疮、泌尿系感染等。根据资料显示，高龄髋部骨折患者致死率及致残率较高。

（三）身高变矮、驼背

由于椎体多为骨松质组成，而且椎体负重量大，尤其在胸腰段，由于负荷量相对更大，容易发生压缩变形，严重的 OP 患者，可出现多个椎体压缩性骨折，可致身高平均缩短 3~6cm，因此身高变矮是老年人继腰背疼痛后的另一个重要体征。骨密度每减少 1.0 SD 时，椎体骨折的发生率可增加 1.5~2.0 倍。OP 患者椎体压缩性骨折大多无明显症状。

（四）呼吸功能下降

OP 患者大多由于胸廓畸形，导致肺活量和最大换气量的显著减少，大多存在不同程度的肺气肿，一般往往可出现胸闷、气短、呼吸困难等症状，使肺功能随着年龄增加而逐渐下降。

OP 患者骨折的一般临床特点如下：

（1）老年患者居多，患有内科疾病较多，易发生骨科相关并发症。

（2）易发生粉碎性骨折，一般使用内固定治疗效果差，内固定易松动、脱出。

（3）骨折愈合进展缓慢，延迟愈合、不愈合风险较大。

（4）由于长期卧床，骨量丢失加快，易再发骨折，1 年内再发骨折发生率较高。

（5）致残率、致死率相对较高。

二、诊断

OP 的诊断一般主要通过临床症状、体征、影像学检查包括骨密度测定、X 线检查及实验室检查（骨转换生物化学的指标）等综合分析判断。

（一）临床表现

具有明确受伤病史以及摔倒受伤机制，可出现骨折一般特征，如疼痛、肿胀、功能障碍等，还有骨折特有体征如畸形、骨擦感、骨擦音、反常活动等，但部分患者缺乏骨折典型表现，例如椎体压缩性骨折，可致身高变矮或驼背畸形。

（二）影像学资料

1.X 线：

（1）需拍摄髋部 X 线片，包括双侧髋关节，骨折部位的上、下邻近关节。

（2）OP 的影像学特征。

（3）椎体压缩性骨折时出现楔形变或"双凹征"、椎体内"真空征"、假关节形成。

X 线检查方法只能定性，不能定量，且不够灵敏。OP 患者 X 线表现为皮质薄、骨小梁减少或消失、骨小梁的间隙增宽、骨结构模糊。

2.CT：

（1）需拍摄 CT 平扫和三维成像。

（2）CT 可用于鉴别有无关节周围骨折、关节内骨折、椎管内压迫情况等。

3.磁共振（MRI）：

（1）用于鉴别有无隐匿性骨折。

（2）鉴别骨折是否愈合，其中未愈合的骨折在 T_1W_1 为低信号，T_2W_1 为高信号或等信号。

4.骨显像（ECT）： 骨显像适于不能行 MRI 检查的患者，有助于判断疼痛椎体。

5.骨密度（RVD）： 骨密度测定包括单光子吸收测定法（SPA）、双能 X 线吸收测定法（DEXA）、定量 CT（QCT）、超声波测定法等。其中 SPA 在我国应用较多，设备简单，价格低，适用于流行病学普查。

（三）实验室检查

骨更新率或转换率是指新骨不断形成、旧骨不断吸收的速率。判断骨代谢状态及骨更新率是血、尿的矿物质及生化的指标，对 OP 的鉴别诊断有帮助。测定生化指标具有快速、灵敏以及可在短期内观察骨代谢动态变化的特点，而骨密度变化时间较长，往往需要半年以上才观察出明显变化。因此，可通过生化检查的结果来指导治疗。血清钙、磷和碱性磷酸酶通常在正常范围内，但由于骨吸收的作用，血清钙及尿钙亦可稍增加，血磷可升高。若血清钙和尿钙均降低，而尿羟脯氨酸（羟脯氨酸为骨胶原主要成分）增加，表明骨形成障碍。

1.骨转换生化标志物（包括骨形成和骨吸收指标）：

（1）骨形成指标包括血清碱性磷酸酶、骨钙素、骨源性碱性磷酸酶、Ⅰ型前胶原 C 端肽（P1CP）和 N 端肽（P1NP）。

（2）骨吸收指标包括：晨空腹 2 小时尿钙/肌酐比值、尿吡啶啉和脱氧吡啶啉、尿Ⅰ型胶原交联 C–末端肽和 N 端肽、血清抗酒石酸酸性磷酸酶及Ⅰ型胶原交联 C–端肽（CTX）、Ⅰ型胶原交联 N–末端肽（NTX）等。

（3）国际骨质疏松基金会（IOF）推荐首选Ⅰ型原胶原 N–端前肽和血清Ⅰ型胶原交联 C–末端肽这两项指标。

（4）低骨密度并高骨转换率提示骨折风险明显增加。

（5）骨转换指标可作为敏感的疗效观察指标，一般治疗后 3 个月即可见明显变化。

2. 尿骨矿成分的检测：

（1）血清总钙：血钙升高多见于甲状旁腺功能亢进、维生素 D 过量；血钙下降多见于佝偻病、软骨病及甲状旁腺功能低下者。老年性骨质疏松血钙一般在正常范围，正常值范围是 2.1~2.75mmol/L。

（2）血清磷：钙、磷在骨代谢中占重要位置，磷钙比例为 2 ：3。生长激素分泌增加的疾病，例如巨人症、肢端肥大症、甲状旁腺功能低下、维生素 D 中毒、肾功不全、多发性骨髓瘤及骨折愈合期等，使血磷上升。而甲状旁腺功能亢进、佝偻病及软骨病血磷降低。绝经后妇女 OP 可导致血磷上升，然而大部分老年性 OP 血磷一般正常。

（3）血清镁：大部分的镁存在于骨组织内，因此镁是体内重要矿物质，血清镁降低可影响体内维生素 D 活性。镁的吸收随着年龄增长而减少，老年性 OP 患者体内血清镁下降。血清镁的高低受饮食、季节、疾病等因素影响较多，应用时需严格限定条件后再进行测定。老年性 OP 尿钙、磷在正常范围，尿镁略低于正常范围。

三、骨质疏松与内分泌

OP 的发生与内分泌系统的紊乱有紧密的联系，雄性激素降低可使男性出现OP，而女性则与雌激素降低有关。随着年龄的增长，男性血浆睾酮逐渐上升，处于青春期时达到峰值，此后维持相对恒定。部分男性在 40~50 岁睾酮含量开始降低，有些则在 65 岁后开始降低，随着睾酮含量逐渐降低，骨量丢失明显，骨折患者发病率增多。

雌激素在女性绝经后开始降低，其中主要是雌二醇（E2）和雌醇明显减少。成骨细胞表面存在雌激素受体（ER），当 ER 与雌激素结合后促进骨的生成。雌激素缺乏，破骨细胞此时对甲状旁腺素敏感性增高，骨吸收增强。雌激素减少、骨量丢失增多是造成老年女性绝经后骨质疏松的主要因素。

（一）性激素对骨的作用

随着年龄的增长，老年患者性腺功能开始逐渐下降，雌激素的生成逐渐减少是由女性绝经期后卵巢功能衰退导致。性腺激素对骨的合成作用与肾上腺皮质激素对骨的拮抗作用处于一个平衡状态。性激素的减少导致肾上腺皮质激素相对升高，雌激素缺乏所造成的影响最大，使骨的吸收分解大于骨的合成。雌激素包括雌酮（E1）、雌二醇（E2）及雌三酮（E3）。绝经后 E1 和 E2 的生成明显减少，导致成骨细胞活性下降，骨形成减慢；雌激素也可调节降钙素，雌二醇可刺激甲状腺分泌降钙素，因此，当雌二醇减少时，降钙素减少，骨吸收增加，骨代谢发生障碍；雌激素可促进甲状旁腺素分泌增加，雌激素下降导致骨对甲状旁腺素敏感性增强，骨矿物质溶解增加，骨吸收加速。

雄激素的缺乏是男性骨质疏松的主要原因，雄激素对维持男性骨密度有不可替代的功能。老年 OP 患者大部分性腺功能低下，所以雄激素是影响男性骨骼坚硬程度的重要因素，性腺激素不足、营养缺乏，包括钙吸收不良及低蛋白质饮食和制动是产生骨质疏松的因素。可能是其中某一因素起主导作用，也可能是多种因素综合而起作用。

（1）雄激素对骨的作用：破骨细胞和成骨细胞是骨组织中含有的两种最主要的细胞。在成骨细胞膜上，存在有雄激素发挥作用的受体。通过结合受体，破骨细胞清除陈旧的骨质，成骨细胞生成新的骨质。但是，随着年龄的增长，雄激素水平缓慢下降，导致成骨细胞的活性减低，破骨细胞活性相对增加，导致骨质的破坏大于重建，于是骨骼密度逐渐降低，骨质变得疏松。因此，补充雄激素将会对骨质疏松症的治疗和预防产生有益的作用。最新研究表明，雄激素补充治疗确实能在一定程度上提高老年男子的骨质密度，但应用激素治疗潜在一定的不良反应，需在医师的指导下用药。而雄激素制剂的选择需以使用方便、安全、有效、易于调整的口服制剂和透皮贴剂较为理想。

（2）雌激素对骨的作用：人体的骨量在 40 岁前都已有缓慢下降，每年丢失 0.3%~0.5%，40 岁以后，其下降速率在妇女中表现明显加快，而且主要原因是由于雌激素水平的下降，使得每年丢失的骨量为 2%~3%。女性一生中可丢失约 50% 的骨松质和 35% 的骨密质，但男性的骨质丢失量明显小于女性。人体 70 岁时骨量只占 30 岁时的 57.5%~61.2%，丢失最快的时间是在绝经后 5 年，当人体骨量丢失超过 15% 时易发生骨折。研究表明，雌激素能同时抑制骨形成和骨吸收过程。

雌激素可促进骨形成是由于它能够抑制成骨细胞凋亡。研究发现，17-β-雌二醇可保护成骨细胞 MC3T3-E1 抵抗内质网诱导的凋亡。当雌激素缺乏时，骨骼对甲状旁腺素敏感性增加，同时降钙素合成减少。绝经后和切除卵巢的妇女体内雌激素水平降低，导致骨转换增加，加速骨量丢失。雌激素替代疗法对防治骨质疏松效果明显。雌激素虽然不能增加骨量，但可减少骨吸收，降低血清钙、磷水平，也使尿钙和尿羟脯氨酸排泄减少。雌激素使甲状旁腺素水平升高，促进肠钙吸收。但是雌激素用量要适当，雌激素应用效果与给药时间有密切关系，一旦停经即宜及早给予。老年人有动脉硬化者用药应慎重，用药期间还要注意不要引起肝损害。应用雌激素不致增加乳腺癌的发生率，但应注意子宫内膜增殖及功能性出血，也有可能诱发子宫内膜癌或宫颈癌。

（二）甲状旁腺素

甲状旁腺素能够增强破骨细胞活性，从而促进骨吸收，使骨钙释放入血；能够增加肾小管对钙的重吸收，使尿钙排泄减少，并促进肾内活性维生素 D 的转化和合成，间接促进肠钙吸收，从而使血钙浓度升高。血钙浓度对甲状旁腺素具有负反馈调节作用。因此，甲状旁腺素分泌过多，导致骨吸收增强，易患骨质疏松。

（三）降钙素

降钙素可抑制破骨细胞活性，使骨吸收受抑制，骨钙的释放量减少。降钙素直接作用于破骨细胞膜表面的降钙素受体，同时也可抑制甲状旁腺素和维生素 D 的活性，降低血钙浓度。所以，降钙素水平下降易发生骨质疏松。

（四）肾上腺皮质激素

肾上腺皮质激素对成骨细胞具有双向作用，生理浓度能增强已分化的成骨细胞的功能；而长时间超生理剂量则抑制其合成过程。肾上腺皮质激素对破骨细胞可能也有双向作用，对分化成熟的晚期阶段的破骨细胞，生理浓度是需要的；而新生的破骨细胞，则可被高剂量肾上腺皮质激素所抑制。

（五）甲状腺素

甲状腺素分泌异常可引起骨质疏松。甲状腺素分泌增加时导致骨代谢转换加速，破骨细胞活性增加，骨钙、磷释放入血。同时血钙上升又会抑制甲状旁腺素的分泌，降低肾小管对钙的重吸收，使尿钙排泄增加，导致骨骼脱钙。甲状腺素分泌增多会干扰活性维生素 D 的生成，导致肠钙吸收降低，从而发生骨质疏松。

（六）糖尿病（DM）

糖尿病性骨质疏松（DO）是糖尿病在骨骼系统的重要并发症，成为 DM 患者躯体骨骼长期疼痛和功能障碍的主要原因，由于致残、致死率高，严重降低了患者的生活质量。加深对糖尿病性骨质疏松发病机制的研究，对预防和治疗 DO 有重要意义。DO 的发病机制主要包括高血糖、胰岛素相对或绝对缺乏、糖尿病微血管病变、激素水平异常等。由于 DM 患者多尿，钙亦随尿大量丢失，尿钙丢失较正常人高，使钙代谢发生负平衡，它又可促使甲状旁腺素分泌增加，甲状旁腺素又促使骨钙入血，血钙经由尿液排出。糖尿病微血管病变，影响骨内的胶原，肾功能不全影响肾内羟化酶对维生素 D 的活化作用，血内胰岛素的缺乏，影响骨重建，所以糖尿病患者更要注意自己是否并发骨质疏松。

1. 糖尿病对钙、磷代谢的影响：

（1）高血糖引起渗透性利尿，尿钙排泄增加，肾小管对钙吸收减少，血钙、磷浓度降低；饮食控制过度会造成钙、磷等电解质摄入不足，使血钙、磷水平降低。低血钙、低血镁又能够刺激甲状旁腺亢进，PTH 分泌增多，刺激破骨细胞增强溶骨作用，骨质脱钙，从而使骨密度降低，引发骨质疏松。

（2）胰岛素与成骨细胞表面胰岛素受体结合后促进骨细胞内氨基酸蓄积，刺激骨胶原合成。胰岛素或胰岛素受体缺乏将影响骨细胞的多种代谢。

（3）胰岛素对维生素 D 的合成起重要作用，长期糖尿病引起肾功能损害时，肾小管的滤过功能和再吸收功能减退，使钙吸收减少。

（4）糖尿病可使营养不良加重，由于控制饮食导致从食物中摄取的钙、磷、镁等营养物质均不足。因此，糖尿病性骨质疏松与糖尿病本身及营养不良等诸多因素有明显关系。

2．糖尿病与骨代谢：

（1）糖尿病与骨代谢的影响主要表现为骨吸收增加，骨形成缓慢，骨吸收过程大于骨形成过程，使骨矿物质含量减少和骨质疏松。由于胰岛素受体缺乏，可直接影响骨形成和骨转换，致骨代谢处于负平衡状态。

（2）糖尿病患者骨形成减少，骨的累积生长延迟，血糖控制不良的结果导致骨吸收和骨丢失增加，骨转化降低。若糖尿病患者并发慢性肾病、神经－血管病变、性功能减退等对骨骼都有不利影响。

糖尿病并发微血管病变时，骨组织的微血管血流分布受影响，微血管壁基膜增厚，使骨组织供血不足、营养障碍，骨代谢受影响，从而促进糖尿病骨质疏松的发生发展。糖尿病肾病患者肾小管滤过和重吸收功能障碍，尿钙排泄增加，血钙降低，刺激甲状旁腺功能亢进，动员骨钙释放入血，骨量减少。

四、骨质疏松对老年骨折二次骨折发生率的影响

就目前国民生活质量来看，骨折患者大部分功能可恢复到受伤前的水平。骨折患者术后再发骨折的发生率也比较高。据报道，老年骨折术后再发骨折的发生率为4.4%~15.1%。我国是个人口大国，对于老年骨折术后再发骨折的预防难度也大，发生过一次骨质疏松性骨折的患者再发骨折的概率比一般人要高。初次骨折患者术后再发骨折发生率比较高（髋关节发生率较高），所以应指导患者术后早期、积极行下肢功能锻炼和邻近关节活动，增强下肢肌力，维持肌肉和关节的协调。OP 患者骨折术后应用抗骨质疏松药可以预防骨量丢失，促进骨折愈合，降低再发骨折。如果常规对 60 岁以上的骨质疏松骨折患者进行及时系统的抗骨质疏松治疗，可能会显著降低患者二次骨折发生率以及由此引起的死亡率。劝导患者积极按医嘱接受治疗，术后坚持功能锻炼，增强患者在初次骨折后避免意外受伤的防范意识，伴有合并引起行走障碍的内科疾病，需要及时正确治疗，以预防再次骨折。

五、骨质疏松症的治疗

缺钙并不是产生骨质疏松症的唯一原因，体内维生素 D 水平不足、雌激素水平

下降等都有可能导致这种疾病。仅 25% 患骨质疏松症的绝经女性去接受治疗，超过半数的人仅仅选择补钙来治疗。补钙不能作为单独的治疗药物，因为患上骨质疏松症后，补钙无法扭转疾病的发展，患者除了在生活中多吃一些含钙丰富的食物，以减少体内钙的流失、延缓骨质丢失的速度外，应当及时就医，并在医生指导下有针对性地服用一些促进骨生成、抑制破骨的药物才是治疗的关键。另外，除了药物治疗，适当的运动锻炼以及护理干预，也是老年人骨质疏松症全面治疗的重要方面。

OP 的药物治疗主要包括骨矿化药物、抑制骨吸收、促进骨生成 3 种，其治疗目的都是增加骨量，增大骨强度，预防骨折。

（一）抗骨质疏松的常用中药

（1）具有类雌激素样作用的中药：植物雌激素是植物来源的一类与雌激素化学结构和效应类似的化学成分。异黄酮类化合物抗骨质疏松作用强。大豆中含有的黄酮类化合物是较早被作为雌激素受体调节剂使用的植物雌激素样化学成分。染料木素与内源性雌激素相似，能与雌激素 α、β 两种受体结合，发挥雌激素样作用。许多中药中都存在具有雌激素样作用的化合物，发挥着抗骨质疏松作用。

（2）直接作用于骨细胞的中药：提高成骨细胞（osteoblasts，OB）功能对其治疗骨质疏松症有相当重要的意义。许多中药中都含有能够促进成骨细胞增殖或抑制破骨细胞生成以及双向调节的活性成分，其代表中药材包括淫羊藿、葛根、蛇床子、牛膝、续断、山茱萸、黄芪等。关于淫羊藿的研究报道较多，研究发现与淫羊藿中其他黄酮苷类化合物相比，淫羊藿素抗骨质疏松活性最强。

（二）钙剂的补充

在骨折的长期治疗策略中，钙剂的应用都是必需的。绝经后妇女和老年人每日钙的摄入量应为 1000~1200mg，每日饮食中钙摄入量约为 400mg，故每日额外补充的钙量应为 500~600mg。骨折围术期摄入的钙量可略增加，补充钙剂的同时应给予普通维生素 D，先纠正维生素 D 缺乏状态。

（三）维生素 D

老年人和骨质疏松人群是维生素 D 缺乏的高危人群，对于 50 岁以上的较高风险人群，维生素 D 的推荐剂量为 800~1000IU/d；对于一些高危患者如髋部骨折患者，可补充 1000~2000IU/d 剂量的维生素 D。对于一般老年人群，维生素 D 安全补充剂量上限为 4000 IU/d。治疗严重维生素 D 缺乏者可以使用 50000IU 维生素 D_3 或者维生素 D_2，每周 1 次，持续 8~12 周，使其水平达到 30ng/mL 左右。然后转为维持治疗剂量，但在治疗过程中要严密监测血钙、磷、24 小时尿钙磷水平。骨化三醇或阿法骨化醇主要用于老年人或肾功能异常者，使用时需定期监测血钙与尿钙。维生素 D 可应用于骨折围术期及骨折后的长期治疗，应与钙剂及其他抗骨质疏松药物联合使用。

（四）蛋白质的补充

蛋白质是骨骼和肌肉的重要营养成分，蛋白摄入不足影响骨量的维持。此外，充分的蛋白摄入还可以增加肌肉量。低蛋白摄入的老年人更容易发生肌力下降和肌少症。蛋白的来源主要有奶制品、豆类、鱼类和肉类。推荐成人每日的蛋白摄入量为 0.8g/kg，而每日摄入蛋白 1.0~1.2g/kg 可能对老年人的骨骼和肌肉健康更为有利。

（五）抗骨质疏松的药物

1. 双膦酸盐类药物：双膦酸盐是治疗骨质疏松症最常用的药物。双膦酸盐可以选择性地吸附在骨矿物质表面，然后被破骨细胞吸收，抑制破骨细胞功能、促进破骨细胞凋亡，降低骨转换率，抑制骨吸收，减少骨量丢失，增加骨量。不含氮的双膦酸盐（例如氯屈膦酸盐、依替膦酸盐）可抑制破骨细胞依赖性 ATP 酶；而含氮的双膦酸盐（例如帕米膦酸盐、阿仑膦酸盐、利塞膦酸盐、伊班膦酸盐、唑来膦酸盐）可抑制破骨细胞甲羟戊酸通路中的一个关键酶——法尼基焦磷酸合成酶，从而干扰破骨细胞活动中一些关键分子的合成，最终使破骨细胞失去活性。

（1）阿仑膦酸钠：在骨骼中的半衰期长达 10 年，疗程不宜超过 3~5 年，药物休假期为 2~3 年。目前在国内应用的阿仑膦酸钠剂型主要有：10mg/d 阿仑膦酸钠，每周 70mg 阿仑膦酸钠的片剂，70mg 阿仑膦酸钠加上 2800IU 或 5600IU 的维生素 D_3 每周 1 次的复合制剂。阿仑膦酸钠治疗 3 年后可使骨质疏松症患者（既往有椎体骨折史或股骨颈骨密度 T 值 $\leqslant -2.5$）椎体骨折发生率降低 48%，非椎体骨折风险降低 20%，不良事件的发生与安慰剂组相比无统计学差异。使用注意事项：阿仑膦酸钠可能对上消化道黏膜产生局部刺激，所以应在空腹时服药，服药后 30 分钟内不要平卧，应保持直立体位（站立或坐立）。在此期间也应该避免进食牛奶、果汁等饮料及任何食品和药品。

（2）利塞膦酸钠：目前在中国上市的剂型包括口服片剂 5mg，每日 1 次；或口服片剂 35mg，每周 1 次。对利塞膦酸钠抗骨折干预疗效的临床研究长达 7 年。研究显示经利塞膦酸钠治疗 3 年后，骨质疏松患者（既往有椎体骨折史）椎体骨折风险下降 41%~49%，非椎体骨折风险下降 36%，不良事件的发生与安慰剂组相比无统计学差异。使用注意事项同阿仑膦酸钠。

（3）唑来膦酸注射液：用于防治骨质疏松症的唑来膦酸剂型为静脉注射剂 5mg，每年注射 1 次。对唑来膦酸抗骨折干预疗效的临床研究长达 9 年，研究显示经唑来膦酸治疗 3 年后，骨质疏松患者（既往有椎体骨折史或股骨颈骨密度 T 值 $\leqslant -2.5$）的椎体骨折风险下降 70%，非椎体骨折风险下降 25%，髋部骨折风险下降 41%。使用注意事项：缓慢静脉滴注时间应不短于 15 分钟，给药前后需充分水化，对于肾功能受损的患者，静脉滴注时间需延长，但禁用于肌酐清除率小于 35mL/ 分钟的患者。约 1/3 的患者首次给药后会出现急性期反应：关节痛、头痛、肌肉疼痛、发热。有研究提示，首次输注前予以非甾体类消炎镇痛药物处理，可减少急性期反应的发生，但并不推荐作为常规预防性使用。

2. 降钙素：降钙素能够抑制破骨细胞的生物活性和减少破骨细胞的数量，从而减少骨量丢失并增加骨量。剂型及用法：临床上有鲑鱼和鳗鱼两种降钙素。鲑鱼降钙素有鼻喷和注射两种剂型，鼻喷剂型为200IU/d，注射剂型为每次50IU皮下或肌内注射，根据病情，每周2~7次；鳗鱼降钙素为注射剂型，每周20IU，肌内注射。不良反应：鼻喷剂主要不良反应包括鼻炎、鼻黏膜刺激、鼻出血及过敏反应。注射剂主要不良反应包括恶心、呕吐、面部潮红、发热、眩晕等。

（六）雌激素类

雌激素类药物只能用于女性患者。雌激素或雌孕激素补充疗法（estrogen/hormone therapy，ET/HT）能降低发生骨质疏松性骨折的风险，是防治绝经后骨质疏松的有效措施。ET/HT有很多种口服制剂，包括单独的雌激素、单独的孕激素以及雌孕激素复合制剂。ET/HT的使用有周期性、序贯性和连续性几种方法。如果治疗一旦停止，骨量可能会再丢失，因此需要使用其他抗骨质疏松药物来维持骨密度（bone mineral density，BMD）。激素治疗的安全性取决于开始启用这种治疗的年龄，小于60岁或在绝经后10年内使用，则心血管疾病风险不增加，甚至还有一定的保护作用。基于对激素补充治疗利与弊的全面评估，建议激素补充治疗适用于有绝经期症状的妇女，尤其提倡绝经早期开始应用，收益更大，风险更小。

激素治疗的方案、剂量、制剂选择及治疗期限等应根据患者情况制定，用药时间不宜超过4年。

（七）甲状旁腺素类似物

甲状旁腺素（PTH）是钙、磷调节的主要激素，PTH增加血液中的钙浓度，动员骨钙入血。因此，长期PTH升高，将消耗骨储存；而间断PTH刺激将激活成骨细胞，促进骨形成，增加骨量。甲状旁腺素类似物对高转换型与低转换型骨质疏松患者，都有促进骨形成的作用。多次脆性骨折的高龄患者，骨质疏松症伴至少一次骨折的重度骨质疏松患者，对双膦酸盐不耐受，或已使用了双膦酸盐，而骨密度不提升，并持续下降，或仍旧发生骨折者，如无禁忌可考虑使用甲状旁腺素类似物。甲状旁腺素类似物特立帕肽用于有骨折高发风险的绝经后妇女骨质疏松症的治疗，平均18个月，可显著降低绝经后妇女椎体骨折风险65%以及非椎体骨折风险53%。但对降低髋骨骨折风险的效果尚未证实。术后应用特立帕肽可促进骨痂形成，增加骨痂组织的体积、矿化及细胞数量，增加生物力学强度：包括扭力和压力。注意事项：特立帕肽的副作用包括肌肉痛性痉挛、恶心、眩晕等。由于可增加大鼠骨肉瘤的发生率（对啮齿类动物长时间、大剂量使用），故特立帕肽不能用于基线骨肉瘤高风险（例如：佩吉特病、未明原因的碱性磷酸酶升高、骨骺未闭、骨骼接受过放射治疗）、骨转移瘤、高钙血症或有骨骼系统恶性肿瘤病史的患者。推荐治疗时间 18~24 个月，不应超过此时间。一旦停止用药，就会加快骨丢失。因此，停药后，建议使用抗骨吸收药物（双膦酸盐）来维持或进一步增加骨密度。禁止用于严重肾功能不全患者，慎用于中度肾功能不全患者。肝功能不全患者，应在医生指导下慎用。使用方法：20μg/d，皮下注射。

（八）活性维生素 D

活性维生素 D 是维生素 D 的羟化代谢物，包括骨化三醇和 α - 骨化醇。可增加肠道钙吸收和尿钙重吸收。骨化三醇不需经肝、肾羟化就具有生物活性效应，而 α - 骨化醇需经 25 羟化酶羟化为骨化三醇才具有生物活性效应。活性维生素 D 具有多重作用机制，作用于多靶点组织器官，发挥多种生理效应，能促进肠钙吸收，促进肾小管对钙的重吸收，降低血中 PTH 水平，增强成骨细胞活性，促进骨的矿化，改善肌力，增加神经 - 肌肉反射的协调性，降低跌倒风险和骨折发生率。骨痂局部的骨化三醇可能有利于骨痂生成、改造与矿化，可能对骨折愈合有益。

六、骨质疏松症的预防

OP 因其"悄无声息"的发展特点，早期常不能引起人们的注意和重视，就诊时常病情严重甚至已发生骨折。骨骼强壮是维持人体健康的关键，骨质疏松性骨折会增加致残率、致死率。OP 的主要防治目标包括改善骨骼生长发育，促进成年期达到理想的峰值骨量；维持骨量和骨质量，预防增龄性骨丢失；避免跌倒和骨折。OP 初级预防指尚无骨质疏松但具有 OP 危险因素者，应防止或延缓其发展为 OP 并避免发生第一次骨折；OP 的一级预防指加强预防骨质疏松的健康教育提早做好预防工作；OP 二级预防和治疗指已有 OP 或已经发生过脆性骨折，防治目的是避免发生骨折或再次骨折。OP 的防治措施主要包括基础措施、药物干预和康复治疗。

（一）OP 的一级预防

骨质疏松症的发病率随年龄的增长而增加。人在 35 岁前，骨形成大于骨丢失，摄入的钙很快吸收进入骨骼中沉淀，骨钙含量高；40 岁后，胃肠道功能逐渐减退，钙的吸收减少而流失增加，体内钙呈负平衡；45 岁后，每 10 年骨骼脱钙率为 3%。因此，在 35 岁前让骨骼最大限度储存更多的钙，对预防和减轻骨质疏松症具有重要意义。

（1）加强健康教育：使中年人及早充分认识骨质疏松症是具有重要意义的高发病及其早期预防的重要性，更好地预防骨质疏松。

（2）合理膳食：OP 患者应多食高钙和维生素 D 丰富的食物，如牛奶、豆制品、骨头汤、蛋黄、肝脏等。应戒除烟酒嗜好，因酒精引起的器官损害可抑制钙与维生素 D 的活化。

（3）适当增加体力活动：体力活动可以增加骨形成，减少骨吸收，促进骨量增加。日常体力活动对防治骨质疏松有效且简便易行。负重锻炼可以使骨骼更强健，并延缓骨丢失，对骨质疏松的发生起到一定的预防作用，建议每周进行 3~5 次的负重锻炼。每次持续 30~60 分钟。适量的维生素 D 可以帮助机体吸收钙。经常晒太阳，通过阳光中的紫外线照射使皮肤合成维生素 D，促进钙、磷吸收，利于骨钙沉积，可以有效预防骨质疏松。建议进行有助于骨健康的体育锻炼和康复治疗。运动可改善机体敏捷性、力量、姿势及平衡等，减少跌倒风险。运动还有助于增加骨密度。适合于 OP 患者的运动包括负重运动及抗阻运动，推荐规律的负重及肌肉力量练习，以减少跌倒和骨折风险。肌肉力量练习包括重量训练，其他抗阻运动及行走、慢跑、太极拳、瑜伽、舞蹈和乒乓球等。运动应循序渐进、持之以恒。OP 患者开始新的运动训练前应咨询临床医生，进行相关评估。

（二）OP 的二级预防

即在疾病的临床前期"早发现、早诊断、早治疗"。主要是针对退行性骨质疏松症患者积极进行抑制骨吸收和促进骨形成的药物治疗，加强防摔、防碰、防绊、防颠等措施，并对中老年骨折患者进行积极治疗和促进康复。其最终目的是避免骨折或再次骨折。

第二节　跌倒

一、跌倒相关危险因素

每年，跌倒可影响到大约 30% 的 65 岁以上的人。2003 年，超过 13 000 名老年人（>65 岁）死于跌倒或与其相关的损伤。中老年人髋部骨折后 1 年内各种原因的死亡率是 24%。了解如何评估损伤前后跌倒的危险因素可有助于调整干预措施来预防未来的损伤。因此，跌倒前适当地筛选，跌倒后正确地评估危险因素，是使老年人保持长期独立性的一个先决条件。

跌倒是髋部和桡骨远端脆性骨折的主要危险因素，90% 的髋部骨折继发于跌倒。预防跌倒可降低 85% 以上的脆性骨折风险，是降低脆性骨折的重要措施。确定跌倒相关危险因素是制订预防干预措施的必不可少的步骤。危险因素可分为内在或外在因素。美国老年协会、英国老年医学会和美国科学院预防跌倒整形外科医师小组联合对老年人跌倒最常见的危险因素进行了单变量的数据分析。在所审查的 16 个研究中，发现最常见的危险因素是肌肉无力、跌倒史、步态不稳、平衡能力减退、辅助装置的使用、视觉减退、关节炎、日常活动受限、抑郁、认知障碍和年龄大于 80 岁等。

既往跌倒史可高度预测有再次跌倒的可能，作为给老年患者常规检查的一部分，健康保健人员应至少每年一次询问患者或护理人员有关跌倒的事项。1 年中跌倒的次数越多，患髋部骨折的风险越大。既往没有造成损伤的跌倒并不意味着降低未来受伤的概率；鉴于髋部骨折 12 个月内各种原因所致的死亡率是 24%，因此，有必要在所有老人中筛查跌倒相关的危险因素，并在跌倒后对患者进行仔细评估。

二、跌倒后的评价

首次跌倒后，应评价下肢肌力、平衡能力和步态功能障碍。可以采用各种方式进行评估，最常见的是"起立测试"，就是让患者不借助胳膊的帮助而从椅子上站起来，走 10 步，转身坐回到椅子。正常状态下需少于 10 秒时间。恰当的做法是让那些动作不稳或需 20 秒以上的老人进行进一步的评价。而且，需要尽可能地制订个体化的预防策略。

如果多次发生跌倒，必须针对多次跌倒的共同点进行更为彻底的全面检查。全面的评估应包括：一般病史和跌倒史，药物审查，视觉评估，步态和平衡的测试，下肢关节的检查以及完整的神经和心血管系统的检测。关键是详细了解跌倒发生时周围情况及患者的任何相关症状。如果患者的认知功能受损，应尽可能通过可靠的记录来了解。完整的评价包括：服药史的有效核对，饮酒史或非法药物使用史，评估急慢性疾病，检测体位性血压，检查鞋子和评估患者全面功能和认知状态。基本的实验室研究多用于筛查无力和步态不稳的可逆性原因，包括全血细胞计数、电解质、促甲状腺激素、维生素 B_2 尿液分析。根据病史和进一步检查结果，可决定是否进行其他实验室检查。如果病史提示晕厥，则可能提示需要进行心电图、颈动脉多普勒、超声心动图或动态心脏监控等检查。

三、跌倒的预防

在跌倒的预防上，医生和患者都做了很大的努力。我们将跌倒的预防策略分为初级、二级和三级。如果将与"跌倒"有关的事情看作一个整体，那么预防跌倒的发生是初级预防。二级预防是降低由于跌倒所导致的损伤程度。三级预防的重点应放在跌倒后的康复。

（一）跌倒的初级预防

初级预防旨在预防跌倒，防止由此造成的骨折或其他损伤。为老年患者提供最早的医疗服务的医疗保健工作者应该在患者早期的健康评估过程中建议和教育他们使用这些预防于预手段。

运动一直被视为初级预防的重要的一部分，步行、平衡训练和肌肉力量的训练均已经被证实可减少跌倒以及随后骨折的发生。患者可以在家里借助一把稳定的椅子来进行。任何医疗工作者都可以在短时间内向患者或其护理人员解释这些练习。

太极拳已经被广泛研究证明可通过改善平衡能力而有助于预防跌倒。

（二）跌倒的二级预防

筛查和干预有跌倒史的老人是二级预防的部分。简单地询问患者每年是否有跌倒已被证实是有用的筛查手段。然而，要进行随后的干预，评估应着重于和危险因素相关的病史和全身的物理检查。筛查维生素 D 缺乏是很重要的，不仅因为维生素 D 的缺乏在易发跌倒的老年人群中很常见，而且维生素 D 的补充剂已被证实是一种很有效的干预手段。补充维生素 D 可改善患者的功能、反应时间和平衡能力来降低跌倒和骨折的风险。最近的数据分析已经证实补充维生素 D 对门诊和护理机构中健康稳定老年患者的跌倒的风险可降低 22%。补充维生素 D 的益处最明显地体现在使用活性维生素 D 的妇女，有研究发现预防骨折和使用活性维生素的比例为 1/15。以前，维生素 D 对骨折的影响仅限于骨密度变化，现在认为能直接改善神经肌肉或神经的保护功能。最初的建议是老年人每天至少应补充 1000IU 的维生素 D。维生素 D 缺乏的人群常常更换剂量，应在实验室检测的初步评估后，在监测下更换剂量。肌肉萎缩与体质衰弱有关，是由于缺乏某种特定的营养成分、缺乏足够的营养（蛋白质和热量）和（或）缺乏营养吸收因素（通常是通过运动介导）导致的肌肉组织减少。迷你营养评估（mini-nutrition assessment，MNA）在各种急慢性治疗中心已得到广泛的使用和验证。最近，制定了完整 MNA 的简化版本，它包含 6 个方面：食欲减退、消化、咀嚼或吞咽困难等原因导致食量降低，体重减轻，活动性，神经精神问题，急性病，患者的身体质量指数，这个方案的简本（MNA-SF）（表 4-1）在确认临床评估为"营养不良的"人具有 96% 的敏感性。

表 4-1　微营养评定 MNA-SF

1. 过去 3 个月内，是否因为食欲不振、消化问题、咀嚼或吞咽困难而减少食量？
分值 0= 食量严重减少　　1= 食量中度减少　　2= 食量没有改变

2. 过去 3 个月内体重下降情况
分值 0= 体重下降＞ 3kg（6.6 磅）　　1= 不知道
　　　2= 体重下降 1~3kg 之间（2.2~6.6 磅）　3= 体重没有下降

3. 活动能力？
分值 0= 需长期卧床或坐轮椅　　1= 可以下床或离开轮椅，但不能外出　　2= 可以外出

4. 过去 3 个月内，患者是否受到心理创伤或患上急性疾病？
分值 0= 是　　2= 否

5. 精神心理问题？分值 0= 严重痴呆或抑郁　　1= 轻度痴呆　　2= 无精神心理问题

6. 体质指数（BMI）（kg/m²）
分值 0=BMI＜19　　1=19≤BMI＜21　　2=21≤BMI＜23　　3=BMI≥23

7. 小腿围（CC）（cm）？（若无 BMI）
分值 0=CC＜31　　3=CC≥31

结果：正常营养状态（12~14 分）；营养不良风险（8~11 分）；营养不良（0~7 分）

建议使用两步评估方案，首先使用 MNA-SF，如 MNA-SF 得分 >12 分，则需进行完整的 MNA 评估。使用 MNA-SF 方案，假阳性率为 14%，而假阴性率只有 3.4%。为强调认知功能和营养风险之间关系的重要性，临床和 MNA 评估都使用 Folstein 微型精神状态表检查认知功能，应用 Katz 日常生活筛查表来评估自我护理能力，以及使用老年抑郁评估表。肌肉萎缩和营养，作为外科专业的一个研究分支，重点研究支持喂养（肠道或静脉营养）。概念上把蛋白质能量不良作为一种营养不良，它借鉴了维生素缺乏的标准定义方式。就是说，维生素是一种物质，它的缺乏可引起相应的临床症状，补充维生素，可使临床症状消失。"临床相关"的营养不良定义为和不良临床事件相关的状况，这种状况在蛋白质和能量充足时不会发生。体重下降及其下降的方式，对于肌肉萎缩非常重要。如果患者体重明显降低，但是之后体重逐步开始恢复，与体重持续降低的患者相比，其肌肉萎缩的风险较小。进食的改变是引起营养状态波动的一个主要原因。评估时，应注意饮食改变的持续时间和目前的饮食类型。这包括：①不太理想的固体饮食。②全流质饮食。③低能量的液体饮食。④饥饿。

明显的胃肠道症状（例如恶心、呕吐、腹泻和厌食）会减轻日常营养的摄入量。营养不良的患者经常表现为虚弱、容易疲劳。这种营养改变也可以导致身体的改变，例如皮肤小裂口、感染、皮下脂肪减少和肌肉萎缩。如伴有踝关节和骶部水肿，则需要调整评估其体重真正减轻的原因。这是因为水肿时，总体重可能不会降低。临床中可以观测到水肿时，液体滞留往往已超过 3~4L。根据主观综合性营养评估，患者体重改变情况分为 3 级。这项评估依赖于患者目前的体重和之前 6 个月的体重情况。了解前 2 周的体重情况可决定最近体重改变的方向。按照体重改变的方式，患者可被分为以下几类：

（1）营养不良并发症的低风险人群（体重下降少于 5% 或大于 5%，但近期体重有所恢复或食欲增加）。

（2）营养不良并发症的中等风险人群（体重下降 5%~10%，最近体重无降低或增加，不良饮食摄入，轻微皮下脂肪丢失）。

（3）营养不良并发症的高风险人群（持续体重减轻超过 10%，严重皮下脂肪丢失，肌肉萎缩）。

所有评估方法的共同关键点是评估体重下降的量和形式。外科使用各种方法测量血清蛋白和体重减轻；主观综合性营养评估对体重下降的评估，附加血清蛋白水平测量，稍微提高了其特异性。主观综合性营养评估的主观部分结合了 MNA 的部分元素：功能水平、活动性、认知状态和食欲。既往和目前的体重记录很关键。病史清楚的患者可为主观综合性营养评估提供正确的体重变化信息，但是，对很多患者来说，获取可靠的病史资料是很困难的。然而，那些最近和医疗系统接触过或居住在医疗机构内的（例如疗养院）患者，可从这些机构获取以前的体重资料。所有的患者在入院前或第一次评估时应测量体重。

二级预防的目的是预防跌倒所造成的损伤或预防再次跌倒。跌倒的预防要致力于改善起居环境，矫正心理、生理与病理因素，主要从改善肌力、步态及平衡训练方面开始，具体措施应包括：

（1）补充维生素 D 并保持充足的维生素 D 水平。

（2）适当的体力活动。

（3）个体跌倒风险评估。

（4）太极拳和其他锻炼项目。

（5）家庭环境安全评估和改善：改善光照、地面防滑、减少障碍物、增加扶手等。

（6）矫正视力和治疗神经系统疾病。

（7）髋部保护支架的使用。

（8）平衡训练。

参考文献

[1] 梁雨田，唐佩福 . 老年髋部骨折 [M]. 北京 : 人民军医出版社 ,2009.

[2] 邱贵兴，裴福兴，胡侦明，等 . 中国骨质疏松性骨折诊疗指南 [J]. 中华骨与关节外科杂志 ,2015,10:795–798.

[3] 中华医学会骨质疏松和骨矿盐疾病分会 . 原发性骨质疏松症诊疗指南 [J]. 中国实用内科杂志 ,2018,38（2）:127–150.

[4] 黄淑纾，林华 . 老年性骨质疏松性骨折的发生与预防 [J]. 中国骨质疏松杂志 ,2012,18（4）:381–386.

[5] 中华医学会骨质疏松和骨矿盐疾病分会 . 骨代谢生化标志物临床应用指南 [J]. 中国骨质疏松杂志 ,2015,8（4）:283–293.

[6] 易伟莲，廖德权，林柏云，等 . 绝经后骨质疏松症患者性激素、细胞因子及骨代谢指标的变化及关系 [J]. 检验医学 ,2012,4:296–298.

[7] 孙宇庆，陈瑜 . 甲状旁腺素在骨质疏松及骨科领域应用的研究进展 [J]. 中国骨质疏松杂志 ,2015,4:476–480.

[8] 郭纪，谭雄进 . 降钙素基因相关肽对骨质疏松症骨组织及胃肠作用的研究进展 [J]. 中国骨质疏松杂志 ,2015,1:121–124.

[9] 张凯凯，刘晋闽 . 甲状腺功能减退致骨质疏松症的机制及治疗进展 [J]. 中国骨质疏松杂志 ,2017,6:837–840.

[10] 李晓宇，冯正平 . 糖尿病性骨质疏松发病机制的研究进展 [J]. 中国骨质疏松杂志 ,2014,5:580–583.

[11] 艾克热木江·木合热木，曹鹏 . 系统骨质疏松治疗对老年骨折患者二次骨折发生率

与死亡率的影响 [J]. 山西医科大学学报 ,2013,44（8）:638-640.

[12] 汪呈 , 曹宇 , 顾永清 , 等 . 骨质疏松治疗药物的研究进展 [J]. 科学杂志 ,2014,59:1209-1214.

[13] 严红梅 , 张振海 , 孙娥 , 等 . 中药治疗骨质疏松症的研究进展 [J]. 中草药 ,2014,4:1174-1178.

[14] 周建烈 , 刘忠厚 . 补充钙和维生素 D 防治骨质疏松的全球临床指南进展 [J]. 中国骨质疏松杂志 ,2017,3:371-380.

[15] 袁雷红 . 老年骨质疏松症的预防与治疗 [J]. 临床医药文献杂志 ,2016,3:4924-4926.

[16] 徐陆晨 , 李运峰 . 骨质疏松性骨折药物治疗的研究进展 [J]. 中国骨质疏松杂志 ,2017,23（7）:947-953.

（曹皓琰，翟良全，孙竹清，孙　威）

第五章　老年骨折的合并症

随着我国进入老龄化社会,由于老年患者衰老、共病(同时患两种以上慢性病)、器官功能衰弱等多方面因素,外科手术围术期发生不良事件的风险显著增加。老年人常见的共病包括原发性高血压、冠状动脉粥样硬化性心脏病、心功能衰竭、心律失常、肿瘤、糖尿病、慢性肺疾病、肝肾功能不全、风湿性关节炎和骨关节炎等。因此老年人是否需要手术、围术期的评估与管理、如何降低围术期风险、减少并发症、维护术后功能状态成为重点关注的问题。

第一节　老年骨折患者术前的综合评估

国际上通常将老年综合评估(comprehensive geriatric assessment,CGA)用于老年患者的术前评估,进而评估手术风险及发现潜在的风险,并且通过积极干预规避或降低风险。对于大多数稳定的慢性病,术前并不需要额外干预,仅需将疾病状态"最佳化",而非彻底"纠正"。如稳定的冠状动脉粥样硬化性心脏病、慢性代偿性心力衰竭、心室率控制良好的房颤、慢性肾功能不全等。通过病史、现有症状及简单检查即可了解疾病情况,无须进行过多检查和干预,这样以便于符合手术指征的老年患者的骨折手术尽早进行。越来越多的证据支持在患者入院48小时内手术治疗效果更好,可以减轻疼痛、降低并发症发生率、缩短住院时间,而延迟手术会增加患者并发症发生率和死亡率。因此,在医患双方共同决策手术与治疗目标一致后,确认手术可使患者得到最大的获益(延长患者健康预期寿命、维持患者术前功能状态、避免手术带来生活依赖和生活质量下降等),方可继续进行手术风险及合并症的评估与管理。对于特殊复杂的术前检查,只有当该检查结果有助于鉴别诊断或可能会对围术期治疗策略产生影响时才考虑。高度重视围术期评估、合并症的管理,对保证患者安全、提高治疗效果有重要意义。

依据老年综合评估(comprehensive geriatric assessment,CGA)所纳入的评估项目,伴有各类合并症的老年骨折患者最佳术前评估清单应包含以下几个方面:认知能力评估、精神心理评估、营养状态评估、躯体功能状态及跌倒风险评估、衰弱程度评估、用药情况评估、感染与血栓风险评估、疼痛管理评估、血容量评估、内科疾病的评估及处理等(表5-1)。

表 5-1　老年骨折患者最佳术前评估清单

□是否有认知能力下降？
□是否抑郁状态？
□是否伴有谵妄？是否有术后谵妄的风险因素？
□营养状况：是否有营养不良？是否有营养不良的风险因素？
□功能状态和跌倒风险
□衰弱程度
□准确、详细的用药记录，进行适当的围术期调整，监测多重用药
□是否需要预防血栓？
□是否需要预防感染？
□术前是否需要控制疼痛？
□术前血容量是否不足？
□内科问题的处理是否已达到最佳？
□是否需要术前康复指导？

第二节　全身功能状态评估

一、全身功能状态的总体评估

老年患者术前全身的功能状态与其生活自理能力、生活质量直接相关，且与骨科术后功能状态恢复情况息息相关。骨科手术目的多为恢复或改善功能状态。因此，术前评估功能状态、步态，判断跌倒风险，有助于判断手术获益程度，决定术后康复锻炼方式，并采取预防跌倒和坠床的有效措施。

患者总体全身功能状态评估应选用 MET 活动当量评价。它既是可以通过病史询问得到的重要指标，又是老年骨折患者术前运动能力（肌力）以及围术期心脏事件发生风险的重要评估依据。根据活动指数及 AHA 运动标准估计，不同活动程度有不同的能量需要，以能量当量 MET 为单位，体现了老年患者的功能储备状态（表 5-2）。功能储备：优 >7 MET；中 4~7 MET；差 <4 MET。风险体现：<4 MET 者，患者耐受力差，手术风险大；≥ 4 MET 者，手术风险相对较小。

表 5-2　MET 活动当量评价

1 MET	静息时无不适症状
2 MET	自行穿衣、吃饭、上厕所
3 MET	室内或室外散步
4 MET	能上一层楼梯
5 MET	能上二层楼梯或登上小山坡
6 MET	以每小时 5km 的速度步行
7 MET	短程小跑
8 MET	从事较重的家务，如拖地板、搬家具
9 MET	可以参加中度体育运动（跳舞、保龄球）
10 MET	可以参加剧烈体育运动（游泳、快跑、网球、足球等）

二、认知能力的评估

很多老年患者在术前可能已经有认知功能下降却未被识别。这种认知功能障碍与术后谵妄、住院时间延长和出院后非住家安置的可能性增加有关。围术期可采用简易智力状态评估量表等工具进行筛查。对于有认知功能下降者应采取相应预防措施，并向家属简要说明。

（一）简易智力状态评估量表（Mini-cognitive assessment，Mini-cog 测试）

这是一种快速有效且观察者间变异较小的认知评估工具，可测量应激状态下患者的认知储备。有研究证实 Mini-cog 测试是一种简单易行的筛查方式，对判断高风险老年骨折患者的认知障碍有实用价值，可以考虑纳入我们日常的术前评估当中，尤其是可能存在认知功能异常的老年高危患者中。术前认知功能评分低（Mini-cog 评分≤2）与术后谵妄、住院时间和出院后非住家安置情况相关。

简易智力状态评估量表示意图见图 5-1。

（1）3 个词汇的记忆：让患者仔细听记 3 个不相关的词组，然后让患者复述这 3 个词组，如，第一组：香蕉、日出、主席；第二组：领导、季节、桌子；第三组：农村、厨房、婴儿；第四组：河流、种族、指头；第五组：船长、花园、图片；第六组：女儿、天堂、山脉。

（2）画钟试验：让患者在一张白纸上标出时间刻度，然后让患者画出一个特定时间指针的位置。

（3）回忆词语：下面请说出前面让您记住的 3 个词语。

计分：词语记忆 0~3 分（每个词语 1 分），画钟试验 0~2 分（画出数字 1 分，画出数字和指针 2 分）。总分 0~5 分。评分标准：满分 5 分，<3 分认为有认知受损。

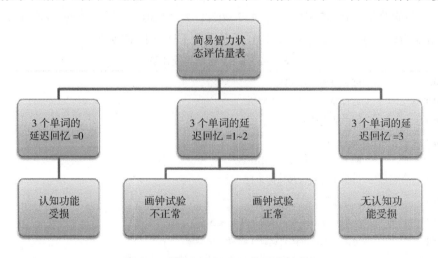

图 5-1　简易智力状态评估量表示意图

三、谵妄

（一）谵妄相关风险因素

老年骨折患者围术期谵妄与不良预后有关风险因素包括：

（1）年龄因素（≥ 70 岁）。

（2）与衰老相关的问题：认知功能下降、痴呆、疼痛、抑郁、酗酒 / 戒酒、睡眠剥夺、营养不良、尿潴留、便秘等。

（3）疾病相关：MCC，严重的肝、肾功能不全，贫血，低氧，脱水，电解质紊乱。

（4）功能障碍：失能、制动（导尿管 / 输液管、约束带等）、视力或听力损害。

（5）药物因素：多重用药，特别是精神类药物（如苯二氮䓬类、抗胆碱能类或抗组胺类药物）。

ACS 和中华医学会老年医学分会的术后谵妄干预指南均强调通过跨学科团队采取综合干预措施。预防谵妄最重要。认知能力下降、抑郁、谵妄中的 2 种或 3 种情况共存者，可请老年精神心理专科医师会诊共同干预。

（二）谵妄的诊断

谵妄的诊断需要满足 4 个条件：

（1）意识障碍（即对环境的清晰度降低），伴注意力不集中。

（2）认知的改变（记忆缺陷、定向不全、语言障碍）。

（3）短时间内发生（数小时或数天），并在 1 天内有所波动。

（4）病史、体格或实验室检查提示为一般躯体情况的直接生理后果。

（三）谵妄与痴呆的鉴别（表 5-3）

表 5-3　谵妄与痴呆的鉴别

特征	谵妄	痴呆
发作	突然	隐袭
持续时间	几小时到几天	持续
注意范围	减小	正常
警觉	波动	正常
意识	抑制	正常
记忆	削弱（尤其是短期记忆）	削弱（尤其是远期记忆）
语言	正常或错误命名	失语症
		失名症
		语言错乱
感知	幻想	错觉
	幻觉	
	错误感知	
精神运动活动	增强或减弱	正常
睡眠 - 清醒周期	中断（可逆的）	正常或片断的

（四）谵妄的评估

常用意识混乱评估方法（CAM），它是一种快速识别谵妄状态的标准评估方法。全版本的 CAM 综合了各方面特征，而简化版本的 CAM 则仅包括 4 个方面的特征，但它能将谵妄状态从其他类型认知功能中区别出来，并可简便快速地进行床旁评估（表 5-4）。

表 5-4　CAM 量表

1. 急性起病（判断从前驱期到疾病发展期的时间）
  患者的精神状况有急性变化的证据吗？
  （1）不存在
  （2）较轻：3 天 ~1 周
  （3）中度：1~3 天
  （4）严重：1 天之内

2. 注意障碍（请患者按顺序说出 21 到 1 之间的所有单数）
  患者的注意力难以集中吗？例如，容易注意涣散或难以交流吗？
  （1）不存在
  （2）轻度：1~2 个错误
  （3）中度：3~4 个错误
  （4）严重：5 个或 5 个以上的错误

3. 思维混乱
  患者的思维是凌乱或不连贯的吗？例如，谈话主题散漫或不中肯，思维不清晰或不合逻辑，或从一个话题突然转到另一个话题？
  （1）不存在
  （2）轻度：偶尔短暂的言语模糊或不可理解，但尚能顺利交谈
  （3）中度：经常短暂的言语不可理解，对交谈有明显的影响
  （4）严重：大多数的时间言语不可理解，难以进行有效的交谈

4. 意识水平的改变
  总体上看，您是如何评估该患者意识水平的？
  （1）不存在：机敏（正常）
  （2）轻度：警觉（对环境刺激高度警惕、过度敏感）
  （3）中度：嗜睡（瞌睡，但易于唤醒）或昏睡（难以唤醒）
  （4）严重：昏迷（不能唤醒）

（五）谵妄的治疗

（1）纠正低血糖、低血压、脑组织灌注不足、感染、水电解质酸碱平衡紊乱和用药过量等危险因素。

（2）加强氧疗，纠正低氧血症。

（3）医务人员与家属要持续护理患者，给患者安全感和亲密感，让患者安下心来，加强其定向判断，佩戴助听器和眼镜，对各种操作应及时多加解释，减少患者的焦虑不安和情绪激动。

（4）除了必要的治疗用药外，应避免给予多余的药物。避免使用抗胆碱能药及其他精神活性类药物。

（5）鼓励患者术后早期活动，避免身体约束；必要约束时，每隔2小时应将约束松开以防止发生损伤，一旦症状有所好转应尽可能及早解除约束。

（6）保证正常睡眠觉醒周期，应尽量使环境保持安静，夜晚使用昏暗的照明，正常睡眠周期避免不必要的干扰。

（7）有谵妄高风险患者必须确保强而有效的镇痛；应小剂量使用镇静药物改善患者睡眠；有特殊指征的患者，例如幻想或攻击性行为，常使用肌内注射氟哌利多0.5~1mg。治疗焦虑和睡眠混乱可口服劳拉西泮0.5~1mg。继发于戒酒引起的谵妄常用的治疗药物是苯二氮䓬类药物。

四、营养状态的评估

蛋白/热量不足导致的营养不良出现在20%~40%的老年住院患者中，是导致死亡的一个独立的危险因子，其指标包括体重减轻、低体重、上臂围减少、出现营养相关性疾病（包括骨质疏松症、维生素B_{12}缺乏和叶酸缺乏）、无法解释的正细胞性贫血等。最常见的诱发营养不良的疾病是肿瘤、充血性心力衰竭、慢性阻塞性肺疾病（COPD）。良好的肠道营养可改善老年髋部骨折住院患者的预后。营养不良的后果主要是对呼吸功能（呼吸肌变薄，特别是膈肌厚度变薄）及心脏功能（心肌变薄，输出降低）产生影响，进而产生体重下降，伤口愈合延迟，免疫功能下降，住院时间延长，死亡率上升。常见的营养物质缺乏包括维生素B_{12}、铁和钙缺乏。饮食性钙缺乏常见于中老年妇女。老年患者常出现缺铁性贫血，因为这些患者常存在长期的内源性或外源性失血。

（一）术前营养状态的评估

对术前营养状态的评估建议采用住院患者营养风险筛查评估表（NRS2002）（表5-5）以筛查营养不良风险。有营养不良风险或已发生术前营养不良者（NRS ≥ 3分），优先考虑口服营养制剂（oral nutritional supplement，ONS），注意有无呛咳及吸入风险。营养干预初始阶段应警惕再喂养综合征。对于营养不良高风险、老年及疾病相关营养不良者，应考虑术前营养支持2周以上。

表5-5　住院患者营养风险筛查评估表（NRS2002）

姓名		年龄		性别		科室	
诊断					白蛋白（g/L）		

一、疾病严重程度评分

□0分，营养需要量正常

□1分，营养需要量轻度增加（患者虚弱但不需要卧床，蛋白质需要略有增加，如慢性疾病有并发症、上肢骨折、COPD、透析、肝硬化、一般恶性肿瘤者）

□2分，营养需要量中度增加（患者需要绝对卧床，蛋白质需要相应增加，如髋部骨折、腹部大手术后、脑卒中、重度肺炎）

□3分，营养需要量重度增加（患者在加强病房中靠呼吸机支持，蛋白质需要量明显增加，如颅脑损伤、骨髓移植、APACHE评分大于10分者）

二、营养状态受损评分

□0分，营养状态正常

□1分，营养状态轻度受损

□2分，营养状态中度受损

□3分，营养状态重度受损

1.当BMI<18.5 kg/m² 时，营养状态受损评分3分

患者身高_____cm，实际体重_____kg，BMI_____kg/m²

当患者因严重水肿无法测量实际BMI时，用血清白蛋白代替（<30g/L，3分）

2.近3个月是否有体重下降？若是，体重下降_____kg

体重下降>5%：□3个月内（1分）；□2个月内（2分）；□1个月内（3分）

3.过去1周内进食量是否减少？若是，较从前减少□25%~50%（1分）；□50%~75%（2分）；□75%~100%（3分）

三、年龄评分：□超过70岁（1分）；□不超过70岁（0分）

营养风险总评分_____分

当总评分≥3分，表明患者有营养风险，即应当使用营养支持。优先考虑口服营养制剂（oralnutritional supplement，ONS）

　　此外，常用的评估营养状态的实验室检测包括：①血浆白蛋白可以评价机体蛋白质营养状况、疾病严重程度和预测手术风险，常用指标包括血清白蛋白、前白蛋白、转铁蛋白等。②氮平衡可以评价机体蛋白质营养情况。如果氮的摄入量大于排出量，为正氮平衡，此时以合成代谢为主。如果氮的摄入量小于排出量，为负氮平衡，此时机体以分解代谢为主。

（二）营养支持的方法

（1）TPN（total parenteral nutrition）全肠外营养。

（2）TEN（total enteral nutrition）全肠内营养。

（3）PN（parenteral nutrition）肠外营养。

（4）EN（enteral nutrition）肠内营养。

（三）营养支持的选择（表 5-6）

表 5-6 肠外营养与肠内营养的区别

肠外营养	肠内营养
非生理途径	生理途径
无药理作用	有药理作用
开始条件低：血流动力学稳定	开始条件高：血流动力学稳定＋肠道功能恢复
适应证： 1. 任何原因导致的 5~7 天不能经胃肠进食的，例如营养不良患者的术前应用、严重感染与败血症、消化道瘘 2. 肠内营养无法达到机体需要者	适应证：胃肠道具有吸收各种营养素的能力
相对禁忌证： 1. 失血性休克 2. 肝肾功能严重障碍 3. 脂肪代谢障碍	
肠外营养的主要成分： 1. 葡萄糖：1g=17.15kJ，红细胞、中枢神经细胞必须依赖葡萄糖功能 2. 脂肪乳剂：主要供能物质，1g=36kJ，提供必需脂肪酸和甘油三酯，可经外周静脉输入，脂溶性维生素的载体，成人每天 1~2g/kg 的需要量脂肪乳剂应该与葡萄糖同用，脂肪供能占 30%，葡萄糖占 70% 3. 复方氨基酸：唯一提供生理性氮源的制剂，为机体蛋白质合成提供氮源而非供给能量 4. 电解质	肠内营养的主要制剂： 1. 非要素型制剂（含纤维素）：适用于大多数消化功能正常的患者，如能全力 2. 要素型制剂：适用于胃肠道及消化功能部分受损的患者，如百普力 3. 组件型制剂：对完全肠内营养制剂的补充和强化

五、衰老程度

衰老是指随着年龄的增长而导致的全身器官功能减退和组织细胞的退行性改变，使老年人发生体内平衡紊乱、慢性疾病、对药物反应性降低、丧失生活自理能力等。器官系统功能的减退具体表现为全身脏器的储备功能下降以及对应激反应的应对能力降低。尤其当老年人年龄超过 80 岁，各个器官功能储备仅存留正常年轻人的 20% 左右。这也就意味着部分老年人的器官功能对于维持日常生活是够用的，但是当围术期发生贫血、感染或缺氧的情况时，就容易引起器官功能减退甚至衰竭。

（1）神经系统：衰老与中枢神经系统功能减退及神经细胞数目进行性减少有关，尤其是大脑皮质，这导致了外周神经的传导速度减慢，睡眠障碍，脆弱脑功能的产生等。

（2）心血管系统：衰老可致主动脉和周围动脉管壁增厚，粥样硬化程度增加，外周阻力增加，收缩压及脉压差增大等。心脏也出现相应退行性改变，表现为心室肥厚、收缩和舒张功能下降，心血管系统对儿茶酚胺的反应变迟钝以及自主神经反射功能障碍为特征。随着年龄增加心率减慢，表明副交感神经系统活性占优势，窦房结和（或）心脏传导系统功能退化。随着年龄增加血压增高，反映出大血管壁的弹性纤维变粗，血管顺应性降低。

（3）自主神经系统：衰老伴随着自主神经系统功能的变化，表现为交感神经系统活性增加，副交感神经系统活性降低。老年人交感-肾上腺系统活性增加，应激时老年人血浆中儿茶酚胺，特别是去甲肾上腺素水平，均高于青年人2~4倍。交感-肾上腺系统活性的增强导致了β-肾上腺素能受体的脱敏，这与随着年龄增加β-肾上腺素能受体的突触后反应变迟钝一致。心血管系统的自主神经随着年龄的增加而变化，表现为副交感神经系统对窦房结功能的影响减小、压力感受器反射功能随年龄增加而减弱，从而削弱了心血管系统对血容量急剧变化、正压通气和体位变化引起的反应。老年人压力感受器反射变迟钝与窦房结功能降低有关，因此老年人容易发生晕厥。

（4）呼吸系统：衰老伴随呼吸功能减退，特别是通气功能和气体交换功能。呼吸功能减退是由于胸壁僵硬、呼吸肌力变弱、胸廓的最大运动幅度下降、肺弹性回缩力下降和残余气量增加。随年龄增长 PaO_2 进行性下降，老年人气道闭合和心排血量下降，导致了通气血流比值失调。由于老年人肺的储备功能减退，虽然在休息时可能不出现呼吸功能不全的症状，但在外科手术应激时，则可能出现呼吸功能不全的症状，包括低氧血症、高二氧化碳血症和酸中毒。老年患者给予阿片类和苯二氮䓬类药物后容易引起呼吸暂停和呼吸抑制。睡眠呼吸暂停综合征患者术后较易发生呼吸暂停和呼吸道梗阻。

（5）肾功能：衰老伴随肾血流量和肾小球滤过率进行性减退，因此，老年患者容易发生液体过量和药物蓄积，如一些靠肾脏清除的药物（地高辛、抗生素等）。老年人骨骼肌萎缩，体内肌酐生成减少，但肾功能减退，肌酐排出减少，因此血肌酐浓度仍可维持在正常范围内。随年龄增加尿液浓缩功能下降，意味着老年患者在液体缺失的情况下不能浓缩尿液。老年人肾脏保钠的能力下降，容易发生低钠血症，特别是当某些急性疾病导致经口摄入的钠减少时容易发生低钠血症。

（6）肝脏、胃肠和内分泌系统：随着年龄增加心排血量减少，肝血流量也减少，可能影响经肝脏代谢的药物的清除、胃排空时间延长。糖尿病发生率增加，反映出胰岛素释放减少或胰岛素受体抵抗。此外，还应注意临床症状不明显的甲状腺功能减退，仅表现为促甲状腺激素浓度的增加。

六、血容量

老年骨折患者围术期常有血容量不足。常见原因是入量不足、与年龄相关的肾脏保水和保钠能力下降和使用利尿剂。由于左心室的顺应性降低和β-肾上腺素受体反应性差，因此老年患者对容量超负荷非常敏感。围术期评估老年患者血容量的状态是很重要的。老年人发生脱水的危险因子是液体摄入减少、丢失增加。脱水的生理原因包括肾脏的尿液的浓缩功能降低、口渴感发生改变以及对抗利尿激素的相对性抵抗。功能状态的变化、谵妄、痴呆、精神抑郁、药物以及运动能力障碍可进一步增加老年人脱水的危险。如果没有及时评估发现，脱水没有纠正，死亡率将超过50%。

脱水可分为高渗性脱水、低渗性脱水和等渗性脱水，等渗性脱水是由于完全禁食时即失水和失钠的程度差不多，如呕吐及腹泻。如果失水多于失钠，会导致高渗性脱水（血浆钠离子浓度高于145mmol/L，血浆渗透浓度高于300mmol/L），常见于发热导致水分从肺部和皮肤丢失，当合并水的摄入不足时，导致高渗性脱水。当失钠多于失水时，发生低渗性脱水（血浆钠离子浓度低于135mmol/L，血浆渗透浓度低于285mmol/L），这种脱水主要发生在使用利尿剂促进钠的排出时。低渗性脱水和高渗性脱水可发生在手术后。

老年骨折患者围术期应关注有无快速的体重下降，超过原来体重3%，则提示脱水。老年人脱水和容量不足的症状和体征不明显，但临床表现、血压和心率的变化仍是诊断脱水的主要的客观指标。直立性低血压（直立后1分钟后收缩压降低20mmHg）或直立性心率增加（10~20次/分钟）是脱水的临床表现。在出入量记录中证实有摄入量不足或液体丢失增加的患者容易发生直立性低血压或直立性心率增加。血尿素氮/血肌酐≥25提示脱水。

治疗的目的是通过改善循环容量以改善组织灌注，应使患者的血容量与心血管功能相匹配，避免围术期血容量不足及负荷过重。中小骨科手术或急诊手术可遵循"标准方案"执行，即生理需要量+术前液体丧失量+液体再分布量+麻醉后血管扩张以补充平衡晶体液，基础量为1~2mL/（kg·h），术中失血可按晶胶体1∶1的量补充。监测呼吸频率、心率、血氧饱和度等以评估患者容量情况。复杂手术需要精准的补液方案，完善监测每搏输出量、心排量、脉压变异率等，采用"目标导向液体治疗"，避免血管外容量过负荷。

七、药物

老年患者往往有多重用药（用药≥5种）。老年人的药代动力学和药效学发生变化，为避免不利的药物之间的相互作用，术前应对全部用药进行核查，纠正不合理用药，规律服用心脑血管药物，除抗凝、抗血小板药物外如无特殊高风险情况存在，应至少停药1周。特殊的血栓形成高风险患者（瓣膜置换术后等），术前常规服用华法林，停用华法林后应给予普通肝素或低分子肝素"桥接"治疗。围术期还应注意药物对麻醉的影响，如患者术中出现顽固性低血压，可能与长期服用ACEI类药物相关,术前开始加用 β – 受体阻滞剂可能增加围术期卒中和死亡率。

围术期老年人用药安全还应注意:

（1）对老年人用药,宜少而精,确保用药益处大于危害。

（2）小剂量开始给药,逐步增加至最佳剂量。

（3）掌握好用药的最佳时间。

（4）联合用药时,尽量选择有双重疗效的药物。抗生素的联合应用时不超过2~3种。

长期服药患者术前用药指南:

（1）持续服用至手术当日的药物包括:抗高血压药、利尿药、心脏用药（如地高辛）、精神病治疗用药（如抗抑郁药和抗焦虑药）、甲状腺用药、治疗反酸用药、抗癫痫药、环氧化酶 –2（COX-2）抑制剂、解热镇痛药等。

（2）手术当日须停用的药物:维生素、铁剂、外用药。

（3）其他如阿司匹林、波立维:手术前 7 天停药（使血小板的活性恢复至接近正常水平）；华法林:术前 4 天停用；利血平:术前停用 2 周以上。

第三节　老年骨折患者围术期血栓风险及预防

流行病学调查证实亚洲骨科大手术患者具有很高的深静脉血栓发生率,特别是髋膝置换及髋部骨折患者,心包积液的栓子 80% 来源于下肢深静脉及盆腔静脉丛,所以关节置换围术期常规预防深静脉血栓非常重要。

一、静脉血栓栓塞症及深静脉血栓的危险因素

任何可以引起静脉损伤、静脉血流停滞及血液高凝状态的原因都是静脉血栓栓塞症的高危因素,其中骨科大手术（全髋关节置换术、全膝关节置换术和髋关节周围骨折手术）是极高危因素,其他继发性危险因素包括:老年、创伤、既往静脉血栓栓塞病史、肥胖、瘫痪、制动、术中应用止血带、全身麻醉、恶性肿瘤和慢性静脉瓣功能不全等。

（1）高危因素:下肢骨折,髋膝关节置换术,严重创伤,3 个月内因房颤房扑、心衰、心肌梗死住院,既往静脉血栓栓塞症,脊髓损伤。

（2）中危因素:膝关节镜手术、自身免疫性疾病、输血、中心静脉置管、化疗、感染、炎症性肠道疾病、产后、卒中瘫痪、癌症（转移癌）、口服避孕药。

（3）低危因素:卧床超过 3 天、高血压、糖尿病、久坐不动、高龄、肥胖、静脉曲张。

二、静脉血栓栓塞症的危险度

上述危险因素越多，发生静脉血栓栓塞症的风险越大，肺动脉血栓栓塞症可迅速致呼吸循环衰竭，甚至猝死。骨科大手术围术期深静脉血栓形成的高发期是术后24小时内，凝血过程持续激活可达4周，深静脉血栓形成的危险性可持续3个月。骨科手术的静脉血栓栓塞症的危险分度如下（表5-7）。

表5-7　骨科手术患者发生静脉血栓栓塞症的危险分度

危险度	判断指标
低度危险	手术时间 <45 分钟，年龄 <40 岁，无危险因素
中度危险	手术时间 <45 分钟，年龄 40~60 岁，无危险因素 手术时间 <45 分钟，有危险因素 手术时间 >45 分钟，年龄 <40 岁，无危险因素
高度危险	手术时间 <45 分钟，年龄 >60 岁，有危险因素 手术时间 >45 分钟，年龄 40~60 岁，有危险因素
极高度危险	手术时间 >45 分钟，年龄 >40 岁，有多项危险因素 骨科大手术、重度创伤和脊髓手术

三、预防对策

（1）术前进行预防静脉血栓的宣教工作，鼓励患者勤翻身、早期功能锻炼及下床活动等。

（2）应联合使用物理预防（如足底静脉泵、间歇充气加压装置和梯度压力弹力袜）和药物预防。在有高危出血风险的情况下可先使用物理预防方法，但当出血风险降低时，仍应联合两种方法。

（3）对接受全髋关节置换术、全膝关节置换术和髋关节周围骨折手术等手术的患者，在院期间推荐低分子肝素皮下注射，出院后推荐口服利伐沙班。

（4）麻醉中涉及椎管的操作（包括术后硬膜外镇痛后导管的拔除），应在拔管8小时后应用抗凝药物。

（5）以下情况应酌情行静脉超声、D-二聚体及肺动脉CTA等检查并请血管外科会诊：既往有血栓病史，下肢明显肿胀，或近期有呼吸困难、咯血、晕厥病史，术后出现下肢肿胀伴疼痛，术后胸闷、咯血、低氧血症等。

（6）应用抗凝药的患者应定期复查凝血指标，注意观察有无远离切口皮肤瘀斑形成等。

第四节　老年骨折患者合并内科疾病的评估及管理

由于老年骨折患者内科系统合并症种类较多且复杂，导致老年人对创伤、感染、手术的应激能力下降，手术及麻醉风险相应增高。故对术前的患者合并症的评估及治疗应引起足够重视。待全身状态良好时慎重而适时地采取手术治疗，使老年骨折患者平稳顺利地度过围术期。合并内科疾病的老年骨折患者应按照 ABCDE 模式进行评估（A—for Airway 呼吸系统；B—for Bleed 循环系统；C—for CNS 中枢神经系统；D—for Digestive 消化系统、腹部；E—for Endocrine 内分泌系统）。

一、呼吸系统合并症的评估及管理

术前肺功能的评估目的是了解患者的代偿储备功能，包括肺容量、肺通气换气功能、呼吸动力学等，从而预测术后并发症的可能性，特别是有危险因素的患者。手术风险与肺功能障碍程度成正比。常见的危险因素包括：吸烟、肥胖、肺部及上腹部手术史等。上述患者查体时应密切观察患者的呼吸频率、模式，有无"三凹征"，有无口唇、指甲发绀，有无杵状指，有无桶状胸，肺部听诊呼吸音强弱、音调、时相、性质是否改变，有无胸膜摩擦音，有无痰鸣音，胸部叩诊有无过清音或实音。肺动脉高压、肺心病右心功能不全可有颈静脉怒张、肝颈静脉反流征、心脏听诊可闻及第二心音分裂。临床上多采用无创脉搏血氧饱和度、呼气末二氧化碳分压等方法对呼吸功能进行连续动态监测。

术前检查包括：肺功能检查、动脉血气分析、心电图、胸片或肺 CT 检查等。其中肺功能检查及动脉血气分析是测定肺呼吸功能的重要指标。动脉血气分析能够反映机体的通气情况、酸碱平衡、氧合状况以及血红蛋白含量，以了解患者肺部疾患的严重程度，患者血红蛋白大于 160g/L、血细胞比容大于 60% 往往提示有慢性缺氧。胸部正侧位 X 线检查可发现肺炎、胸部的占位等情况。心电图检查可发现合并有肺心病及肺动脉高压，心电图可发生改变包括心电轴右偏、肺性 P 波、右心室肥厚及右束支传导阻滞，应行超声心动图进一步了解心脏功能。肺功能检查主要评估肺部疾病的严重程度、外科手术的耐受力及风险（表 5-8、表 5-9）等，其检查要点在于：

（1）肺通气功能的监测：主要看最大通气量 MVV、用力肺活量 FEV。

（2）肺换气功能的监测：主要看 CO_2 弥散量 DL_{CO_2}、血气分析、通气血流比 V/Q。

（3）肺容量：主要看肺活量 VC、肺总量 TLC、残气量 RV、残气量/肺总量（RV/TLC%）。

（4）小气道功能：主要看 PEF、FEF25~75、FEF50。

（5）PaO_2 体现肺换气（弥散）功能，老年患者氧需求量相对降低，$PaO_2 =$ 104−0.27× 年龄（岁）。

（6）$PaCO_2$ 体现肺通气功能。

表 5-8　动脉血气分析、肺最大通气量与肺功能关系

项目	肺功能		
	正常	轻度不全	重度不全
动脉血氧分压（kPa）	＞9.3	8	＜6.6
动脉血氧饱和度（%）	＞90	90	＜84
动脉二氧化碳分压（kPa）	＞5.2	6.4	＜7.1
肺最大通气功能（%）	＞70	60~70	＜40~60

表 5-9　手术风险的肺功能判断

检查项目	风险增高	高风险
FVC	<50% 提示风险增大	≤ 1.5L
FEV1	<2.0L 或 <50% 提示风险增大	<1.0L
MVV	—	<50%
$PaCO_2$	—	≥ 45mmHg

肺功能较差的患者应选择保留自主呼吸的麻醉方式（神经阻滞或硬膜外麻醉）。应谨慎把握手术指征，以下情况应考虑择期手术（特别是双膝置换、双髋置换、髋关节翻修等创伤大的手术）：

（1）感冒、支气管炎、慢性支气管炎合并肺部感染。

（2）近期发作频繁的哮喘。

（3）活动性结核（3 周以上的抗结核治疗）。

（4）肺部占位（与患者家属充分沟通协商签字）。

（5）顽固性低氧血症、二氧化碳潴留。

常规的术前准备包括：

（1）术前戒烟：戒烟 2 周可减低肺部并发症的发生率，戒烟 8 周使气道黏膜充分恢复功能。

（2）指导患者深呼吸训练、咳嗽咳痰、排痰体位。

（3）适当给予改善呼吸功能用药：如静脉滴注沐舒坦、雾化吸入异丙托溴铵等。

（4）肺部感染的患者给予痰培养，选用敏感的广谱抗生素。

（一）慢性阻塞性肺病 COPD

慢性阻塞性肺病是指一组慢性气道受阻疾病的统称，包括慢性支气管炎、阻塞性肺气肿等，其特征是气流受阻呈进行性加重，可伴气道高反应性，部分患者随病

情进展发展为慢性肺源性心脏病、呼吸衰竭或右心功能衰竭。FEV1下降与COPD的严重程度和预后密切相关（表5-10）。COPD的分级：Ⅰ级，FEV1>70%；Ⅱ级，50% ≤ FEV ≤ 70%；Ⅲ级，FEV1<50%。

表5-10　术后肺部并发症危险性与术前肺功能的关系

检查项目	中度危险	高度危险
FVC	< 预计值的 50%	< 15mL/kg
FEV1	<2L	<1L
FEV1/FVC	< 预计值 70%	< 预计值的 35%
RV/TLC	> 预计值的 50%	
DLCO	< 预计值的 50%	
MVY	< 预计值的 50%	

1．围术期风险：

（1）围术期呼吸系统并发症发生率最高，包括肺部感染、肺不张、低氧血症及呼吸衰竭等，COPD成为其独立的风险因素；伴肺动脉高压可致围术期右心衰竭。

（2）老年（>60岁）、肥胖、营养不良及吸烟史等因素增加其围术期呼吸系统并发症的风险。虽然没有明确证据表明全麻较椎管内阻滞更具风险，但长时间（>3小时）的全麻可能会增加呼吸系统并发症的风险，尤其是全麻中不合理的处理可使手术结束后早期的风险增加。

（3）长期的气道炎症刺激会导致气道高反应性，麻醉的某些药物及麻醉插管操作使这类患者发生支气管痉挛的概率升高。

（4）手术部位越接近膈肌，对术后患者的肺活量、功能余气量及呼气流速等呼吸力学参数影响越显著且持久，因而呼吸系统并发症的风险越大。

（5）肺功能测定如用力肺活量、呼气流速和每分钟通气量小于预计值的50%和 / 或血气分析中的二氧化碳分压高于45mmHg，则围术期风险明显增加；同时，肺功能测定有助于确定对支气管扩张药物的反应。

2．术前准备：目的在于改善呼吸功能，提高心肺代偿能力，增加患者对手术和麻醉的耐受。术前应全面细致地了解病史，了解患者有无吸烟史以及吸烟量、吸烟年限、术前停止吸烟的时间。了解疾病的诊治过程，了解患者现在状况，如咳嗽、咳痰情况，有无痰中带血，有无呼吸困难，呼吸困难的性质以及静息时是否有呼吸困难发生（静息时有呼吸困难发生提示心肺代偿差），对手术耐受不佳；还应了解疾病诱发、缓解因素；使用抗生素、支气管扩张剂以及糖皮质激素的情况。如患者有支气管痉挛、呼吸道感染、心源性肺水肿、胸腔积液、肥胖等病情，要尽可能纠正。

（1）一般准备：长期吸烟者术前应尽可能戒烟，戒烟6~12周较为理想，至少应戒烟2周，才能减少气道分泌物和改善通气。指导患者进行腹式深呼吸锻炼，深呼吸、咳嗽等有助于排出分泌物及增加肺容量，术后积极采用肺膨胀技术并接受胸部理疗，降低术后肺部并发症的发生率。

（2）解除气道痉挛：对于并发支气管痉挛的患者，在未解除痉挛前择期手术都应推迟。术前治疗支气管痉挛的药物使用应延续到手术前，在喘鸣症状发作和恶化的情况下需要延迟手术。临床常用的支气管扩张剂包括：β_2 受体激动剂、抗胆碱能药物以及甲基黄嘌呤类（茶碱）药物。长期服用茶碱和吸入支气管扩张药物的患者应一直服用至手术当日。

（3）抗感染治疗：术前存在呼吸系统感染征象者，积极使用抗生素和祛痰药以减少痰量，并指导患者行体位引流和咳嗽排痰，急性上呼吸道感染患者应取消择期手术。伴有大量痰液者，应于痰液减少后 2 周再行手术。为防止肺部感染，慢性呼吸道疾病患者术前 3 天常规应用抗生素。

（4）祛痰：氨溴索（沐舒坦）可促进黏痰的溶解，降低痰液与纤毛的黏着力，增加痰液的排出。除了应用祛痰药物外，输液、雾化吸入湿化气道、体位引流、胸背部拍击均有利于痰液的排出。

（二）支气管哮喘

合并哮喘的患者术前需要了解病情的轻重、目前用药及其疗效以及术前使用新治疗的可能性。有证据表明，没有症状的哮喘患者围术期发生支气管痉挛与喉痉挛的机会较少，而有症状的患者发病危险性却增加。

术前评估包括病史、病情及患者的基本特征，需要注意：①发病年龄。②已知的诱发及缓解因素。③咳嗽：痰量、颜色、黏稠度等。④治疗史：抗生素、支气管扩张剂以及糖皮质激素的应用，包括具体用药时间长短、剂量、停药时间及患者对药物的反应，因呼吸系统疾患住院治疗的次数等。⑤目前治疗情况。

术前听诊没有哮鸣音或患者没有呼吸困难的主诉说明没有哮喘急性发作。血常规嗜酸性粒细胞计数与气道炎症及气道敏感性的严重程度一致，可间接评估术前病情。对于已知有支气管哮喘且接受大的择期手术的患者，有必要在支气管扩张剂治疗前后进行肺功能检查（一秒用力呼气容积及呼气峰值气流流速能直接反映呼气气流梗阻的严重程度）。这些指标可用于评估哮喘的严重程度并监测病情进展。患者典型哮喘发作时 FEV1 小于正常值的 35%，当 FEV1 回升至正常值的 50% 时，患者症状轻微或消失。胸片并与之前的进行对照会有助于评估病情变化。如果怀疑有通气不足或动脉氧和不佳时应该在择期手术前做血气分析检查（急性哮喘发作时常常出现低碳酸血症及呼吸性碱中毒。如果呼气气流梗阻加重，通气 / 血流比失调可导致 PaO_2 低于 60mmHg）。

1. 围术期风险：

（1）围术期自身哮喘发作，导致支气管痉挛和气压伤，造成通气功能障碍。

（2）围麻醉期的气道操作和潴留的分泌物可能引起支气管痉挛。

（3）麻醉深度的维持如不能满足手术刺激强度，也可能会诱发支气管痉挛。

2. 近期频繁发作的哮喘患者的术前准备：

（1）一般准备：术前尽早戒烟。如手术可以在椎管内麻醉或神经阻滞麻醉下完成，应避免全麻的实施，尤其是气管内插管。

（2）抗炎药的使用：临床明确诊断的哮喘推荐使用的一线治疗是常规使用抗炎药，最好是吸入型皮质类固醇。现有的吸入型皮质类固醇为布地奈德。通常每天使用 2 次。当术前 FEV1 小于正常值的 80% 时，术前口服皮质类固醇将会有益于患者。但是长期口服皮质类固醇治疗哮喘的患者，有可能引起下丘脑 – 垂体 – 肾上腺抑制，在大手术前需要补充外源性皮质类固醇，使用时应注意类固醇的副作用包括感染、切口不愈合等。使用吸入型皮质类固醇引起下丘脑 – 垂体 – 肾上腺抑制的可能性不大。

（3）支气管扩张剂：包括 β_2 受体激动剂、抗胆碱能药等。β_2 受体激动剂与吸入型皮质类固醇联合使用可以加强疗效。最常用的为沙丁胺醇（最常用于治疗急性支气管痉挛）。抗胆碱能药主要适应证为治疗 COPD 患者的支气管痉挛收缩。最常用的为异丙托溴铵（吸入型）。异丙托溴铵起效时间为 15~30 分钟，作用持续时间 4~6 小时。使用时需要注意这类药物能增加分泌物的黏稠性，使之难以从气道内吸出。

（4）如过去的 6 个月中全身使用激素超过 3 周，可请内分泌科进行会诊，考虑在围术期行应激剂量替代治疗。

（5）治疗哮喘的药物应持续使用至手术当日。术前应尽可能达到近期无症状发作的状态（轻度间歇型），并使其肺功能测定中的 FEV1 值大于预计值的 80%，此种情况下术前多无须特殊治疗；中度以上型患者可考虑在术前加用皮质类固醇激素；症状难以控制者应推迟手术至症状得到有效控制。如有可能，近期急性呼吸道感染的患者可以考虑延缓手术至痊愈后 4 周。哮喘合并肺内感染的患者应注意控制感染（见肺内感染），以免加重哮喘程度。

（三）肺内感染

1. 围术期风险：

（1）呼吸道感染可能导致肺功能的异常，包括用力肺活量和呼气流速的降低。

（2）呼吸道感染期间，因全麻中对呼吸道的操作、气道分泌物增加及吸入麻醉药物的刺激，使得在麻醉期间发生呼吸系统并发症的风险增高，包括喉痉挛、喉炎、支气管痉挛、肺不张和低氧血症，且此类风险在 4~6 周内不会降低。

（3）喉痉挛和支气管痉挛的发生。

2. 术前准备：

（1）仔细询问病史，区别上呼吸道症状为急性感染还是慢性过敏症状（或哮喘），慢性过敏症状者可如期接受手术；明确有无下呼吸道感染征象。

（2）证实肺内感染的患者，以下情况者应考虑延迟手术：①病情严重者（黏液性分泌物、咳痰、体温高于 38℃、嗜睡和肺部体征）。②合并哮喘病史者，一般需要延迟 4 周以上。

（3）以下情况可酌情考虑择期手术：①症状减轻或处于消退期（一般状态好，无咳嗽咳痰及黏液性分泌物）。②体温小于 37.5℃。③多次感染指标（CRP、血常规）阴性。

二、循环系统合并症的评估与管理

（一）合并心脏疾患的老年骨折患者对手术耐受程度及心血管风险评估

根据美国心脏病学学会（ACC）、美国心脏学会（AHA）指南，合并心脏疾患的老年骨折患者对手术耐受程度及心血管风险应从以下 3 个方面全面评估：

1. 患者的心脏基础病变：参考围术期心血管危险性增加的临床预测因素，见表 5-11、表 5-12。

表 5-11　围术期心血管危险性增加的临床预测因素

高危因素心血管风险	①不稳定冠脉综合征：包括新近小于 1 个月发生的心肌梗死、不稳定型心绞痛或严重心绞痛（加拿大心血管协会心绞痛标准分级Ⅲ～Ⅳ级者）
	②失代偿性心力衰竭：包括 NYHA 心功能分级Ⅳ级、新发生的心衰或原有心衰恶化
	③严重心律失常［Ⅱ度 2 型房室传导阻滞、伴有心脏疾病的有症状的室性心律失常、室上性心律失常包括房颤伴有无法控制的心室率 >100bpm、有症状的窦性心动过缓、室性心动过速（频发室早、室颤）］
	④严重瓣膜病：严重的主动脉瓣狭窄（瓣口面积 <1.0cm² 或跨瓣压力阶差 >40mmHg 或症状明显）、症状明显的二尖瓣狭窄（活动后气促晕厥、伴或不伴心衰）
中危因素心血管风险	①轻度心绞痛（加拿大分级Ⅰ级）
	②心肌梗死病史或 Q 波异常
	③代偿性心衰或有心衰史
	④糖尿病（胰岛素依赖型）
	⑤肾功能不全
低危因素心血管风险	①高龄 >70 岁
	② ECG 提示左心室肥大、左束支传导阻滞、ST-T 段异常
	③既往脑血管意外病史
	④非窦性心律（如房颤、间歇性室上速）
	⑤不能控制的高血压（血压 >180/110mmHg）

表 5-12　加拿大心血管协会心绞痛标准分级

Ⅰ级：普通体力活动不出现心绞痛
Ⅱ级：普通活动轻度受限：心绞痛在饭后、寒冷、步行 >2 个街区、正常步速爬楼梯 >1 层时出现
Ⅲ级：日常活动显著受限：步行 1~2 个街区，正常步速爬楼梯 1 层出现心绞痛
Ⅳ级：不能进行任何日常活动，休息时也可发生心绞痛

2．手术因素分级：

（1）高度风险手术（心脏并发症风险大于 5%）：急诊大手术（尤其是老龄患者）、大血管及周围血管手术、预计长时间及大量失血或体液转移的手术。

（2）中度风险手术（心脏危险性一般 <5%）：动脉内膜切除术、头颈部手术、大型泌尿科手术、动脉瘤腔内隔绝术、腹腔内大手术、肺的手术、大的矫形外科手术、大的神经外科手术。

（3）低度风险手术（心脏危险性一般 <1%）：内镜检查、浅表检查、小的矫形手术。

3．患者心脏做功能力（Duke 指数）：

（1）1MET：能在室内活动，生活自理。

（2）4MET：能在家中干活（清洁工作或洗衣）。

（3）4METs：能上一楼或小山坡；短距离跑或较重活；中等度体育活动（保龄球、高尔夫等）。

（4）10METs：较强运动（游泳、篮球、足球）。

根据以上评估内容，下列情况应加强术前准备并适当推迟手术：

（1）高危因素患者。

（2）伴有全身耐受力较差的中危因素患者。

（3）低危因素伴全身耐力较差患者。

（4）中危因素患者伴全身耐受力中等伴髋膝置换等大手术患者。

（二）围术期合并心脏疾患的患者应行的术前检查

血常规、肝肾功、血糖、心电图、心电图运动试验、动态心电图、超声心动图、心肌核素显像、冠脉 CT、冠状动脉造影等。理论上，低危患者接受低危手术时，除病史及体格检查外，无须其他特殊检查。而高危患者接受高危手术时需要进行心脏影像学方面的检查。

1．冠状动脉粥样硬化性心脏病：可疑冠心病或已诊断为冠心病的患者，应明确有无冠状动脉重建史、心肌梗死史、心力衰竭史、心绞痛史、脑血管病史、全身血管病史等，完善心电图（有无心律不齐、ST 段压低 / 抬高）、超声心动图（射血分数、有无室壁运动异常）等检查。监测围术期心肌缺血的最简单有效的方法就是动态监测患者的心电图。心肌缺血通过心电图的诊断主要集中于典型 ST 段改变（压低或抬高至少 1mm）和 T 波倒置，其中以 Ⅱ、V5 导联为著。

（1）围术期风险：ST 段下降的深度与心肌缺血的严重程度相平行。在高风险的患者，术中的 ST 段发生改变与围术期心肌梗死和心脏事件的发生率增加相关，ST 段改变持续的时间与围术期心肌梗死的发生率正相关。反映心肌缺血的心电图导联与病变冠状动脉的解剖分布有可预测的相关性。心电图导联 Ⅱ、Ⅲ、aVF 代表右冠状动脉，缺血的范围累及右房、右室、窦房结、房室结；导联 Ⅰ、aVL 代表冠状动脉回旋支，缺血的范围累及左室侧面；导联 $V_3 \sim V_5$ 代表冠状动脉左前降支，缺血的范围累及左室前外侧面。通过筛选老年冠心病患者行骨科手术围术期心脏事件的危险因素得出：半年内不稳定型心绞痛史、术前红细胞压积 ≤ 35%、术前心电图提示心律失常及室壁运动异常是老年冠心病患者行骨科手术围术期心脏事件的危险因素。

（2）术前准备：老年冠心病患者心脏储备能力下降，而骨科手术创伤大，出血量大，术后中重度疼痛，使机体处于应激状态，导致患者心动过速、血压波动、心肌氧供需失衡，易发心肌缺血。围术期治疗理论上达到的目标是维持心肌氧供需平衡。导致心肌氧供需失衡的因素包括：持续心动过速（尤其是在心率超过 110 次 / 分钟时）、收缩压升高、交感神经系统兴奋、动脉低氧血症、低碳酸血症、舒张压降低等。通常建议围术期尽量维持患者的心率和血压变化范围在正常清醒时的 20% 以内。这是因为过快的心率增加了心肌氧的需求，缩短了舒张期冠状动脉血流和氧供时间，而全身高血压增加了心肌氧需，应避免患者过度通气，$PaCO_2$ 明显降低，因为低碳酸血症能诱发冠状动脉血管收缩。

当心电图上 ST 段改变达到 1mm 时，患者即有高风险形成心肌缺血，此时应开始抗心肌缺血的治疗。需要用迅速而强有力的药物治疗心率改变和（或）血压的改变。无症状心肌缺血可以口服扩冠药物（钙离子拮抗剂、β 受体阻滞剂、硝酸酯类等）。患者存在 2 个风险因素以上或 ASA 评分 ≥ 3，控制心率方面可考虑围术期使用 β 受体阻滞剂，如比索洛尔。β 受体阻滞剂的使用需要持续应用于整个围术期，突然停药可能会导致交感神经系统活性增加，不推荐术前使用大剂量 β 受体阻滞剂。有症状的冠心病患者，还应静脉滴注，同时给予抗血小板聚集、抗凝等治疗。围术期低血压患者，应首先确保血容量较充足，以维持压力依赖且已粥样硬化狭窄的冠状动脉血流。若容量治疗无效的低血压，需要以拟交感神经药治疗，迅速恢复冠状动脉的灌注。此时冠脉因粥样硬化是压力依赖供血的。常选择增强心肌收缩力和体循环血管阻力而升高血压的药物（如麻黄碱、去氧肾上腺素）。在麻醉诱导前应考虑为患者准备使用舌下含服的硝酸甘油片。术前伴有中重度贫血的严重冠心病患者术前应适当输血以降低围术期心脏事件。

术后应持续心电图监测心肌缺血，是因为此期间心肌缺血常无症状。术后心肌缺血，能预测院内及长期的心脏不良事件。术后心肌再梗经常发生在术后 48~72 小时，考虑是由于术中低体温使患者苏醒后易发寒战，导致心肌氧需求激增。减少体温降低并补充供氧是必要的。术后疼痛会激活交感神经系统，导致心肌氧需增加和心肌缺血。对缺血性心脏疾病患者，术后提供充分镇痛极为重要。

2.急性冠脉综合征:

（1）围术期风险:急性冠脉综合征包括非 ST 段抬高的心肌梗死、非 ST 段抬高 ACS、不稳定型心绞痛、ST 段抬高的心肌梗死，其中 6 周内心肌梗死病史及不稳定型心绞痛是围术期心脏事件的最重要的独立危险因素，建议对患者行冠状动脉造影检查以确定下一步治疗方案。目前认为，心肌梗死患者心室功能状态及受累心肌发生进一步梗死的可能性这两个因素较心肌梗死后时间更重要，特别是患者梗死面积大，残留缺血症状严重，EF<35%。围术期再发心肌梗死的危险因素包括:

1）手术时间:短于 1 小时的手术，再梗率为 1.9%。超过 6 小时的手术，再梗率为 16.7%。

2）心肌梗死的部位:后壁心肌梗死多因右冠脉闭塞引起，可影响窦房结和房室结血流的供应，因此常见心律失常。

3）心肌梗死与手术时间间隔:既往心肌梗死、心律失常增加围术期心血管事件发生风险。术前 3 个月内心肌梗死病史者，围术期再发率 33%；术前 4~6 个月，再发率 16%；术前 6 个月，再发率 5%。

（2）术前准备:心肌梗死后的患者能否进行择期骨科手术，取决于心功能的恢复情况及手术危险程度。遵照 2002 年 ACC/AHA 指南，既往心肌梗死患者择期手术应在 4~6 周后进行，如心率正常又无心绞痛发作症状，可耐受大多数手术。凡心绞痛未控制，心电图提示 ST 段下移 ≥ 0.2mV、左室射血分数低下者（<40%），均应推迟手术。目前预防围术期心脏事件发生的措施包括:应用钙离子拮抗剂、β受体阻滞剂、硝酸酯类、他汀类药物等。

3.心律失常:围术期发生的心源性心律失常，通常是以心脏冲动传导异常（折返）或冲动形成异常为基础的，而心律失常对血流动力学的影响取决于心律失常的类型和严重程度，同时与有无器质性疾病密切相关。老年骨折患者术前合并心律失常以频发房早、频发室早、房颤、窦缓、房室传导阻滞、左（右）束支传导阻滞为常见。其中室上性和室性心律失常为重要的围术期心脏事件的危险因素，特别是严重的心律失常（高度房室传导阻滞、症状性室性心律失常、心室率难以控制的室上性心律失常、症状性心动过缓、新发的室性心律失常）。快速房颤、室上性心动过速、室速及严重的房室传导阻滞可致心排量严重减少，甚至室颤和心跳停止。常见诱发心律失常的诱因包括:低氧血症、电解质紊乱（钾、镁）及酸碱失衡、全身高血压、心肌缺血、自主神经活性增加等。

（1）快速型心律失常：

1）老年人围术期心房纤颤是最常见的，治疗目的不一定非要恢复和维持窦性节律，而是控制心室率在 80~90 次 / 分钟和在允许的情况下进行抗凝治疗。对于没有心功能不全的快速型房颤，使用 β 受体阻滞剂或（和）钙离子拮抗剂就可以达到控制心室率的目的；对于房颤合并心力衰竭的患者，可使用地高辛或（和）西地兰。需要重视的是，房颤患者不论是否转复，都存在血栓栓塞的风险，所以抗凝治疗非常必要。但值得注意的是房颤患者多接受抗凝治疗，需关注所使用的抗凝药物种类及其凝血功能障碍和出血倾向，如有附壁血栓，则存在脱落后造成脑梗死的风险。房颤一般经洋地黄药物或 β 受体阻滞剂治疗后，心室率控制在 80~90 次 / 分钟者，可以耐受手术。

2）偶发早搏或阵发性室上速对手术耐受力无影响。

3）频发室早和复杂性室早与演变为致命性室性快速心律失常相关联，主要取决于有无器质性心脏病和心脏病类型及其程度。在急性心肌梗死、冠心病心肌缺血、心肌病、服用洋地黄和抗心律失常药及 QT 间期延长综合征等情况下，演变为室性心动过速和室颤的可能性增大，应先静注利多卡因，继之以静滴维持。

（2）慢性心律失常：对于慢性心律失常患者，虽不为手术禁忌证，但仍有手术危险性。静态心电图显示的心动过缓，可以考虑应用 Holter 检查，以排除窦房结病变；病窦综合征及严重的传导阻滞可在手术中诱发心室停搏；Ⅱ度 1 型房室传导阻滞在手术中基本不会转变为完全性传导阻滞，而Ⅱ度 2 型却可能；右束支传导阻滞而心功能良好者对手术无影响；高度房室传导阻滞、病态窦房结综合征致心率过缓者应给予临时起搏。完全左束支传导阻滞、双束支传导阻滞者危险性较大。带起搏器患者术前检查起搏器功能，注意电刀对心脏起搏器的影响。

以下情况应考虑术前置入临时起搏器：①确诊病窦综合征。②Ⅱ度 2 型以上的房室传导阻滞。③双束支传导阻滞或三束支传导阻滞。④心动过缓伴快速心律失常。⑤动态心电图中窦性停搏 >2 秒。⑥心动过缓伴心功能不全或心绞痛者。⑦阿托品试验阳性。⑧曾在手术中出现心动过缓而终止手术者。

在治疗上，是否需要对心律失常进行治疗，需要考虑的因素包括心率的快慢、心律失常的持续时间以及是否存在潜在心脏疾病和严重程度、对心排出量的影响。在选择药物治疗或起搏器治疗之前，首先考虑和纠正诱发心源性心律失常的病因十分重要，围术期避免交感神经张力增加、低氧血症、电解质和酸碱平衡紊乱等易诱发心律失常的因素。当诱发事件已得到纠正，仍不能制止的心源性心律失常时，可给予抗心律失常药物（表 5-13）。

表 5-13　抗心律失常的常用药物

药物	指征	副作用
利多卡因	室性期前收缩 室性心动过速 复发性室颤	肝血流下降而蓄积 中枢神经系统毒性 直接心肌抑制 周围血管扩张
腺苷	室上性心动过速 包括预激综合征	周围血管扩张 呼吸困难 异位心绞痛
维拉帕米	室上性心动过速 房颤 房扑	直接心肌抑制 低血压 心动过缓
地高辛	房性心动过速 房颤、房扑	增强心脏冲动经旁路的传导。特别在肾 低钾血症时，易出现毒性
普萘洛尔	房颤 房扑 室上性心动过速 室性心动过速 洋地黄化室性心律失常	窦性心动过缓 直接心肌抑制 支气管收缩 昏睡
普鲁卡因	室性心动过速 室性期前收缩 旁路性房颤	直接心肌抑制 低血压 阵发性室性心动过速 类红斑狼疮综合征蓄积，且伴有肾功能异常

　　严重的心律失常如已对血流动力学造成影响的应进行积极的内科治疗，如心脏病理情况下的窦性心动过速、伴有症状的房性早搏、伴器质性心脏病和（或）明显症状的室性早搏、房颤和房扑心室率高于 90 次 / 分钟、症状严重或有器质性心脏病或发作频繁的阵发性室上性心动过速及伴快速房性心律的预激综合征和室性心动过速，以上情况下需要时应延迟手术。

　　4. 原发性高血压：轻、中度高血压不是围术期心血管并发症的独立危险因素，具体血压数值也与围术期风险无必然联系，但达重度（180/110mmHg）且并存靶器官损害时可增加心脑血管风险，如左心室肥厚会增加心肌缺血的风险。未经控制或控制差的高血压患者围术期可能更易发生血流动力学的波动、心律失常、心肌缺血和充血性心衰。麻醉与手术应激后诸多因素（如疼痛、通气不足致二氧化碳潴留等）会加重血压的增高，甚至可能促使手术创伤处出血。

　　（1）术前评估：合并高血压患者的术前评估应包括原发性高血压的分级分期、术前血压控制情况、术前应用抗高血压药的种类、有无相关器官的终末损害（心绞痛、左室肥大、充血性心力衰竭、脑血管疾病、卒中、周围血管疾病、肾功不全）及心血管风险因素评估。有证据表明合并的高血压在有心肌梗死病史的患者中可增加术后心肌梗死的发病率。

　　轻、中度原发性高血压可按期进行手术。基础血压 >180/100mmHg 的患者应延期手术。如有明确心脑血管病史（如冠心病、充血性心衰和高血压致脑出血）且术前多次血压测量值在 180/110mmHg 之上，准备接受较大手术者，在权衡手术时机与风险之后，可以考虑延迟手术至血压稳定至较合理水平；术前多次血压测量值超过 200/120mmHg，应延缓手术。

（2）术前准备：凡血压 >145/90mmHg 者，术前应给予抗高血压治疗，使成人血压控制在 130/80mmHg，老年人血压控制在 145/90mmHg 为宜。围术期应避免血压的大幅度波动。围术期高血压的发生要求迅速地评估及治疗以降低心肌缺血、心律失常、充血性心力衰竭、卒中及出血的风险。目前围术期常用的治疗高血压的药物包括：

1）钙离子拮抗剂：推荐围术期老年高血压患者使用。

2）β 受体阻滞剂：适用于伴有心动过速的高血压患者。心动过速可以是交感神经系统活动选择性削弱的一个表现。

3）ACE 抑制剂、血管紧张素拮抗剂：尽管普遍认为抗高血压药物治疗应贯穿整个围术期，但接受 ACE 抑制剂治疗的患者在麻醉期间仍有发生血流动力学不稳定及低血压的危险。究其原因在于麻醉药使交感神经系统血管收缩反应下降，同时手术使体液发生转移，引起低血容量性低血压。术前应慎用。长期用 ACE 抑制剂治疗的患者在手术过程中维持血管内液体容量是很重要的。在接受 ACE 抑制剂治疗的患者，如事先判断其发生低血容量继而发生低血压的风险较高，可以在术前24~48 小时停用。

4）利尿剂：利尿剂治疗的患者术前常出现低钾血症。

当上述药物难以控制血压时，可改用（或者并用）硝普钠［在进行动脉内有创压力监测下，滴速为 0.5~1mg/（kg·min）］或拉贝洛尔（0.1~0.5mg/kg）。

多数抗高血压药物应持续使用至手术日晨，以少量水吞服；使血压控制在160/100mmHg 之内。术后能进食时应尽早恢复用药；术后应严密监测血压，尽可能发现并治疗使血压升高的病因，如疼痛、通气不足、膀胱胀满或疼痛等。

5.充血性心力衰竭：充血性心力衰竭也是老年人围术期的常见问题。判断引起老年人充血性心力衰竭的主要原因是收缩功能障碍还是舒张功能障碍十分重要。充血性心力衰竭通常与原发性高血压或缺血性心脏疾病有关。由于老年人心室肥厚，心室壁弹性降低，舒张期充盈较慢，故老年人舒张期充盈更多地依赖心房收缩，因而心房纤颤可明显降低老年人的心排血量。

（1）围术期风险：术前处于充血性心力衰竭的患者，属 ASA5 级，心脏已毫无储备功能，心源性死亡率达 70% 以上，故除非紧急抢救手术，禁忌施行任何其他手术。充血性心力衰竭于术前已经得到控制的患者，围术期再发充血性心力衰竭的危险性很高。既往无充血性心力衰竭的患者，术中一般不会发生急性充血性心力衰竭。但是，对于高龄患者、重度高血压、严重心肌缺血、心肌梗死和长时间复杂大手术失血量大、输液量大的患者，均可在围术期出现充血性心力衰竭。

（2）术前监测指标：

1）血流动力学监测（直接动脉压、中心静脉压、肺动脉楔压、心排血量、外周血管阻力）。

2）呼吸功能监测（通气功能、氧合功能、混合静脉血氧饱和度）。

3）血乳酸含量（血乳酸水平对判断充血性心力衰竭患者的预后有很大价值）。

4）围术期必须及时了解患者的酸碱状态和电解质状态，保证患者内环境正常。

（3）术前准备：治疗充血性心力衰竭的根本原则是维持心肌氧的供需平衡，改善心肌的收缩状态，增加心排血量。

1）应避免给予过多的钠盐、适当使用利尿剂、恢复并维持窦性心律，以保证心室的足够充盈，积极治疗其诱发因素如急性心肌缺血、高血压和瓣膜功能异常。

2）对于无症状心力衰竭者，只需给予口服血管紧张素转换酶抑制剂及小剂量利尿剂即可；因不能进食，使用利尿剂，可能存在不同程度的低血容量、低血钾、低血钠和碱血症，使原有的心脏病情复杂化。手术日晨停用利尿药，术前应在严密监测下，补充血容量。

3）对于有症状的心衰患者应针对病因采取相应的综合性抗心衰措施。

洋地黄类制剂的使用要严格掌握适应证与剂量，洋地黄过量或中毒对围术期心脏事件的发生与处理难度是显而易见的。应用地高辛的患者，术前应了解血清地高辛浓度。如心衰已被控制，术前1天或手术当天停用地高辛，术后再继续使用。

钾离子能够抑制自主异位起搏点的兴奋性，能够加重洋地黄诱导的心脏传导阻滞，围术期及时监测并维持血清钾的正常十分重要，避免过度通气而引起的低钾血症。低血钾容易诱发围术期洋地黄中毒，术前应予纠正，使血清钾至少达4mmol/L，如果肾脏功能正常，无心脏传导阻滞，可静脉补充0.025~0.05mL/kg的钾，矫治危及生命的室性心律失常。往往需要补充镁离子，纠正低镁血症，才能够维持血清钾正常。

充血性心力衰竭患者通常不给予术前药，必须使用术前药时，应经皮下或肌注途径给药。治疗充血性心力衰竭时，必须保证适宜的前负荷，使用血管扩张剂适当减轻后负荷，使用正性肌力性药物，增加心肌收缩力和防止并处理心动过速。必须始终维持满意的循环血容量，但又必须严格限制液体入量并使用利尿剂（呋塞米）和血管扩张剂，尽快使左室前负荷正常化，借助最佳前负荷增加心排血量，保证CVP不超过15mmHg，PAWP不超过18mmHg，防止出现肺水肿，纠正肺瘀血状态。

过高的左室舒张末期压力，会损害心内膜下血管的充盈，导致心内膜下心肌缺血，进一步损害心室肌的收缩功能。对于充血性心力衰竭，给予利尿剂或硝酸甘油扩张容量血管，减轻肺瘀血，改善冠脉血流量，但不能增加心排血量。

给予硝普钠降低后负荷，同时也扩张容量血管，降低前负荷，可以增加心排血量并降低 PAWP。应用硝普钠时应注意。使用正性肌力性药物增加心肌收缩力，增加心排血量。

围术期治疗充血性心力衰竭的正性肌力性药物，首先是儿茶酚胺类药。小剂量螺内酯（25mg/d）与 ACEI 以及袢利尿剂合用，可作为严重心力衰竭患者的术前准备。此类药物，一般主张在术前 2 天停用。

6．心脏瓣膜病：

（1）围术期风险取决于瓣膜疾病的严重程度：

1）有症状的瓣膜狭窄与围术期心衰或休克相关。主动脉瓣狭窄是唯一与围术期心肌缺血、心梗和病死率增加直接相关的心脏瓣膜病。

2）有症状的反流性瓣膜疾病一般耐受手术相对较好，但既存在严重反流又有左室功能低下者风险增加。

3）任何形式的心脏瓣膜疾病，在接受可能造成菌血症的手术或检查时，均可能感染心内膜炎。

4）接受过机械瓣膜置换术后的患者，再次接受非心脏手术时，都面临停止抗凝治疗而导致的血栓栓塞或不停药引发的围术期出血的风险。

（2）术前准备：

1）手术前坚持药物治疗，请心内科医生评估，需要时做调整。

2）应用抗生素以预防心内膜炎。

3）使用机械瓣膜的患者在术前 3 天停用抗凝药，术后第 2 天恢复口服抗凝药，此期间可将原有抗凝药转换为肝素，并于术前 4~6 小时停用，术后短期内恢复使用肝素。出血少的小手术无须停用口服抗凝药。

4）如合并心衰，应延迟手术，控制 2 周后再接受手术。

5）心脏瓣膜疾病患者如伴有严重心律失常未能有效控制，包括心室率快的房颤和房扑、阵发性室上速、频发室性早搏和传导阻滞，术前应积极抗心律失常治疗。

三、中枢神经系统合并症的评估与管理

（一）脑血管疾病（脑卒中）

非心脏外科手术患者术后脑卒中的病理生理学和发病率还不清楚，发病率一般随年龄增加而增加。有脑血管疾病史会增加风险（为正常患者的 13.5 倍）。围术期持续的低血压和高血压可能是术后脑卒中的重要原因。术前应完善检查（经颅多普勒、颈部血管彩超、头部 CT、生化检查等）后，应进行脑血管狭窄程度及侧支循环情况评价。无症状的颈动脉斑块一般不增加术后卒中的发生率。此类患者常合并高血压、冠心病和糖尿病等疾病，并长期服用抗凝药物，带来相关的风险。卒中

发生后6周以上再接受择期手术。TIA患者有短时间的神经病理性损伤，这类患者本身就有较高的发展为栓塞性卒中的风险。有TIA的患者，应经过血管外科医师的评估，并接受无创的影像检查后，考虑是否手术干预以避免择期手术后栓塞性卒中的发生。术前停止抗凝或抗血小板治疗，术后12~48小时待止血效果确切后恢复使用。围术期积极纠治低血压、高血压、心肌缺血和心律失常。

1. 缺血性脑血管病：在脑血管疾病患者中，缺血性疾病最为常见，好发于动脉粥样硬化的患者。发病部位最多见于颈内动脉，尤其常见于大脑中动脉及颈内动脉颅外段。房颤、心肌梗死、扩张性心肌病、心脏瓣膜病、静脉血栓等引起的栓子脱落是造成急性缺血性脑卒中的主要原因。慢性糖尿病和高血压引起的小血管阻塞也是重要的致病因素之一，将血压控制在140/90mmHg以下可明显降低初次脑梗死的发生率。葡萄糖分解后产生乳酸，引起酸中毒和组织损伤，高血糖状态不利于脑梗死的预后，所以应保持血糖在正常范围内并避免输入含糖液体。老年人对缺血、缺氧耐受差，合理选择假体，缩短手术时间；术中血压控制勿过低，避免脑部低灌注；麻醉方面以区域神经阻滞或神经安定镇痛麻醉为首选。术中和术后要注意维持稳定的脑灌注压。骨科手术中失血及严格的血压控制常常导致脑部有效灌注压不足而出现脑梗死。注意患者对麻醉药物的反应：过度抑制或反应灵敏、过度兴奋（术后谵妄）。

维持足够的血压对于脑梗死患者保证缺血区的脑血流十分重要。若血压超过185/110mmHg应降压治疗。降压治疗宜缓，快速降压会加重缺血，适当的血液稀释可降低血黏度、增加心排血量和改善脑灌注。研究显示，急性脑梗死后脑血流的自主调节完全被动依赖于灌注压，极易受到术中血压波动及低灌注的影响而再次出现脑功能障碍。建议急性脑梗死1~3个月后行择期手术，脑灌注压的自主调节性及脑部炎症反应均可恢复。

术后严格控制凝血平衡，避免再发脑梗死或术后大出血。一般建议术前7~10天停用抗血小板药物。脑梗死高危患者，术前服用华法林者，建议术前5天停止用药，给予普通肝素或低分子肝素桥接。术后视手术风险，24~72小时再使用，并注意早期采取预防深静脉血栓的措施。

2. 脑出血：高血压动脉硬化是脑出血最常见的病因，男性发病率稍高，多见于50~60岁的患者。但年轻的原发性高血压人亦可发病。出血好发于壳核、丘脑、脑桥和小脑等部位，其中以壳核最多，占40%左右。若出血多，可积聚成较大血肿或破入脑室或侵入脑干，后果严重，死亡率很高。

术中尽量避免血压波动过剧，特别对有高血压的病例，以免加重心脏负担。对既往曾有过中枢性损害的患者，若颅内压比较高，应防止血压下降过剧，以免使脑灌注压过低，影响脑的自动调节功能。对病情较重的患者，术中应进行血压、体温及呼吸监测，控制血压下降不低于基础水平的30%。术后应给予适当的脑保护措施。

（二）癫痫

1.围术期风险：

（1）某些药物的使用可能激发症状的产生。

（2）癫痫大发作增加围术期肺内误吸、切口开裂和破坏植入假体的风险，失神发作和局灶性发作不增加手术与麻醉的风险。

（3）抗癫痫药物多为中枢抑制药，与一些麻醉药物有协同作用；长期使用抗癫痫药物会对肝代谢药物的功能产生影响，使肝内药物代谢酶活性增加而改变所用药物的代谢特点，或导致肝损害，增加围术期肝功能不全的机会。

（4）手术前癫痫发作可导致严重并发症，要确保抗癫痫药的血药浓度。

2.术前准备：

（1）术前数日稳定患者情绪，保证其充分的休息和睡眠。

（2）抗癫痫药物应服用至术前晚，手术日晨可使用镇静药如地西泮。苯妥英钠和苯巴比妥通常对除了失神发作以外的其他类型发作有效，应在围术期持续应用，必要时可经胃肠外途径；失神发作治疗药物包括乙琥胺和丙戊酸，尚无胃肠外制剂，但可停止用药直至手术后而无相关风险；一般在术前1天和手术当日将卡马西平和丙戊酸替换为苯妥英钠和苯巴比妥直至患者能口服药物。药物用量及用法应请神经内科会诊决定。

（3）手术前近日内有癫痫发作者应延迟手术。

（4）注意抗癫痫药与麻醉药物之间的相互作用。

（三）震颤性麻痹

1.震颤性麻痹的围术期风险：

（1）常用治疗药物左旋多巴半衰期较短，术前停止治疗会引起Parkinson危象（超过6~12小时中断服药，出现严重肌肉强直、高热、谵妄、震颤加重等）。

（2）此类患者上呼吸道肌群功能失调，易致误吸、分泌物排出障碍和肺不张等并发症；约1/3患者呼吸储备功能下降，合并有阻塞性通气障碍。

（3）长期使用左旋多巴的患者在麻醉诱导时可发生显著的低血压或者高血压，原因包括相对血容量不足、儿茶酚胺耗竭、自主神经功能失调等。

2.术前准备：患者的药物治疗应持续到手术当日清晨，左旋多巴应在术后尽早重新应用。避免使用具有抗多巴胺能神经作用的药物如吩噻嗪类药物、丁酰苯类药物和甲氧氯普胺等。

（四）消化道、腹部合并症的评估与管理

1.肾功能异常（慢性肾功能不全等）：老年患者肾小球数目减少，肾小管萎缩，肾小球动脉硬化，水电解质调节能力下降，特别是合并高血压肾病、糖尿病肾病的患者。结合肾功、尿量、尿常规、肌酐清除率判断。建议采用 Cockcroft-Gault 公式估算肌酐清除率及 GFR，并指导给药剂量（如抗生素、造影剂等）。肌酐清除率测定 CCr（mL/min）= 体重（kg）×（140- 年龄）/0.818 × 血肌酐（μmol/L）（女性：上述数据结果 ×0.85）。

肾功能损伤分级：肾功能轻度损伤：尿素氮 7.5~14.3mmol/L，肌酐清除率 51~80mL/min，对手术影响不大；肾功能中度损害：尿素氮 14.6~25mmol/L，肌酐清除率 21~50mL/min，手术可能加重肾脏损害，术后易感染、切口愈合不良等；肾功能重度损害：尿素氮 25.3~35.7mmol/L，肌酐清除率 <20mL/min，术后并发症高达 60%，死亡率 2%~4%，术前需要透析。

（1）术前评估：

1）液体平衡：患者在手术之前必须容量正常，脱水能引起进一步肾损害。

2）电解质与酸碱平衡：如患者已伴有水电解质及酸碱紊乱和循环系统等并发症，则使围术期风险进一步增加。严重肾脏疾病继续解决的问题是高钾血症和酸中毒。

3）高钾血症：慢性肾衰竭的患者能增加钾的分泌，因此只要限制饮食中的钾摄入和避免应用影响钾稳态的药物（氨苯蝶啶、螺内酯、NSAIDs、β 受体阻滞剂、ACEI 或血管紧张素受体拮抗剂、肾毒素如氨基糖苷类和环孢素），机体对高钾血症的逐渐发展容易耐受。严重的酸中毒、急性感染、急性溶血、显著高血糖、引起少尿的并发症可导致致命性高钾血症的快速进展。血清钾浓度在 6~7mmol/L 时可有明显的心电图改变（T 波高尖、QRS 波和 PR 间期延长、QT 间期缩短），必须立刻治疗。血清钾浓度超过 10mmol/L 时可发生室颤。

4）代谢性酸中毒：慢性代谢性酸中毒是 ESRD 的常见特征。慢性代酸（pH <7.3）可引起疲乏、嗜睡，增加呼吸做功和儿茶酚胺反应性，刺激蛋白质降解，加重肾性骨营养不良。改善酸中毒的最好方法是透析。只有在 pH 小于 7.2 时才考虑应用碳酸氢盐溶液。酸中毒不宜过快纠正，特别是有低钙血症时。酸中毒抑制神经肌肉兴奋性，对抗低钙血症的作用和手足搐搦症。如果酸中毒被纠正，血清钙离子水平因游离钙的蛋白结合增加而降低。因为游离钙离子浓度对神经肌肉功能很重要，过快纠正酸中毒可能诱发癫痫。碳酸氢盐溶液的副作用包括高钠血症和容量超负荷。

5）系统性高血压：反映了钠水潴留引起的血管内液体容量增多以及肾素 - 血管紧张素 - 醛固酮系统的激活，在术前必须控制。这类患者应慎用 ACEI，因为能引起出球小动脉扩张、降低 GFR，导致肾功能突然恶化。高血容量引起的高血压是透析的指征。透析可激活肾素 - 血管紧张素 - 醛固酮系统，而对控制高血压不利，建议增加抗高血压药物的剂量。缺血性心脏病是 CRF 患者的常见死亡原因，术前应予评估。急性心律失常造成的猝死也常见，与缺血性心脏病和电解质异常都有关。

6）血液学异常：尿毒症导致患者有贫血，一般来说此类患者对贫血耐受性较好。凝血紊乱：CRF 患者在围术期有过度出血的倾向，出血事件（胃肠道出血、鼻出血、出血性心包炎、硬膜下血肿）是引起并发症和死亡的主要原因。出血时间可延长，可作为筛查试验。快速改善凝血需用冷沉淀物或去氨基精加压素，在进行有创操作时对于防止临床出血特别有用。

7）呼吸功能异常：CRF 患者在术后常见肺部并发症。液体负荷、营养不良、贫血、体液和细胞免疫功能受损等原因使患者容易肺不张和感染。液体负荷过重或左室衰竭可并发肺水肿。肺水肿和胸膜渗出都能引起肺顺应性和功能残气量下降以及通气 /灌流比例失调。

8）神经系统异常：许多 CRF 患者伴有中枢和外周神经系统功能的异常。早期症状可轻微（集中思考受损、失眠、烦躁），随肾脏疾病进展，可出现更严重改变（深肌腱反射亢进、癫痫、尿毒症脑病、昏迷）。外周神经病变常见于疾病的晚期，开始时是远端"手套和长袜"感觉缺失，后来进展到运动改变。应警惕自主神经病变，包括胃排空延迟、直立性低血压和静息性心肌缺血。

（2）术前准备：围术期肾保护总的原则是维持足够的肾灌流和尿量。

1）在严密监测的基础上，积极纠正水电解质及酸碱紊乱，合理调控循环功能。严重肾功能障碍但不需透析的患者以及术后肾衰发生率高的患者，术前禁食时静脉输注平衡盐溶液 10~20mL/kg 是有益的，如果有失血也需补充。高钾血症的治疗应针对拮抗钾的心脏作用，同时开始从体内清除钾的治疗。治疗高血清钾的方法包括：10% 葡萄糖酸钙 0.5mL/kg，最多 20mL 静脉注射或输注 50% 葡萄糖 50mL，使钾即刻转移至细胞内，能维持 4~6 小时；可加入 5~10U 胰岛素。应监测血糖水平。如果这些措施无效，则需急诊透析。

2）如患者既往接受过透析治疗，最后一次透析与麻醉之间应间隔 4~6 小时，使液体在体内达到平衡和清除残余肝素。禁忌将无创血压袖套置于有动静脉瘘的上肢，尽量避免动脉置管以免损伤将来可能用作透析的血管通路。

3）术前急诊透析的指征包括：高钾血症（K$^+$>6.0mmol/L）；液体超负荷和肺水肿；代谢性酸中毒；尿毒症中毒和昏迷。

接受透析治疗的尿毒症患者，应在术前 24 小时内接受透析治疗，但需尽量避免体重和液体的减少；术前透析可以纠治高钾血症、高钙血症、酸中毒和液体超负荷，但透析产生的低血容量可导致术中低血压。术后可继续透析。

4）术后如并发急性肾损伤或慢性肾脏病基础上的急性肾损伤，需要根据尿量、血肌酐以及并发症等情况，必要时及早行急性肾脏替代治疗（首选连续性肾脏替代治疗 CRRT）。

5）慢性肾衰患者应严格进行无菌操作，避免感染。

6）一般无须在术前输血治疗以纠正贫血，术中及术后是否需要输血视具体情况而定。

7）如出现抗生素或造影剂造成的急性肾损伤，及时评估肾功能，必要时行肾脏替代治疗或肾穿刺，给予相应治疗。

8）长期透析患者必须考虑肾性骨营养不良及骨质疏松、甲状旁腺素过高导致骨质条件较差，造成老年骨折患者二次骨折、关节置换时假体松动等问题，应合理选择骨折固定方法及假体。

（3）术后注意事项：患者应保持良好的血流动力学稳定。低血容量和低血压可使肾功能恶化，因此失血和其他液体丢失应仔细地补充。如果进行脊椎或硬膜外麻醉，液体预负荷应保持在最小程度，用血管收缩药来维持血压。否则术后液体超负荷可能需要透析治疗。

术后的液体平衡必须精确。某些患者在术后可能因液体过多而需要血液透析，但应尽可能推迟，因为必须肝素化。

系统性高血压是术后的常见问题。如果病因是高血容量，血液透析有效；在透析之前可用血管扩张剂（硝普钠、肼屈嗪、拉贝洛尔）治疗。

术后镇痛应用阿片类药物时应小心，甚至小剂量都可能加重中枢神经系统和通气抑制。如果通气抑制严重，可能需应用纳洛酮。避免使用哌替啶，因为其代谢产物可蓄积在肾衰患者体内，导致惊厥。

持续监测心电图有助于发现心律失常，例如与高钾血症有关的心律失常。术后应继续吸氧，尤其在有贫血时。较大的髋膝置换手术应吸氧 48 小时，中等手术吸氧 24 小时。

2. 肝功能异常（肝硬化、脂肪肝、病毒性肝炎等导致）：肝功能异常对机体的影响主要是对创伤抵抗力弱、对药物代谢清除率低。轻度肝功能不全的患者对麻醉和手术的耐受性较好，中度以上的肝功能不全者则围术期风险显著增加，包括腹水、黄疸、出血、切口裂开甚至昏迷等并发症。术前急性病毒性或中毒性肝炎患者接受大手术后极易发生肝功能衰竭。已知手术应激、麻醉、并发感染，特别是缺血、药物、脓毒血症、MODS 等原因均会使肝功能不全恶化。围术期风险主要包括：腹水、黄疸、出血、切口裂开甚至肝昏迷等并发症；手术中可能发生的循环抑制、缺氧、酸碱平衡紊乱、大量输血和术后感染均可导致肝功能损害，具体表现为从转氨酶轻度升高至爆发性肝功能衰竭；肝病患者可能存在心肺功能、凝血状态、肾功能、血管内容量、电解质平衡和营养状况的异常，增加围术期相应的并发症；麻醉引起的循环抑制会间接影响肝血流而显著影响肝血流量已经受损的肝脏。

由于肝脏代谢药物水平的降低、血浆蛋白的减少及水钠潴留，可对药物的药理作用和药代动力学产生显著影响，改变药物强度和作用时间，增加临床用药的难度。

术前要了解肝功能的损害程度并对肝储备功能充分评估和有针对性的术前准备。

（1）术前评估：评估肝功能十分复杂，肝功能实验室检查也比较多，但仍不能反映全部肝功能。目前认为血浆蛋白特别是凝血酶原时间、白蛋白含量以及胆红素是比较敏感的指标。一般采取这 3 种实验，并结合临床表现，作为术前评估肝损害的程度指标（表 5-14）。其中凝血酶原时间延长可作为独立的危险因素，而其他常规的生化指标与肝功能不全程度的相关性较差。肝炎病毒标记阳性但只有转氨酶升高一般不认为手术麻醉具有风险，但如升高至正常值的 3 倍，应请消化内科会诊评估。

表 5-14　肝功能 child-pugh 分级

指标	低危	中危	高危
肝性脑病	无	中度	严重
腹水	无	中度	明显
总胆红素（mg/dl）	<2	2~3	>3
白蛋白（g/L）	>35	30~35	<30
凝血酶原时间延长（秒）	<4	4~6	>6
营养状况	好	一般	差

（2）术前准备：轻度肝功能不全者无须特殊处理。中度肝功能不全或濒于失代偿者，术前需要较长时间的准备，主要是针对肝脏各项功能不全和并存疾病的治疗和维护。除一般的术前准备外，要进行保肝为主的术前准备，包括：

1）加强营养，给予高蛋白、高碳水化合物、低脂肪饮食，口服多种维生素。

2）改善凝血功能，术前口服或静脉输注维生素 K。

3）纠正低蛋白血症，如总蛋白 <45g/L，白蛋白 <25g/L 或白、球蛋白比例倒置，术前给予适量血浆或白蛋白。

4）纠正贫血，对贫血患者可少量多次输血，使血红蛋白 >120g/L。

5）治疗腹水，待腹水消退后稳定 2 周再进行手术。必要时术前 24~48 小时内放腹水，以改善呼吸功能，量根据患者具体情况，一般每次不超过 3000mL。

6）抗生素治疗，术前 1~2 天应用，抑制肠道细菌，减少术后感染。

7）重度肝功能不全者应禁忌手术。除急诊手术外，禁忌急性肝炎患者接受择期麻醉和手术，应延期至各项肝功能指标恢复正常。

五、内分泌系统合并症的评估与管理

（一）糖尿病

糖尿病患者创伤、感染后的代谢变化包括：

1. 神经内分泌反应：交感神经兴奋，促进分解代谢激素（儿茶酚胺、糖皮质激素、促生长激素、胰高血糖素及抗利尿激素）分泌均增加，而胰岛素分泌下降导致糖原分解和糖异生增加，出现高血糖。

2. 机体代谢的变化：

（1）ADH 及醛固酮的作用，水钠潴留以保存血容量。

（2）水电解质、酸碱平衡失调。

（3）儿茶酚胺直接抑制胰岛素，体内出现胰岛素抵抗，机体葡萄糖利用障碍，易出现高血糖及糖蛋白分解增加，尿氮排出增加，呈负氮平衡，糖异生活跃脂肪分解明显增加。

近年来由糖尿病本身引起的死亡例数已明显减少，而糖尿病的慢性并发症已成为糖尿病患者的主要死亡原因。轻型或控制良好的糖尿病患者，无 DM 相关并发症，这类患者对手术和麻醉的耐受性较好，围术期风险与常人无异。但长期糖尿病往往造成自主神经系统和诸多靶器官损害，如合并有自主神经病变、缺血性心脏病、动脉粥样硬化及肾功能不全等，此类患者对麻醉、创伤及手术出血的耐受能力较差，引起各系统和器官功能障碍，增加手术麻醉的风险。糖尿病对手术的主要影响如下：

（1）麻醉和手术的应激反应使儿茶酚胺和糖皮质激素分泌增加，可促进糖尿病发展甚至发生糖尿病性昏迷。

（2）糖尿病性肾病、冠心病、脑血管损害及神经损害等并发症，均为麻醉和手术的危险因素，对术中经过和术后恢复也有重大影响。

（3）麻醉和手术可加重糖尿病的并发症。

（4）麻醉和手术的应激反应可增加胰岛素的用量。

（5）糖尿病控制不良时，抗感染力低，创口愈合延迟。有统计表明目前有17%的糖尿病患者发生隐匿性感染。

术后切口感染以及愈合不良是重要的术后并发症。若并发术后切口感染，伴随感染加重，胰岛素的需求量也与之相应增加。因此，应重视糖尿病患者各脏器功能的术前评估和治疗，可以保证患者处于最佳的术前状态。手术时间以尽可能安排在清晨为宜。

3. 术前评价：主要是对病情较重或已出现糖尿病并发症的患者的评估，特别是合并了心脑血管疾病时，围术期的死亡率为常人的 5 倍，而且手术和麻醉的风险增加。

（1）术前应详细了解患者的糖尿病类型及治疗情况，是否有低血糖、酮症酸中毒和高渗性非酮症昏迷等病史；了解病程的长短、血糖最高水平、现在控制血糖的方法（饮食、口服降糖药、胰岛素）及所用药物剂量。应注意药物作用高峰及其降低血糖的效应，如应用胰岛素后常常出现低血糖反应者，提示患者糖原储备较低，需特别注意血糖变化。主要观察指标包括空腹血糖、餐后血糖、糖化血红蛋白、尿糖、尿酮体、血脂、血压和体重指数等。

1）空腹血糖 <8.0mmol/L，餐后 2 小时血糖 <10.0mmol/L，可进行手术。若术日晨血糖> 13.9mmol/L，应延迟择期手术。已有酮症酸中毒及高渗性昏迷的患者应禁止行择期手术；如需行急诊手术则应在开始手术麻醉的同时请内分泌科医生共同参与治疗。

2）糖化血红蛋白能反映测定前 3 个月的血糖控制情况，术前糖化血红蛋白应 <6.5%。

3）尿糖餐前阴性，餐后可弱阳性。

4）尿酮体阴性，无酮症酸中毒。

如术前血糖超过 11.1mmol/L，术中可能出现更严重的高血糖。对于糖尿病控制不良的择期手术应延期，直到高血糖、酸中毒等症状得到纠正。

（2）判断有无糖尿病的并发症及对全身脏器的影响；有无水电解质紊乱及酸碱失衡。对伴有器官（如心、肾）功能损害者，应进一步了解其功能受损情况，了解 ECG 有无异常、BUN 检查结果，必要时应检查肌酐清除率及心脏运动负荷试验。一般来讲，具有全身或重要脏器功能受损的并发症，如心肌受累、肾脏病变、严重感染等，可加重糖尿病病情和代谢紊乱。1 型糖尿病急症手术在手术中需用胰岛素和静注平衡盐液以积极治疗酮症酸中毒和血容量不足。当给胰岛素后，钾随葡萄糖进入细胞内，故必须补钾以治疗血钾过低。

（3）合并有高血压的糖尿病患者，常使用 β 受体阻滞剂，注意避免低血糖反应时可能出现严重的心动过缓。使用利尿剂特别是排钾利尿药时，应密切监测血钾。合并有冠心病、缺血性心脏病和外周动脉粥样硬化的患者，手术和麻醉期间血流动力学波动较大，手术和麻醉的危险性增加。

（4）合并有自主神经病变的患者，患者在静息状态下即有心动过速表现。因自主神经受累导致直立性低血压，心脏对应激反应能力降低，麻醉和手术的风险增加。对已有外周神经病变者，应了解感觉神经麻木的程度和范围，以及运动神经障碍的程度。

（5）肾功能不全的糖尿病患者，其代谢胰岛素的能力减低，需减少胰岛素的用量。

4.术前血糖调整的治疗：

（1）糖尿病饮食指导：重视糖尿病患者的辨证施膳指导：糖尿病患者使用降糖药物时应注意进食情况，根据进食量变化随时调整药物剂量，避免低血糖发生。

（2）药物治疗：围术期对于轻度糖尿病患者一般无须特殊处理。对于术前血糖控制较差的糖尿病患者，术前一般均要停用口服药而调整到用胰岛素治疗来保证血糖维持在正常范围。应注意口服降糖药的作用时间，如二甲双胍等作用 4~6 小时，甲苯磺丁脲 6~12 小时，格列本脲 12~24 小时，避免药物作用叠加导致的低血糖。术前胰岛素治疗上强调"四针方案"的应用——快且到位（表5–15）。初始量：糖尿病患者每日胰岛素所需量（U）＝体重（kg）×0.6×（患者血糖值 mmol/L–5.6）÷11.1，其中 1/2 量用长效胰岛素（长秀林、来得时）晚睡前皮下注射，另 1/2 量用速效胰岛素（诺和锐）分至三餐时皮下注射。手术当日不宜给长效胰岛素。

表 5–15　围术期胰岛素给药方案

mmol/L	血浆血糖浓度 mg/dL	每 500mL 5% 葡萄糖加入胰岛素量（U）	胰岛素输入速度（U/h）
<5	<90	0	0
5~10	90~180	4~8	0.5~1.5
10~20	180~360	8~12	1.5~2.0
>20	>360	12~16	2.0~3.0

（3）术中输液：由于手术或麻醉的应激，一般患者在术中液体治疗用乳酸林格液即可。对于手术时间过长的患者应在血糖监测下选用 5% 葡萄糖盐液或 5% 葡萄糖乳酸林格液为好，同时在液体中加入相应剂量的胰岛素。手术及麻醉等各种应激性刺激使得临床上难以将血糖控制在一个很窄的范围，通常认为围术期可接受的血糖低限是不引起低血糖发作，高限是不会引起渗透性利尿和高渗性昏迷。

（二）垂体功能减退

垂体功能减退的患者术前应评估激素替代是否充分。与手术相关的指标主要是肾上腺素轴和甲状腺轴，结果主要看血钠、血压、血糖和 FT_4。如果低钠提示皮质醇替代不足，FT_4 低则提示甲状腺素替代不足。一般血钠正常提示皮质醇缺少不重，出现神经症状的风险较小，但术前也应口服小剂量激素替代。

治疗上皮质醇替代不足，应给予氢化可的松替代，同时适当补液。一般给予 25mg/d。甲状腺素的替代选用优甲乐。应保证同时补充甲状腺素和糖皮质激素。

（三）甲状腺功能亢进

1. 围术期风险：围术期最大的风险在于甲状腺危象，一般发生在手术后 6~24 小时，也可在术中发生。甲亢病情越严重，发生危象的危险性越大。感染是常见的诱发因素，精神极度紧张、过度劳累、心绞痛、妊娠及分娩等应激情况，不适当地停用抗甲状腺药物，外伤或身体其他部位的急症手术都可能诱发甲状腺危象，甲亢患者术前药物准备不充分时也可能由手术应激而诱发。另外，甲亢患者伴有甲亢性心脏病时，麻醉和手术风险增大。需要注意，一部分甲亢患者可能伴有重症肌无力。

2. 术前治疗目标：甲亢临床症状得到控制；心率维持正常，一般在 85 次/分钟以下，脉压正常；体重恢复正常或增加；血中甲状腺素（T_3、T_4）水平降至正常。择期手术前，抗甲状腺药物和 β 受体阻滞剂应使用至手术日晨；术前使用糖皮质激素。甲状腺肿大者应了解气道受压状态。术前应予以镇静药物但避免用阿托品。

术后严密监测患者，关注与甲亢危象相关的症状和体征。

（四）甲状腺功能减退症

1.围术期风险： 甲状腺功能轻度减退且无症状者，可较好地度过围术期。甲状腺功能中至重度减退时，围术期的风险主要体现在：

（1）可因手术创伤诱发黏液性水肿昏迷。

（2）循环与呼吸系统对麻醉药物的抑制作用更为敏感，并且药物代谢缓慢。

（3）低体温与异常的药物代谢可能会导致苏醒缓慢。

（4）常同时合并肾上腺皮质功能不全，可能在围术期产生肾上腺皮质危象。

（5）可能伴有的心包积液会影响循环功能的稳定性。

2.术前准备及围术期治疗对策：

（1）未经治疗的严重甲状腺功能减退或黏液性水肿患者不能接受择期手术。原则上择期手术时应待甲减症状消失，血 T_3、T_4 和 TSH 浓度恢复正常后施行。

（2）甲状腺素制剂应用至手术当日早晨，由于麻醉手术应激反应等因素，术前可在内科医生会诊后，根据手术创伤大小适当增加用量（常增加全天量的一半剂量）。

（3）急诊手术前，需在内科会诊后先接受甲状腺素替代治疗后再接受手术麻醉，具体用药种类和方法请内科会诊后决定，治疗期间应接受心电监测（可能发生心律失常和心肌缺血）。

（4）围术期应适当补充肾上腺皮质激素。

（5）可在手术期及之后对患者实施加温治疗以避免低体温。

（6）对苏醒缓慢者可以考虑带气管导管入 ICU 行呼吸支持。

第五节　老年骨折相关性感染风险及预防

骨折相关性感染（fracture related infection，FRI）是创伤骨科一种常见的严重并发症。

一、骨折相关性感染的诊断

（一）确定性诊断标准

（1）瘘管、窦道或伤口裂开。

（2）伤口流脓或术中发现脓液。

（3）两个独立点深部组织培养标本或内植物表面标本发现同样的细菌。

（4）术中取出的深部组织标本经组织病理学检查确认存在微生物。

（二）提示性诊断标准

（1）临床表现（任何1个）：①疼痛（不负重，随时间延长不断加剧，新发的）。

②局部肿胀。③局部发红。④局部皮温增高。⑤发热（口腔内温度超过 38.3℃）。

（2）影像学特点（任何 1 个）：①骨溶解（骨折端，内植物周围）。②内固定松动。③死骨形成（逐渐形成的）。④骨愈合进程受阻（骨不连）。⑤骨膜反应（出现在非骨折部位或已愈合的骨折部位）。

（3）发现致病菌：术中深部组织或内植物表面（包括超声清洗液）的 1 份标本培养发现致病菌。对于组织取样，应当分别用清洁的器械至少取样 3 次以上（不能取自浅部组织或窦道的拭子）。对于关节邻近部位的骨折存在有关节积液的情况，可以进行无菌穿刺以获得培养标本。

（4）升高的血清炎症标志物：对骨科创伤病例应谨慎解读。血清炎症标志物（红细胞沉降率、白细胞计数、c-反应蛋白）出现二次上升（特指在第一次升高后降低）或者一段时间内的持续增高，在排除其他原因所致感染的情况下可以认为是提示性诊断。

（5）伤口渗出：术后数天新发的其他原因难以解释的持续性不断增加的伤口渗出。

（6）关节感染：对新发关节积液的骨折病例，外科医生需留意 FRI 可能存在于以下两种情况所致的邻近关节感染：①内植物穿破关节囊（股骨髓内钉）。②关节内骨折。

二、骨科相关感染的预防

（一）预防给药

（1）手术范围大，时间长，感染风险增加。

（2）异物植入手术（术后切口感染：金葡菌）。

（3）高龄或免疫缺陷等高危人群。

（4）皮肤情况差，感染风险大。

（二）给药方法

（1）术前 0.5 小时给药，使手术切口暴露时局部组织已达到杀菌药物浓度。

（2）手术 >3 小时，或失血量 >1500mL，应在术中给第 2 剂，抗菌药物有效浓度覆盖手术及术后 4 小时。

（3）肝肾功能减退患者抗生素的使用：①主要由肝脏清除，但并无明显毒性反应的大环内酯类、克林霉素等。②主要由肝脏清除，肝功能减退时其清除物或代谢产物形成减少，可致明显的毒性反应，如磺胺类、氯霉素、氨苄西林酯化物、大部分抗真菌药及抗结核药。③主要经肾脏清除，如青霉素、大部分头孢类、氨基糖苷类（庆大霉素、阿米卡星等）、万古霉素等。④经肝肾两种途径代谢，如哌拉西林、头孢哌酮、头孢曲松、氨曲南、抗病毒药、喹诺酮类（氧氟沙星、莫西沙星）

等，对术前已有感染的患者，抗生素使用应按治疗性应用而定。

第六节　围术期的疼痛管理

疼痛可导致患者产生焦虑、烦躁、失眠、血压升高、术后谵妄等一系列生理、病理和心理的变化，甚至影响术后的预期效果和术后康复。随着医疗体系的全面发展，对诊疗质量也提出更高的要求，特别是对疼痛的管理，要求医护人员规范疼痛管理流程，完善疼痛评估体系，为患者制订个性化的镇痛方案，在术前即应评估疼痛，考虑术后的镇痛方案，并与患方达成一致，尽量将疼痛控制在微痛之内，使患者舒适度过围术期和功能康复期。

一、骨科围术期镇痛目标

（1）减轻术后疼痛（疼痛评分 <3 分，24 小时疼痛频率 <3 次，24 小时内需要解救药物 <3 次）。

（2）提高患者对手术质量的整体评价。

（3）使患者更早地开展康复训练。

（4）降低术后并发症。

二、常见骨科手术的术后疼痛程度

轻度疼痛常见于关节穿刺术、局部软组织手术、内固定取出等；中度疼痛常见于关节韧带重建术、椎板切除术、脊柱融合术等；重度疼痛常见于关节置换术、骨肿瘤手术、骨折内固定术、截肢术等。

三、围术期镇痛的要素

疼痛宣教、合理评估疼痛、多模式镇痛、个体化镇痛、超前镇痛。

四、围术期镇痛的用药途径

（1）静脉 PCA（患者自控静脉镇痛泵）：阿片类药物用量个体差异大，镇痛效果不完全，常见副反应包括胃肠道反应（37%）、认知障碍（34%）、皮肤瘙痒（15%）、尿潴留（12%）、呼吸抑制（2%）。

（2）局部 PCA（局部伤口麻醉灌注系统）。

（3）神经阻滞。

（4）关节周围注射（鸡尾酒疗法）：手术结束前关节周围（后关节囊及关节周围）注射，NS100mL+ 肾上腺素 0.3mL+ 罗哌卡因 200mg+ 吗啡 5mg 或芬太尼 100μg。

（5）口服止痛药。

（6）外用止痛药（贴剂）。

五、三级阶梯镇痛模式

首先进行疼痛评估：轻度疼痛（即疼痛评分 ≤ 3 分）给予 NSAIDs 类药物（如西乐葆等）或非药物治疗；中度疼痛（即疼痛评分 4~6 分）给予弱阿片类 + NSAIDs 类药物；重度疼痛（即疼痛评分 ≥ 7 分）给予强阿片类药物 +NSAIDs 类药物、辅助药物、非药物治疗等。其次需要反复评估，及时调整用药及剂量，保证患者处于无痛或微痛状态。

六、常见口服止痛药的分类

（1）NSAIDs 类：包括传统 NSAIDs（非选择性 COX）和选择性 COX_2 抑制剂。非选择性 COX 包括：阿司匹林、萘普生、吲哚美辛、布洛芬（活动性溃疡、出血）；选择性 COX_2 抑制剂包括：依托考昔、美洛昔康、洛索洛芬钠；特异性 COX_2 抑制剂包括：塞来昔布（西乐葆）及注射用帕瑞昔布。

（2）中枢类镇痛药：强阿片类：羟考酮、尼松、吗啡（呼吸抑制）、芬太尼；弱阿片类：可待因、哌替啶、诺扬；非阿片类：曲马朵用于急性中重度疼痛，骨骼肌肉止痛一线用药，副作用小。

（3）复方制剂（NSAIDs+ 阿片类）：氨酚羟考酮（羟考酮 5mg，对乙酰氨基酚 325mg）；氨酚曲马朵（曲马朵 37.5mg，对乙酰氨基酚 325mg）；洛芬待因（布洛芬 200mg，可待因 13mg）；萘普待因（萘普生，可待因）。

参考文献

[1] 朱鸣雷, 黄宇光. 老年患者围手术期管理北京协和医院专家共识 [J]. 协和医学杂志 ,2018,1:36–41.

[2] 中国老年医学学会骨与关节分会创伤骨科学术工作委员会. 中国老年髋部骨折患者围术期麻醉管理指导意见（2017）[J]. 中华医学杂志 ,2017,12:891–905.

[3] 中国加速康复外科专家组. 中国加速康复外科围手术期管理专家共识（2016）[J]. 中华外科杂志 ,2016,6:413–418.

[4] 中华医学会骨科学分会. 中国骨科大手术静脉血栓栓塞症预防指南 [J]. 中华骨科杂志 ,2016,2:65–71.

[5] 刘子嘉, 于春华. 老年冠心病患者行骨科手术围手术期心脏事件的危险因素 [J]. 中华麻醉学杂志 ,2013,4:402–405.

[6] 李为民, 杨宁. 合并心血管疾病的外科患者围手术期处理 [J]. 中国实用外科杂志 ,2008,2:93–96.

[7] 闫欣 , 高倩 .164 例骨科住院患者神经内科术前评估会诊病例分析 [J]. 中国医师进修杂志 ,2014,1:14–17.

[8] Limburg M, Wijdieks EF, Li H. Ischemic stroke after surgical procedures:clinical features,neuroimaging,and risk factors[J]. Neurology, 1998, 50（4）:895–901.

[9] Ng JL, Chan MT, Gelb AW. Perioperative stroke in noncardiac, nonneurosurgical surgery[J]. Anesthesiology, 2011, 115（4）:879–890.

[10] 苏书栋 , 李忱 . 透析患者髋关节置换围手术期的处理 [J]. 中国实验诊断学 ,2017,1:181–184.

[11] Metsemakers WJ, Metsemakers M. 骨折相关性感染定义的共识 [J]. 中华骨科杂志 ,2018,9:513–518.

[12] 中华医学会骨科学分会 . 骨科常见疼痛的处理专家建议 [J]. 中华骨科杂志 ,2008,1:78–81.

（邬　波，沈兵洁）

第六章　老年骨折的病理生理学

第一节　循环系统

一、老年冠心病

（一）血管

人体动脉壁的结构成分随着年龄的增长而变化，动脉的顺应性逐渐降低。弹力蛋白酶活性上升，动脉壁的胶原纤维数量增多，这样中心动脉的弹力纤维就处于较低水平，结果导致血管的弹性回缩力和血管膨胀能力大大降低。除了血管结构的改变外，血管内皮细胞功能也和年龄的增加密切相关，血管扩张能力亦下降，导致内皮功能失调。

血管弹性和顺应性的降低，会导致单纯的收缩性高血压。其特点是收缩压明显增高而舒张压降低，脉压差增大。老龄化的血管不能够很好地缓冲心脏收缩期射血时产生的脉冲波，这种脉冲能量使通过主动脉和中心动脉的血流速度增加。增快的血流速度使得脉搏波提前反射回到心脏，在收缩期即可影响到心脏，导致心脏的后负荷明显增加。而正常情况下脉搏波反射回心脏往往在舒张期，协助冠状动脉的充盈。老年人失去了这种冠脉灌注的协助功能，再加上心脏后负荷的增加，在没有其他病变的情况下就可以造成心肌的缺血。

（二）心脏

由于心肌细胞的凋亡和坏死，心肌的细胞数量减少，剩余的心肌细胞代偿性扩大。因此，老年人的心肌质量增加，即使没有后负荷升高，如高血压或主动脉瓣狭窄，中心型左室肥厚仍然存在。成纤维细胞活性也会影响老化心脏的功能。一方面成纤维细胞对心室重塑有益，用于连接剩余的心肌细胞，改善心排出量，但另一方面过度的纤维化会降低心室的顺应性，导致心功能障碍。舒张性功能不全是正常的心脏老化的生理改变。但进一步的舒张功能的受损将导致心力衰竭的发生。正常老化心脏的左室射血分数可仍然保持不变。

心脏传导系统也会随着心脏的老化而逐步发生纤维化。窦房结中的起搏细胞功能随着年龄的增长而不断减低。正常的老年系统性退化使得交感神经和副交感神经反应性降低，因而老年人的静息心率减慢，运动后的最大心率也减慢。

二、原发性高血压

原发性高血压的主要病理改变是动脉和左心室的改变。随病程的进展可引起心、脑、肾和外周血管的损害。

（一）心脏

高血压导致的心脏损害主要包括左心室肥厚和动脉粥样硬化。长时间血压升高，导致血液中儿茶酚胺和血管紧张素 II 水平升高，持续刺激心肌细胞，使心肌细胞肥大，并引起间质纤维化，进而诱发左心室肥厚。病情进一步发展还可发生心功能衰竭。血压升高可引起冠状动脉粥样硬化和微血管病变，冠状动脉粥样硬化斑块体积的增加或者破裂出血，可产生严重的心肌缺血，甚至心肌梗死。血压升高引起左心室压力和容量负荷增加，继之左心房负荷增加，是发生心房颤动等心律失常的病理基础。

（二）脑

高血压动脉硬化的好发部位是脑小动脉尤其是颅底动脉，可造成脑缺血和脑血管意外，颈动脉的粥样硬化也可造成同样的结果。高血压的脑血管病变容易发生在基底动脉的旁正中动脉、大脑中动脉的豆纹动脉和小脑齿状核动脉，这些血管直接从压力较高的大动脉分支，血管垂直穿透而且细长，较易形成微动脉瘤和血管闭塞性病变。近半数的高血压患者颅内小动脉有微小动脉瘤，是脑出血的重要原因。

（三）肾脏

长期高血压导致肾小球囊内压力升高，肾小管发生纤维化和萎缩，肾动脉硬化，进一步引起肾实质缺血和肾单位逐步减少，严重者导致肾衰竭。

（四）外周动脉

原发性高血压重要的病理改变是小动脉病变。早期的表现是全身小动脉发生痉挛，反复长期的痉挛使中层平滑肌细胞增殖、肥大，动脉内膜出现玻璃样变，血管壁发生重构，后期发生管壁纤维化、管腔狭窄。随年龄增加，大动脉逐渐硬化，其顺应性降低，是老年单纯性收缩期高血压的重要病理基础。原发性高血压后期，主动脉可发生夹层分离，其好发部位在主动脉弓和降主动脉的交界处及升主动脉。

三、老年心力衰竭

老年人心力衰竭的病理生理改变主要表现为心脏结构和功能的老化。

（一）心脏结构的老化

研究表明心脏重量随年龄增长而增加，老年人心脏重量的增加主要是心肌细胞肥大，而心肌细胞数量却随年龄增长而减少。由于心肌细胞肥大和结缔组织沉积致心室壁增厚，以左室后壁增厚最为显著，左心室容积相对变小。心脏含有大量的成纤维细胞，它能够产生胶原蛋白和弹性蛋白，而其数量随年龄增长而增加。衰老心脏心包下脂肪沉积增多，引起心包增厚并出现僵硬，进一步使心脏舒张顺应性下降。心内膜由于受血流压力及应力的影响，出现增厚、胶原纤维、弹力纤维增生以及瓣膜增厚、钙化。老年退行性瓣膜钙化主要累及主动脉瓣及二尖瓣，导致瓣膜狭窄及关闭不全。年龄相关性传导系统改变主要表现为细胞数目的减少以及胶原、脂肪组织的沉积。窦房结的起搏细胞数量显著下降。

（二）心脏功能的变化

与年轻人相比，老年人静息状态下心室每搏量与其相当或略高，左室射血分数也没有随年龄的增长而发生显著变化。由此看来，健康老年人静息状态下心脏收缩功能保持得较好。和收缩功能相比，老年人静息状态下心脏舒张功能变化较为明显。从 20 岁到 80 岁，左室舒张早期充盈速率降低了 50%。另外，衰老心脏心肌细胞内钙库摄取细胞内钙障碍，也会导致松弛延缓。心脏传导系统的老化，易导致心率减慢和心脏节律紊乱。休息时心率减慢，而使心脏易发生异位心律失常。

老年人血液循环中去甲肾上腺素的能力下降以及从各器官系统进入血液循环的儿茶酚胺的增多，引起血液循环中的儿茶酚胺水平升高。长期暴露于高水平的儿茶酚胺可以导致 β‑肾上腺素能受体信号传导途径敏感性下降，从而限制了老年人运动时心率的增快。另外，衰老心脏的窦房结起搏细胞数量逐渐减少及冲动发放减少，也导致其运动时心脏对交感神经刺激的反应性降低，从而限制其运动时最大心率。

第二节　呼吸系统

一、老年肺炎

老年人由于鼻、咽、喉黏膜发生程度不同的萎缩，加温及湿化气体功能，咳嗽反射与喉头反射减弱等，使上呼吸道的保护性反射功能减弱，病原体较易进入下呼吸道；老年患者鼻部软骨的弹性减低，吸入气体的阻力增加，导致用口呼吸增加，较易出现口咽干燥，老年人口腔卫生不良，或者原有口腔、咽喉内的慢性病灶，使病原体较易在上呼吸道中停留，并且大量繁殖，导致支气管 ‑ 肺的吸入性感染；咽喉黏膜萎缩，感觉减退能够导致吞咽障碍，从而使食物较易呛入下呼吸道。老年人多存在骨质疏松、脊柱变形和肋软骨钙化、肋间肌和辅助呼吸的肌肉萎缩，导致胸廓活动受限，并且由扁平胸发展为桶状胸，使肺通气功能降低，气管支气管黏液纤毛功能降低，咳嗽反射差，肺组织弹性降低等导致排痰功能下降。

二、慢性阻塞性肺疾病

在中央气道，炎症细胞浸润表皮上层，黏液分泌腺增生，杯状细胞增多从而使黏液分泌增加。在外周气道，慢性炎症导致气道壁损伤和修复过程反复发生。修复过程导致气道壁结构重塑，气道壁胶原含量增加、瘢痕组织形成，这些病理的改变会造成气道狭窄，从而导致固定性气流阻塞。

肺实质破坏会出现小叶中央型肺气肿。病情早期这些破坏常发生在肺的上部，随着病情的进展，可弥漫性发生在全肺，还有肺毛细血管床的破坏。在遗传因素和炎症介质的作用下，肺内源性蛋白酶和抗蛋白酶失衡，是肺气肿性肺破坏的主要病理生理机制，氧化反应和其他炎症后果也起一定的作用。

血管壁增厚是肺血管改变的特征，血管壁增厚起始于疾病的早期阶段。血管内膜增厚是最早开始的结构性改变，紧接着会出现平滑肌细胞数量的增加和血管壁炎症细胞浸润。慢性阻塞性肺疾病(chronic obstructive pulmonary disease,COPD)加重时，随着平滑肌细胞、蛋白多糖和胶原纤维的增多使血管壁进一步增厚。COPD晚期出现肺心病时，部分患者可见多发肺细小动脉原位血栓形成。

在COPD肺部病理学改变的基础上出现相应COPD特征性病理生理学改变，这包括纤毛功能失调、肺过度充气、黏液高分泌、气流受限、气体交换异常、肺动脉高压和肺心病以及全身的不良反应。纤毛功能失调和黏液高分泌状态会导致慢性咳嗽及痰液增多，这些症状可出现在疾病的早期阶段。小气道炎症反应、纤维化和管腔内的渗出会导致FEV1、FEV1/FVC下降。肺泡的破坏导致小气道开放的能力受损，它在气流受限中所起的作用较小。

COPD导致外周气道阻塞、肺实质破坏及肺血管的异常，进一步降低肺气体交换能力，产生低氧血症，后继发高碳酸血症。而长期慢性缺氧致血管内膜增生、纤维化和闭塞，造成肺循环的结构重组，随着COPD病情进展，肺血管广泛收缩、肺动脉高压，进一步发展为慢性肺源性心脏病及右心衰竭。

COPD所导致的全身不良反应，包括全身炎症反应和骨骼肌功能不良等方面。全身炎症反应表现为全身氧化反应异常升高、循环血液中细胞因子浓度异常增高和炎症细胞异常活化等；骨骼肌功能不良表现为骨骼肌重量逐渐减轻等。COPD的全身不良反应具有重要的临床意义，它可以使患者的活动能力受限加重，生活质量下降，预后变差。

三、老年肺血栓栓塞症

影响肺血栓栓塞症（pulmonary thromboembolism，PTE）的病理生理改变严重程度的因素，包括栓子的数量和大小、多次栓塞的时间间隔、是否伴有其他心肺基础疾病、个体反应差异以及血栓溶解的速度等。PTE发生后，血管腔堵塞，引起血流减少或中断，发生不同程度的血流动力学及呼吸功能的改变，较轻者可无任何变化；较重者肺循环阻力突然增加，导致肺动脉压突然上升，引起心排血量急剧下降，脑血管和冠脉血管供血不足，患者出现休克、晕厥，甚至死亡。

较大栓子栓塞可以诱发反射性支气管痉挛，同时栓塞可以引起多种生物活性物质的释放，也会引起气道收缩和气道阻力增加，导致呼吸困难。肺栓塞后肺泡表面活性物质分泌减少，肺泡萎缩，肺泡上皮通透性增加，引起肺水肿，影响肺换气功能。栓塞的肺组织血液灌注减少，通气没有减少，形成无效肺泡通气，而未栓塞的肺组织血液灌注增加，也会加重通气/血流比例失调。这些变化都会导致低氧血症、肺泡通气过度及肺顺应性下降。

肺血栓栓塞后，通过机械梗阻使肺动脉阻力增加，新鲜血栓表面覆盖的血小板脱颗粒释放腺嘌呤、肾上腺素、组胺、5-羟色胺、缓激肽、前列腺素及纤维蛋白降解产物等，刺激肺血管、气道、肺组织的受体，使肺动脉高压进一步增加，血液不能顺利通过肺循环进入左心，左心排血量降低，严重可导致休克、晕厥。

右心衰竭加重是 PE 死亡的常见原因，肺血管阻力增加导致右心室室壁张力增加，进而引起右室扩张和功能障碍。当心脏收缩末期左心室开始舒张后右心室持续收缩，结果导致室间隔突向并压迫正常的左心室。左心室收缩受损，室间隔移位，导致左心室舒张功能下降，最终左心室收缩时充盈减少。右心室室壁压力增加可以压迫冠状动脉，进而减少心内膜下的血流，限制心肌供氧，又可加重心肌缺血和右心室梗死。左心室充盈减少，导致左心输出量减少及动脉血压下降，由于冠状动脉充盈减少，加重心肌缺血，最终导致循环衰竭和患者死亡。

四、呼吸衰竭

老年人肺脏和胸廓的变化是导致肺功能下降的主要因素。呼吸肌的力量随着年龄的增加而逐渐减弱。支气管平滑肌及腺组织明显萎缩，导致支气管管腔扩张，肺泡表面张力下降，肺泡壁变薄或融合，肺泡无效腔增多，肺通气量降低。此外，随着年龄的增加，胸壁发生硬化，肺弹性回缩力下降，并且呼吸肌张力亦降低。肺弹性回缩力下降会引起最大呼气流速下降和功能残气量增加。这会导致呼吸肌做功增加，呼吸肌容易疲劳。对于正常的老年人，这种结构和生理的改变不会明显影响呼吸功能。但对于有呼吸系统疾病的老年人，这种改变可以明显影响呼吸功能。以上改变会导致肺活量和潮气量减少，残气量、功能残气量增加，弥散功能下降，最终发生呼吸衰竭。增龄引起肺循环血量减少，更加重了肺上、下区血流分布的不均一性，通气/血流比值严重失调，肺无效腔通气增加。此外，老年人的呼吸中枢和外周化学感受器对缺氧和高碳酸血症的反应性也明显下降。

第三节　消化系统

一、消化性溃疡

（一）幽门螺旋杆菌感染

目前研究证明，幽门螺旋杆菌（helicobacterpylori，Hp）感染是消化性溃疡的首要原因。

（1）消化性溃疡患者中 Hp 感染率高，Hp 感染在十二指肠溃疡患者中为90%~100%，在胃溃疡患者中为 80%~90%。研究表明，在 Hp 感染者中 15%~20%的人会发生消化性溃疡。

（2）根治 Hp 感染可促进溃疡愈合并明显降低溃疡复发率，根除 Hp 感染而并不抑制胃酸分泌，可有效治愈溃疡，而且，根除 Hp 感染还可显著降低消化性溃疡出血等并发症的发生率。

（3）Hp 感染改变了黏膜侵袭因素与防御因素之间的平衡，Hp 定植于胃型黏膜，诱发局部炎症和免疫反应，损害局部黏膜的防御和修复机制；而且，Hp 感染还可增加胃酸和促胃液素的分泌，使侵袭因素增强。这两方面的共同作用导致了胃十二指肠黏膜的损害和溃疡的形成。

（二）胃酸和胃蛋白酶

胃酸－胃蛋白酶的自身消化作用是消化性溃疡最终形成的因素，这一概念从未改变。胃蛋白酶是由主细胞分泌的胃蛋白酶原经盐酸激活转变而来，它的作用是降解蛋白质分子，对黏膜有侵袭作用。胃液的 pH 决定了胃蛋白酶的生物活性，这是因为胃蛋白酶原激活不仅需要依赖胃液的 pH，而且胃蛋白酶活性的维持也需要盐酸，当胃液 pH 升高到 4 以上时，胃蛋白酶就失去了活性。由于胃蛋白酶的活性受到胃酸影响，因而胃酸在消化性溃疡的发病中起主要作用。在无酸的情况下几乎没有溃疡的发生，抑制胃酸分泌能够促进溃疡愈合，因此胃酸是溃疡发生的决定因素。

（三）非甾体抗炎药

非甾体抗炎药（nonsteroidal antiinflammatory drugs，NSAIDs）对胃十二指肠黏膜具有损伤作用。长期摄入 NSAIDs 可诱发消化性溃疡、妨碍溃疡愈合、增加溃疡复发率和出血、穿孔等并发症的发生率。

（四）胃十二指肠运动异常

十二指肠溃疡患者胃排空速度加快，导致十二指肠球部酸负荷增加，胃溃疡患者胃排空延缓，并存在十二指肠－胃反流，使胃黏膜受损。

（五）应激和心理因素

临床研究显示长期精神紧张、焦虑或情绪波动较大的人易患消化性溃疡；应激和心理因素通过迷走神经机制影响胃十二指肠运动、分泌和黏膜血流。

（六）其他危险因素

（1）吸烟：消化性溃疡的发生率在吸烟者中比不吸烟者高，研究发现，吸烟能影响溃疡愈合、增加溃疡复发和溃疡并发症发生率。

（2）饮食：有些食物如酒、咖啡、浓茶能使胃酸分泌增加，但目前仍无充分的证据表明长期饮用会增加溃疡发生率。研究表明高盐饮食可增加胃溃疡发生，可能与高浓度盐损伤胃黏膜有关。

（3）病毒感染：一部分患者的溃疡边缘可检出Ⅰ型单纯疱疹病毒（herpes simplex virus，HSV-1），而离溃疡较远的组织中则阴性，提示 HSV-1 局部感染可能与消化性溃疡的形成有关。

二、便秘

功能性便秘的病理生理学机制包括肛门直肠功能障碍和结肠传输延缓两个方面。由于某些病因，如社会心理因素的影响，引起中枢神经 - 肠神经轴的综合调控异常，胃肠激素发生变化，致使肛门直肠对排便感觉阈值增高，敏感性下降，造成肛门括约肌或盆底肌功能失调，肛门坠胀却无便意感；同时，也会导致结肠巨大迁移性收缩波减少，引起结肠将内容物推进速度减慢，导致便秘。

老年人慢性便秘病理生理变化特征主要包括：

（1）老年人生理功能减退和不良饮食习惯，引起粪质干硬和粪便量少，对肠黏膜形成机械或化学性刺激不足，不能引发大脑皮质和神经中枢的排便反射，使便意缺乏；粪便在肠内停留时间长，使水分过度吸收，极易引起嵌塞。

（2）用力排便引起的疼痛也会导致肛门括约肌的反常收缩，以尽可能减轻排便不适，从而引起排便不畅。

（3）老年人精神心理障碍，可引起肠道动力和感觉异常。抑郁时肠蠕动呈抑制状态，焦虑使盆底肌群的紧张度增加，导致排便时直肠肛管不协调运动。精神紧张可使肛门压力升高、内括约肌反射增强，引起或加重便秘。

（4）老年人盆底结构老化，使盆底肌收缩力减弱和不协调收缩，或伴有直肠前突、直肠黏膜脱垂、套叠以及会阴下降等局部结构的改变，及既往肌肉或支配这些肌肉的神经损伤，致使出口梗阻型便秘。

（5）老年人全身疾病增加，引起长期卧床、运动过少，驼背和姿势改变，导致胃肠蠕动减弱，膈肌、腹肌和肛提肌收缩能力下降，难以增加足够的腹腔内压用以排便。

（6）老年人常服用多种药物，某些制剂可引起或加重便秘。此外，肠道菌群失调在便秘中也可能发挥一定作用。

三、大便失禁

正常人控制排便的机制是：

（1）直肠感知肠内的膨胀压力，激发控制排便节制的动力学反应。

（2）肛门内括约肌的张力，使肛管在大部分时间都处于关闭状态。

（3）肛门外括约肌和耻骨直肠肌的张力，使在肛门内括约肌松弛期间，维持肛管直肠角的存在，并使肛管处于闭锁状态。

（4）直肠适应性，使在直肠内压不至过高情况下，允许直肠充盈。

任何因素引起上述环节的功能或结构改变，引起粪便成分异常、直肠容量和顺应性下降、直肠感觉功能不全和肛管括约肌或盆底功能失常，使控制排便功能障碍，都可以导致大便失禁。

第四节　内分泌代谢系统

一、老年糖尿病

糖尿病是胰岛素分泌和（或）胰岛素作用缺陷致胰岛素绝对或相对不足，引起一系列的代谢紊乱。

（一）碳水化合物代谢

由于葡萄糖在细胞内磷酸化减少，进而导致糖酵解、磷酸戊糖旁路及三羧酸循环减弱，糖原合成减少、分解增多。以上代谢紊乱使肝、肌肉和脂肪组织摄取利用葡萄糖的能力降低，空腹及餐后肝糖输出增加；又因葡萄糖异生底物的供给增多及磷酸烯醇型丙酮酸激酶活性增强，肝糖异生增加，因而出现空腹及餐后高血糖。胰岛素缺乏使丙酮酸脱氢酶活性降低，葡萄糖有氧氧化减弱，能量供给不足。

（二）脂肪代谢

由于胰岛素不足，脂肪组织摄取葡萄糖及从血浆清除甘油三酯的能力下降，脂肪合成代谢减弱，脂蛋白脂肪酶活性低下，血浆中游离脂肪酸和甘油三酯浓度增高。在胰岛素极度缺乏时，激素敏感性脂酶活性增强，储存脂肪的动员和分解加速，血游离脂肪酸浓度进一步增高。肝细胞摄取脂肪酸后，因冉酯化通路受到抑制，脂肪酸与辅酶 A 结合生成脂肪酰辅酶 A，经 β 氧化生成乙酰辅酶 A。因草酰乙酸生成不足，乙酰辅酶 A 进入三羧酸循环受阻而大量缩合成乙酰乙酸，进而转化为丙酮和 β 羟丁酸，三者统称酮体。当酮体生成超过组织利用和排泄能力时，大量酮体堆积形成酮症，进一步可发展至酮症酸中毒。

（三）蛋白质代谢

肝、肌肉等组织摄取氨基酸减少，蛋白质合成代谢减弱、分解代谢加速，导致负氮平衡。血浆中成糖氨基酸（丙氨酸、甘氨酸、苏氨酸和谷氨酸）浓度降低，反应糖异生旺盛，成为肝糖输出增加的主要来源；血浆中成酮氨基酸（亮氨酸、异亮氨酸和缬氨酸等支链氨基酸）浓度增高，提示肌肉组织摄取这些氨基酸合成蛋白质能力降低，导致患者乏力、消瘦、组织修复和抵抗力降低。同时还有胰高血糖素分泌增加，且不为高血糖所抑制。胰高血糖素具有促进肝糖原分解、糖异生、脂肪分解和酮体生成作用，对上述代谢紊乱起促进作用。

二、骨质疏松症

老年性骨质疏松症一方面由于增龄造成骨重建失衡，骨吸收 / 骨形成比值升高，导致进行性骨丢失；另一方面，增龄和雌激素缺乏使免疫系统持续低度活化，处于促炎性反应状态。炎性反应介质肿瘤坏死因子 α（tumor necrosis factor-α，TNF-α）、白介素（interleukin，IL）-1、IL-6、IL-7、IL-17 及前列腺素 E2（prostaglandin E2，PGE2）均诱导 M-CSF 和 RANKL 的表达，刺激破骨细胞，并抑制成骨细胞，造成骨量减少。雌激素和雄激素在体内均具有对抗氧化应激的作用，老年人性激素结合球蛋白持续增加，使睾酮和雌二醇的生物利用度下降，体内的活性氧类（reactive oxidativespecies，ROS）堆积，促使间充质干细胞、成骨细胞和骨细胞凋亡，使骨形成减少。老年人常见维生素 D 缺乏及慢性负钙平衡，导致继发性甲状旁腺功能亢进。年龄相关的肾上腺源性雄激素生成减少、生长激素 - 胰岛素样生长因子轴功能下降、肌少症和体力活动减少造成骨骼负荷减少，也会使骨吸收增加。此外，随增龄和生活方式相关疾病引起的氧化应激及糖基化增加，使骨基质中的胶原分子发生非酶促交联，也会导致骨强度降低。

第五节　造血和血液系统

贫血

（一）血红蛋白降低对氧的亲和力的影响

血红蛋白下降时造成组织缺氧，此时红细胞内 2，3- 二磷酸甘油酸（2，3-DPG）生成增加，使血红蛋白对氧的亲和力下降，氧解离曲线右移，增加氧的释放供组织利用，缓解患者的缺氧症状。慢性贫血的患者，常常能够耐受较严重程度的贫血，主要依靠 2，3-DPG 增高这一代偿机制。

（二）血流重新分布

贫血发生后，为保障需氧量高的重要器官的供氧，机体能自动调节不同器官的血流分配。在贫血时对缺氧耐受性较高的脏器如皮肤、肾脏等供血的血流会明显减少，以保证心、脑、肌肉的血液供应。

（三）心功能的变化

贫血状态下心跳加速、心输出量增加使血液循环加速，从而组织能有更多机会得到氧。贫血时由于血液黏度较低并伴有血管扩张，使外周阻力下降，也可以使血流加速，从而维持较高的心输出量，代偿性增加组织供氧。一般轻度贫血时静息状态下心输出量变化不大，当血红蛋白 < 70g/L 时，心输出量即明显增加。

正常情况下心肌可以耐受较长时间的高动力循环，但在老年患者，贫血程度严重、长时间心肌过度运动以及冠心病等基础病变，可能导致冠状动脉供氧不足，出现心绞痛、心功能不全甚至心肌梗死。心力衰竭时血浆量增加，反过来又加重心脏负担，而使心肌衰竭更加严重。研究显示老年充血性心力衰竭合并贫血的患者比无贫血的患者死亡率显著增高，急性心肌梗死合并贫血的老年患者 30 天死亡率显著高于非贫血者。

（四）肺功能的变化

贫血患者在体力活动时常有呼吸加快、加深，一般贫血时血氧分压并无明显改变，呼吸加快并不能增加组织氧气供应，这主要是由于机体对组织缺氧的反应，可能缺氧时二氧化碳增高，通过呼吸中枢引起呼吸加快；此外，还可能与潜在的充血性心力衰竭有关。

第六节　神经系统

一、缺血性脑血管病

由于脑的能量主要来源于葡萄糖的有氧代谢，几乎无能量储备，因此，脑组织对缺血缺氧性损害非常敏感。实验证明，神经细胞在完全缺血、缺氧 10 秒即可出现电位变化，20 秒则大脑皮质的生物电活动消失，30~90 秒后小脑及延髓的生物电活动消失。脑组织缺氧后可由于能量耗竭等多种因素而引发神经细胞肿胀、变性、坏死、凋亡以及胶质细胞肿胀、增生等，尤其以神经元死亡和进行性受损为显著特征。缺血性损害的脑组织分为以下 3 个区：

（1）中心缺血区：由于脑血流中断，脑组织完全缺血缺氧，导致脑细胞死亡，神经元功能丧失，主要表现为坏死。

（2）缺血半暗带：这是梗死灶中心和正常组织间的移行区，其电活动消失，但尚能维持自身离子平衡和结构上的完整。当再灌注时，神经元功能可恢复正常，即半暗带内缺血性脑组织的功能是可以恢复的。

（3）远离病灶区：在脑局灶性损害时，远离病灶的区域呈现脑功能过度兴奋或抑制的紊乱。

二、脑出血

脑出血出血部位：50%~60% 位于壳核，丘脑、脑叶、脑干、小脑出血各占10%。壳核出血常常向内压迫内囊，丘脑出血向外压迫内囊，向内破入脑室系统，向下可影响丘脑下部和中脑。原发性高血压、淀粉样血管病、动脉瘤、动静脉畸形常导致血管破裂，出血量大；血液病、动脉炎及部分梗死后出血常为点片状出血，临床症状轻。

脑出血后，细胞毒性物质如血红蛋白、自由基、蛋白酶等释出，兴奋性氨基酸释放增加，细胞内离子平衡被破坏，血脑屏障被破坏；血浆成分进入细胞间质，渗透压增高，引起血管源性水肿；血肿溶出物质如蛋白质、细胞膜降解产物、细胞内大分子物质使细胞间液渗透压增高，加重脑水肿。离血肿越近水肿越重。一般水肿2~3 天达到高峰，稳定 3~5 天，最长可持续 2~3 周。

病理所见，出血侧脑组织肿胀，脑沟变浅，血液可破入脑室系统或蛛网膜下腔，出血灶为圆形或卵圆形空腔，内充满血液或血块，周围为坏死脑组织或软化带，有炎性细胞浸润。血肿周围脑组织受压，水肿明显，使周围脑组织和脑室受压移位变形和脑疝形成，幕上出血挤压丘脑下部和脑干，使之受压变形和继发出血，出现小脑幕疝；如颅内压增高明显或脑干、小脑大量出血引起枕骨大孔疝，脑疝是脑出血死亡的直接原因。

新鲜出血呈红色，急性期后血块溶解形成含铁血黄素为棕色，吞噬细胞清除含铁血黄素和坏死脑组织，胶质增生，小出血灶形成胶质瘢痕，大出血灶形成中分囊，内含含铁血黄素和透明液体。

三、老年性痴呆

（一）淀粉样蛋白斑块假说

（1）老年斑块：纠结的神经细胞周围堆积一些细胞残骸，即老年斑块，有些是良性，有些则具有神经毒性，尤其是含 BuChE 的斑块，其核心有大蛋白分子片段 β-AP 的不正常堆积。

（2）神经炎性斑块：这种斑块是细胞外结构，在 AD 患者脑中常见，特别是在海马和新皮质中，主要是由 β-淀粉样蛋白（Aβ）沉积所致，Aβ 是一种致密的不可溶性结构。

（二）神经纤维缠结假说

细胞学层面可发现细胞怪异、杂乱地纠结在一起，表示邻近细胞骨架发生病变。

（三）炎性机制

老年痴呆患者有一个缓慢的炎性病理改变过程，Aβ 可激活胶质细胞，引发炎症反应，激活的胶质细胞可使炎症介质生成增加，慢性炎症产物造成信号传导通路发生紊乱，最终使神经细胞发生死亡。

（四）神经细胞钙稳态失调和自由基代谢异常

Aβ 作用于神经元膜表面的受体，可引起 Ca^{2+} 内流，当细胞内 Ca^{2+} 持续升高并同时存在自由基时，最后会导致神经元环路失衡，脑的整合功能障碍。

（五）胆碱能机制

老年痴呆患者的痴呆程度与皮质和海马中乙酰胆碱的缺失相关，在老年痴呆患者脑内，可发现胆碱能神经元丧失，胆碱能神经纤维退行性变。

第七节 老年期精神障碍

一、老年期抑郁障碍

（一）遗传因素

遗传因素在发病中的作用随年龄增大而减少。

（二）社会心理因素

老年期抑郁在病前重大生活事件发生率与中青年相似，但事件严重性较重。事件类型为家庭冲突及躯体疾病。居丧反应是常见的，这种不良心境可持续 1 个月。如能保持正常适应能力，应视为正常反应。并非每个人遭受重大生活事件都患病，也不一定患情感障碍。

（三）病前人格特征

正常老化过程也常伴有人格特征的改变，如孤僻、被动、依赖和固执等。本病患者有明显人格缺陷，与正常老年人比有突出的回避和依赖人格特征。老年人躯体疾病的存在可使这些特征更突出。

（四）生化代谢异常

近年研究发现单相抑郁症患者血中去甲肾上腺素（NE）、脑脊液中 NE、3- 甲氧基 -4- 羟基苯乙二醇（MHPG）及其代谢产物不是降低而是升高。而且 MAOI 和 TCA 升高 NE、5-HT 作用发生快，临床显效时间慢，使情感障碍的单胺学说受到挑战。5-HT 在抗抑郁药物和情感疾病的研究领域一直受到重视，选择性 5-HT 耗竭剂可逆转 TCAs 和 MAOIs 的抗抑郁作用，自杀者脑内 5-HT 含量明显降低。有人发现，脑脊液 5-HT 浓度与抑郁程度相关，浓度越低抑郁越重。此外，DA 和 GABA、胆碱能系统功能障碍也与情感性障碍有关。

（五）神经内分泌

正常老年人和抑郁性障碍的神经内分泌改变是常见的。有时同一患者既有迟钝的 TRH 反应，又有异常的 DST，有的只有其中之一，有的两者皆无。年龄因素本身即可造成迟钝的 TRH 反应。神经内分泌改变的病理生理意义还不明确，有待进一步阐明。

（六）大脑解剖结构和病理改变

CT 和 MRI 技术相继用于情感性障碍的研究。45 岁以上抑郁患者皮质下脑组织结构改变的发生率增加已经得到 MRI 影像学的证实。这些损害可能与老年期抑郁的发生和预后有关。

二、老年期睡眠障碍

主要表现为睡眠时间改变和睡眠结构变化，60~80 岁健康老人虽就寝时间平均为 7.5~8 小时，但睡眠时间平均为 6~6.5 小时；觉醒次数及时间增加，睡眠潜伏期延长，总睡眠时间及睡眠效率降低。I 期睡眠（浅睡眠）时间延长，而Ⅲ、Ⅳ期睡眠（深睡眠）随增龄而缩短，60 岁以上老年人的慢波睡眠占总睡眠时间的 10% 以下，75 岁以上老年人的非快速眼动期及Ⅳ期睡眠基本消失。

第八节　泌尿生殖系统

一、泌尿系统感染

（一）自身免疫能力减退

（1）全身因素：全身免疫机能随着年龄的增长逐渐减退，包括体液免疫和细胞免疫。同时，老年人群的糖尿病、肿瘤、高血压、冠心病等的患病率明显增高。这使他们的体力活动减少，又进一步降低了机体对外来感染的抵抗能力。

（2）局部原因：老年男性前列腺液的分泌量减少，女性雌激素水平的下降使阴道酸度降低，阴道黏膜萎缩使其成为革兰阴性需氧菌的易发地带，老年萎缩性尿道炎更增加了这种机会。另外，老年人尿路黏膜发生萎缩、变薄等的退行性变，局部产生的抗菌活性物质（分泌性免疫球蛋白）减少，使尿路黏膜的防御能力减弱，这些都使泌尿系统局部的抗菌能力减退，从而增加发生感染的可能。

（二）诱发因素增多

（1）全身因素：老年人常患有糖尿病、慢性肾功能不全、脑血管意外、骨折、肿瘤、外伤以及其他慢性疾病，经常长期卧床及使用激素和免疫抑制剂等，都可以使尿路感染的机会增多。

（2）局部因素：老年患者因为前列腺疾病、膀胱肿瘤、泌尿系结石、膀胱颈硬化以及女性子宫脱垂等因素均使膀胱输尿管排出不畅，尿反流增加，加上排尿功能紊乱而易导致泌尿系感染，细菌在引流不畅的膀胱尿液中增殖极快，其中慢性细菌性前列腺炎为老年性复发性泌尿系感染的最常见原因。

（3）医源性因素：老年人因为前列腺增生、脑血管意外及泌尿系肿瘤等疾病需要进行多种尿道操作，如导尿、尿道手术、膀胱镜检查，尤其是留置导尿管和膀胱造瘘术后更容易造成局部损伤和病菌的侵入，使老年人医院内获得性泌尿系感染的概率明显增高，老年人其他系统感染因长期相对大剂量地使用广谱抗生素使部分患者可发生泌尿系的霉菌感染。

（三）常见致病菌各有不同

泌尿系感染多是由需氧菌所引起，厌氧菌仅出现直肠膀胱瘘或其他泌尿道和肠道异常沟通的患者。年轻人特别是女性的泌尿系感染的最常见的致病菌为大肠埃希菌、老年人泌尿系感染大肠埃希菌所占的比例明显减少。而变形杆菌、克雷白杆菌、绿脓杆菌、肠球菌以及其他革兰阳性菌、霉菌、衣原体的感染率在逐渐增高，这是由老年人的泌尿系感染多为慢性、反复发作及院内或社区内获得性感染所致。由于抗生素的广泛使用，耐药菌所致的尿路感染也在不断增多。

二、泌尿系结石

尿路结石在肾和膀胱内形成。结石的部位、大小、数目、继发炎症和梗阻程度等因素决定着疾病的病理生理改变。绝大多数输尿管结石和尿道结石是结石排出过程中，停留在该处所致。尿路结石可引起泌尿系统直接损伤、梗阻、感染和恶性变。

肾盏结石可以停留在原位，也可向肾盂增大，亦可进入肾盂或输尿管。结石可自然排出，或停留在尿路某一部位。当肾盏颈部梗阻时，导致肾盏积液或积脓，进一步引起肾实质感染、疤痕形成，甚至发展为肾周感染。当结石阻塞肾盂输尿管连接处或输尿管时，可引起急性完全性梗阻或慢性不完全性梗阻。前者在及时解除梗阻后，可无肾脏损害。慢性不完全性梗阻可导致肾积水，使肾实质逐渐受损而影响肾功能。较大的肾盂结石对肾实质和肾功能的损害轻微。结石可损伤尿路黏膜导致出血、感染。在有梗阻时更易发生感染。感染与梗阻又可促使结石迅速长大或再形成结石。结石在肾盂或膀胱内偶可引起恶变。结石在肾内逐渐长大，充满肾盂及部分或全部肾盏，形成鹿角形结石。可继发感染，亦可无任何症状。

结石进入输尿管时，常停留或嵌顿于生理狭窄处，即肾盂输尿管连接处、输尿管跨越髂血管处及输尿管膀胱联接处。由于输尿管内径自上而下由粗变细，结石位于输尿管下 1/3 处最为多见。

三、良性前列腺增生

良性前列腺增生导致后尿道延长、受压变形、狭窄和尿道阻力增加，出现膀胱出口梗阻，当流出道阻力增加时，为维持尿流膀胱逼尿肌压力升高和（或）膀胱过度活动症（overactive bladder，OAB）并出现相关排尿期症状。随着膀胱压力的增加，出现膀胱逼尿肌代偿性肥厚、逼尿肌不稳定，并引起相关储尿期症状。若梗阻长期未能解除，逼尿肌则失去代偿能力，发生上尿路改变，如肾积水及肾功能损害，其主要原因是膀胱高压所致尿潴留以及输尿管反流。

四、肾衰竭

衰老是所有物种生命的自然进程，肾脏衰老性改变通常始于 40 岁，50 岁左右为加速期，表现为肾单位逐渐丢失，肾小球硬化、肾小管萎缩及间质纤维化，肾小球、肾小管功能及血流动力学改变，水、电解质紊乱等。由于肾脏在组织结构上的退化，导致衰老肾脏对外界刺激如血管紧张素、高盐、氧化应激、缺血再灌注损伤等的防御能力减弱，较年轻人更易出现肾衰竭。

（一）肾小球功能

随着年龄的增长，完整和正常的肾小球数目进行性减少。正常成年人每侧肾脏的肾小球数为 33 万 ~110 万个。年龄与肾小球数目成反比，与肾小球的体积和肾脏的重量也成反比。研究表明，肾小球的数目与出生时的体重有明显相关关系，出生时体重每增加 1kg，肾小球可以多出 257~426 个；肾小球数还与患者对高血压和肾脏疾病的易感性明显相关。因此，出生时低体重的老年人肾脏的老化改变可能更明显。肾小球体积与肾小球数目呈现明显的负相关关系，尸检表明，老年人硬化性肾小球数相平行，且硬化性肾小球的百分数越大，代偿肥大的肾小球也越多。随着年龄的增长，硬化性肾小球的数量逐渐增多。

衰老肾脏的体积较小，肾实质尤其是肾皮质变薄，故肾血流量明显减少，65 岁以上老年人的肾血浆流量仅为青年人的一半，男性减少较女性更为显著。

肾小球滤过率在 40 岁之后随年龄增长而逐渐降低，80 岁以上肾功能将损失 30%~40%。健康老年人的肾储备降低，因而发生急性缺血性损害或其他损害时，老年人群更易出现急性肾衰竭。

（二）肾小管间质功能

肾小管间质结构和功能的老年性改变主要有：肾小管的数量和体积随着年龄的增长逐渐减少，40 岁以后，功能性肾小管组织按照每年 1% 的速度递减，近曲肾小管的体积也明显缩小；肾小管尤其是远曲小管的长度变短，出现管腔扩张、憩室和囊肿；肾小管萎缩，肾小管上皮细胞出现凋亡和空泡样变性；肾间质体积明显增加的间质纤维化逐渐明显，并偶见炎症细胞浸润。肾小管间质的病变如肾小管萎缩、间质纤维化等通常给人的印象是慢性的、静止的和不可逆的改变，但实际上这些病灶却代表着一个活动的病变过程，如局灶的肾小管细胞增殖、肌纤维母细胞的激活、巨噬细胞浸润、炎症因子和黏附分子的产生、肾小管周毛细血管的丧失、细胞凋亡等，所以肾小管间质结构和功能的老年性改变应引起临床医师的高度重视。

老年人肾小管间质功能的改变可以导致以下几方面的问题：钠的吸收和排泄障碍，容易造成机体的钠平衡失调；肾小管水及渗透压平衡功能损害，尿液的浓缩稀释功能出现障碍，容易造成血容量不足和脱水状况；肾小管排酸、重吸收和重新合成碳酸氢根的功能损害，有时可能引起代谢性酸中毒；肾小管对各种物质转运的储备功能降低，可以引起钙、磷代谢失衡，影响某些药物的代谢等；肾小管间质损伤后，可以影响肾素血管紧张素、前列腺素、激肽类物质、1，25- 二羟维生素 D_3 及红细胞生成素等的合成，影响抗利尿激素和利钠因子的反应性。

五、尿失禁

膀胱颈及近端尿道下移：正常情况下，在腹压增加引起膀胱压增加的同时，腹压可同时传递至尿道，增加尿道关闭能力，以防止压力性尿失禁的发生。

尿道黏膜的封闭功能减退。

尿道固有括约肌功能下降：尿道平滑肌、尿道横纹肌、尿道周围横纹肌功能退变及受损，导致尿道闭合压下降。

尿道本身的结构、功能，尿道周围的支撑组织相关的神经功能障碍均可导致尿道关闭功能不全而发生尿失禁。

参考文献

[1] 辛华，凌一童，李野，等 . 老年脑卒中患者血压变异与动脉弹性的相关性研究 [J]. 中华神经医学杂志，2018，17（2）：170-175.

[2] 李玲莉，魏文迎，张宁，等 . 心脏成纤维细胞的来源及其对心肌纤维化的作用 [J]. 武汉大学学报（医学版），2018，39（3）：502-506.

[3] 王浩，付炜，徐志伟，等 . 心脏传导系统的发生与调节机制的研究进展 [J]. 中华临床医师杂志（电子版），2012，6（22）：7308-7310.

[4] 罗显元，工学斌，李英，等 . 高血压性心脏损害伴心力衰竭患者治疗前后血清肝细胞生长因子浓度变化 [J]. 中华心脏与心律电子杂志，2017，5（2）：95-97.

[5] 崔伟锋，王连珂，潘玉颖，等 . 降压宝系列方药治疗原发性高血压对心脑血管风险的影响 [J]. 中国老年学杂志，2018，38（17）：4097-4099.

[6] 刘哲，王晶 . 老年心力衰竭患者 BNP、甲状腺激素检测对心功能、预后判断的价值 [J].

中国心血管病研究，2018，16（2）：160-162.

[7] 张述萍，成丽娟，刘芳，等.儿茶酚胺氧位甲基转移酶基因多态性与老年心肌梗死关系的研究 [J].中华老年心脑血管病杂志，2009，11（11）：847-849.

[8] 秦茵茵，吴国锋，黎锐发，等.吸入噻托溴铵对老年慢性阻塞性肺病患者肺功能与气道炎症的影响 [J].中国老年学杂志，2013，33（2）：249-251.

[9] 张昱，白春学，王桂芳.老年与中青年急性肺血栓栓塞症（PTE）患者的临床特征分析 [J].复旦学报（医学版），2012，39（4）：390-394.

[10] 李菁.老年消化性溃疡患者血清Ⅰ型胶原氨基端前肽、胃泌素水平及其与幽门螺杆菌感染的关系 [J].中国老年学杂志，2016，36（13）：3230-3232.

[11] 王国良，蒋西华.胃食管反流病与幽门螺杆菌感染 [J].老年医学与保健，2007，13（01）：13-14.

[12] 王连源，张厚德，袁世珍，等.单纯疱疹病毒Ⅰ型与消化性溃疡的关系 [J].世界华人消化杂志，1999，7（10）：914-915.

[13] 徐国会，萧枫，宋花玲，等.老年慢性功能性便秘康复干预的效果 [J].中国老年学杂志，2018，38（15）：3661-3663.

[14] 邹楚冰，陈淑琪，陈继欣，等.广东省乡镇地区老年人便秘与心理因素相关性 [J].中国老年学杂志，2018，38（4）：960-961.

[15] 熊艳华，张勤，蒋婧瑾，等.肠内营养制剂对老年糖尿病患者糖脂代谢的影响 [J].中华老年医学杂志，2018，37（6）：653-657.

[16] 赵昕，王萌，赵敏迪，等.中老年糖尿病高血压及血脂异常患者血清维生素 D 水平分析 [J].中华老年医学杂志，2018，37（7）：764-767.

[17] 蒋婧瑾，徐丽倩，周文静，等.唑来膦酸与阿仑膦酸钠对老年骨质疏松症骨密度和骨代谢指标的影响 [J].中华危重症医学杂志（电子版），2018，11（2）：120-123.

[18] 黄波，丁跃有，曹佳齐，等.促红细胞生成素结合左卡尼汀对老年慢性心衰合并贫血患者心功能的影响 [J].中国老年学杂志，2015，35（23）：6741-6742.

[19] 郝素芳，侯翠红，裴娟慧，等.血红蛋白、胆红素在预测心衰患者全因死亡风险中的作用 [J].中国分子心脏病学杂志，2012，12（5）：271-276.

[20] 刘一民，赵艳艳，陈红兵.神经干细胞移植脑缺血模型大鼠神经细胞凋亡、分化及神经行为学的变化 [J].中国组织工程研究，2017，21（13）：2029-2035.

[21] 黎法利，郑咏仪，郑国雄，等.氨基末端脑钠肽前体与老年高血压脑出血患者脑水肿的关系 [J].中华神经外科疾病研究杂志，2018，17（5）：395-398.

[22] 王明华，周柏玉，付学锋.β 淀粉样蛋白在老年痴呆症突触活动改变中作用的研究进展 [J].神经解剖学杂志，2015，31（5）：655-658.

[23] 李则挚，苑成梅，吴志国，等 . 双相障碍抑郁发作与单相抑郁症的临床特征比较 [J].
上海交通大学学报（医学版），2011，31（11）：1513-1517.

[24] 曾干，焦娟 . 选择性 5-HT 再摄取抑制剂联合大剂量阿司匹林对重度抑郁症患者短
期自杀风险影响的初步研究 [J]. 中华临床医师杂志（电子版），2015，9（11）：
2042-2045.

[25] 徐淼，潘霄，尹又，等 . 曲唑酮治疗老年期痴呆睡眠障碍的临床探讨 [J]. 中华老年
多器官疾病杂志，2014（5）：340-343.

[26] 李国民，徐虹，高学武，等 .36 例儿童局灶节段性肾小球硬化的病因分析 [J]. 中华
妇幼临床医学杂志（电子版），2013，9（3）：323-329.

（邬　波，智春升，王立杰）

第七章　老年骨折的并发症

骨折的并发症很多，与骨折的部位、患者的个人因素等密切相关。老年人是一个特殊的群体，不论是在生理、心理方面，还是在社会中担当的角色方面，都有其固有的特点。其临床特点包括：

（1）轻微暴力致骨折多于较重暴力。

（2）髋部骨折发病率高，长期卧床，易发生并发症，使病死率增高。

（3）对于老年患者，骨折所致的重要器官的并发症及合并症：反复发作的心血管、呼吸、消化系统疾病；褥疮、坠积性肺炎等。若治疗不当，常为老年骨折患者死亡的直接原因。

（4）年龄分布差异，骨质疏松性骨折老年女性发病率高于男性，一般认为与绝经后雌激素分泌不足有关。

除与年龄性别因素有关外，治疗过程中出现的骨科临床并发症，需要特别重视加以预防、正确处理。例如老年髋部骨折的患者，往往会出现不同程度上的意识障碍、泌尿系感染、电解质的紊乱、褥疮等并发症。还有一些会因老年患者的个体差异，如骨折延迟愈合或不愈合等；有些是与手术密切相关的，例如神经血管损伤、切口感染等。因此老年骨折并发症主要分为早期并发症和晚期并发症。

第一节　早期并发症

一、休克

在严重创伤中，急性大量失血极为常见，健康成年人的血液总量约为4500mL，失去30%就可能危及生命，常出现血压下降、面色苍白、脉搏贫弱、皮肤冰冷、尿量减少、神志淡漠等表现，将这些类似的综合征称之为休克。不管是闭合性骨折还是开放性骨折，骨折端出血都比较严重，常见于多发性骨折、骨盆骨折、股骨骨折、脊柱骨折、严重开放性骨折。Coleman 估计出血量：股骨骨折约为1000mL，髂骨骨折约为750mL，胫骨骨折约为400mL，肱骨骨折约为400mL，耻骨骨折为约350mL，尺桡骨骨折约为300mL。然而 Light 提出估计出血量为：骨盆骨折为1.5~4.5U，髋部骨折为1.5~2.5U，肱骨干骨折为1.0~2.0U，股骨干骨折为1.2~2.0U，胫骨骨折为0.5~1.5U，踝部骨折为0.5~1.5U，肘部骨折为0.5~1.5U，前臂骨折为0.5~1.0U，开放性骨折的失血量往往超过闭合性骨折，对其出血量应有充分评估，需警惕休克的发生，应尽早去除引起休克的原因，尽快恢复有效血容量，合理应用血管活性药物，保护和支持重要器官功能。

（一）创伤性休克常见的临床表现

（1）表情与意识：在休克早期，脑组织轻度缺氧，神经细胞的反应为兴奋，患者可表现为焦虑、激动等。当休克加重时，收缩压降至 50mmHg 左右时神经细胞的反应显著下降，由兴奋转为抑制，例如精神萎靡、表情淡漠、反应迟钝、昏迷。应予及时救治，避免病情加重。

（2）皮肤：在休克程度较轻时，指、趾温度会降低，当四肢厥冷的范围扩展到肘部及膝部以上表示休克已向深重方向发展，因此要注意观察皮肤的颜色、温度、湿度，当出现皮肤苍白、四肢皮肤湿冷、发绀表示周围血管收缩，观察口唇、面颊、甲床肤色的改变往往出现在血压、脉搏变化之前。

（3）脉搏：在休克早期出现脉搏细而快，往往出现在血压下降之前。休克患者的脉率增快，常可以超过 120 次 / 分钟，当脉搏变为慢而细时，则代表休克到达晚期心力衰竭。

（4）静脉：观察其颈静脉及外周静脉萎缩或充盈的情况，静脉萎缩，提示血容量不足，静脉过于充盈，提示心力衰竭或补液过多。

（5）低血压：是诊断休克的一个重要指标，但不是一个早期指标。

（6）心排血量：大多数休克，尤其是低血容量性休克，心搏量和心排血量都降低。但是在创伤后，感染性休克的患者心搏量上升，却不一定表示情况有好转，因为此时大部分血量被动 - 静脉短路所分流，通常用心脏指数，即每份输出量除以体表面积来表示心排血功能的改变，休克患者通常低于 $3.2L/(min \cdot m^2)$，休克持续时间越长，指数越低。

（7）尿量：正常情况下血容量和血管张力的改变能迅速地通过尿量变化反映出来。

（二）在治疗上的救治原则

创伤性休克作为低血容量性休克，补充足够的血容量是提高心排血量和改善组织灌注的根本措施。严重创伤性休克患者的输液应达到下列目标：根据 CVP 测定，其血容量已充足；血细胞比容正常，蛋白和胶体充分补偿已丢失的细胞外液；血液中的电解质紊乱和 pH 异常已被纠正补足供给所需的热量。因此没有哪种液体能完全达到上述目标，各种液体必须调配起来联合应用，正常的血液成分、蛋白和其他胶体液在休克治疗开始阶段的输液速度远比输液的种类重要。因此，在交叉配血准备输血前必须立即开始输液，首先以最快的速度输入液体，如等渗盐水或平衡液等电解质溶液或葡萄糖盐水。一般是先水后血，必要时随之输入血浆或血浆增溶剂，加速恢复组织细胞灌流，改善缺氧情况。等渗溶液相当于细胞外液，是在抢救低容量性休克患者时常用的基本液体。胶体溶液包括血浆、白蛋白，近年来越来越多采用输血，人工胶体溶液有右旋糖酐、羟乙基淀粉等，用此类胶体溶液主要是争取抢救时间，维持血容量，实践证明是有效的方法。晶体液和人工胶体溶液缺少携氧功能，应注意红细胞比例不能低于 0.2，在此下限应补红细胞和携氧溶液。在严重休克时主张采用晶体和胶体液的比例为 2：1 或 3：1。晶体液以平衡液为好。失血性休克，近年来多使用高渗盐水治疗，常用的高渗盐水溶液有 7.5%NaCl，输入量为 100~200mL（4mL/kg），在 3~5 分钟内快速输入，15 分钟内可重复输入，总量不超过 400mL，如血压明显上升，可迅速输血。创伤患者输血的血液来源，可采用自体输血法。常有两种方法：预存自体输血法和血液稀释法。其特点是携氧能力高，无传染病和并发溶血的危险，常用的是在手术中自体失血的回输，如肝或脾的破裂。但有血液污染的肠道损伤时禁止应用，此方法输血有利于急救复苏，无须交叉配血，但自身血中血小板和纤维蛋白含量均较低，大量输血后易导致止血障碍，应注意血小板的补充。库存血中，新鲜的是在 6~24 小时以内采取，其优点是血小板含量较高，其他成分和一般库存血相差无几。血浆代用品是一种分子量类似血浆蛋白的胶体溶液，输入后胶体渗透压可以代替和扩张血容量，在失血量小于 20% 血容量时，可单独用代血浆补充，失血量 20%~40% 血容量的时候，代血浆输入一半，失血大于 50% 血容量的时候，则输代血浆 1/3、全血 2/3。目前常用的血浆代用品有右旋糖酐、羟乙基淀粉和明胶等。血浆代用品使用不当，如过量输入可发生凝血功能障碍、过敏反应，症状严重时应更换液体和使用激素。输液要速度快，目的是为了达到早期使组织灌流得以恢复，有利于休克纠正。有人主张低血容量最好在 2 小时内得到纠正。缓慢输入液体所需液体量多而效果差。如 2000mL 液体在 24 小时中缓慢滴入，对纠正休克无济于事，但改为 2 小时内输入，休克会迅速转好。轻度失血性休克于 1 小时内输入平衡液 1200~2500mL，重者 0.5 小时内输入 3000mL，若上述措施效果不明显，应在快速输液和输血的同时迅速手术止血，根据患者需要再选择输液剂。输液量在理论上是缺多少补多少，但事实上很难办到。在轻度低血容量休克时，由于有 3 倍于血管内液的细胞外液做后盾，即使欠量补充，机体也可暂时自行代偿。另一方面，扩容才能恢复正常稳定的血流动力学。

二、常见重要内脏器官损伤

（一）肋骨骨折是胸部创伤最常见的形式

肋骨骨折以 4~9 肋骨折最为常见，且容易损伤肺、胸膜、支气管、心脏等重要器官。高位肋骨（1~3 肋）骨折可能会伴有大血管严重创伤，低位肋骨（11~12 肋）可能伴有脏器伤害。单发肋骨骨折常见，文献报道占胸部钝性创伤的 10%，但由于胸部 X 线对肋骨骨折不敏感，单发肋骨骨折的漏诊并不少见，多发肋骨骨折则要注意是否有严重胸部创伤的存在，多处多根肋骨骨折容易引起胸壁的反常活动，称为"连伽胸"，导致严重的呼吸循环障碍。对引起呼吸功能障碍的连枷胸患者应该尽早进行治疗，给予患者插管和机械通气。对有严重呼吸功能障碍或者功能障碍进行性加重的患者，气管插管或气管切开可以有效改善通气、减少死腔。肺挫伤是最主要的胸部钝性伤，占胸部创伤的30%~75%。常见受伤机制是车祸、高处坠落和爆炸伤。肺挫伤常与其他胸部损伤同时存在。应保证患者血氧饱和度在90%以上，必要时吸氧，给予止痛治疗，如果通气不能维持则需要气管插管和机械通气，肺撕裂常见于穿通伤或者钝性伤，常出现不同程度的胸痛、呼吸困难、发绀等症状，X线可发现气胸、胸腔积液等表现，CT可以发现肺撕裂伤的程度和范围，取半坐位，抗感染治疗。胸腔积气或积血尽早行胸腔闭式引流术，多数患者在闭式引流后肺撕裂可逐渐痊愈，如引流管继续出血或出现大量血气胸合并休克者，必须及时开胸探查，可行手术修复或楔形切除。对肺部大血管破裂不能修复者应做肺叶切除。

（二）骨盆骨折常致膀胱和尿道损伤

骨盆骨折常致膀胱和尿道损伤：会阴疼痛、肿胀以及血尿、排尿困难、膀胱及尿道损伤。在骨盆骨折中，膀胱和尿道损伤的发生率为13%。尿道损伤常见于男性，通常是膜部的损伤；而在女性患者中，膀胱损伤更常见。骨盆骨折合并膀胱破裂多由耻骨联合及耻骨支骨折脱位后间接暴力引起。膀胱造影检查确诊率可达85%~100%，是诊断膀胱破裂的可靠方法。如确诊膀胱破裂，则应该根据实际情况施行膀胱修补手术。手术适应证如下：①尿外渗或出血严重。②腹膜内膀胱破裂。③合并后尿道断裂。④合并腹内脏器损伤。

（三）尿道损伤

尿道损伤多由骨盆骨折时的撕裂、牵拉甚至是移位的骨折块切割所致。尿道外口滴血或者有血迹，有尿意但是排不了尿，是尿道损伤重要的临床表现。但有时大多数患者在早期可能无此典型表现，仅有下腹或会阴部的疼痛。尿道完全断裂者尿液可渗至膀胱颈和前列腺周围，引起耻骨上或会阴部肿胀、疼痛，肛门指诊可发现前列腺窝处肿胀、压痛，前列腺移位或触诊有漂浮感。尿道逆行造影或排泄性尿道造影是确诊尿道、膀胱损伤的有效方法，尿道断裂如早期处理不当可导致尿道狭窄、尿失禁、勃起障碍等并发症，直接影响疗效和生活质量。但当并发骨盆骨折的尿道完全断裂的时候，需早期进行尿道吻合修复术、耻骨上膀胱造瘘、延期尿道成形术、尿道会师术等。对一些病情严重、血流动力学极不稳定的患者，在早期急救时不适合行尿道会师术，此时应单纯行耻骨上膀胱造瘘术。严重的骨盆骨折可影响女性阴道。骨盆前环耻骨支、坐骨支骨折端移位可直接刺入阴道，会让骨折与阴道相通，导致开放性伤害，并伴有大量出血。骨盆骨折合并导致阴道损伤者应尽早在严格清创后缝合修补阴道损伤，放置引流。对严重骨盆骨折伴有阴道流血的患者应及时请妇产科医师会诊处理。

（四）直肠、肛管直肠和肛管损伤

直肠、肛管损伤主要由坐骨骨折、移位所引起，骶骨、耻骨骨折移位也可引起。如直肠损伤破裂发生于腹膜反折以下，会引起直肠周围严重感染及盆腔蜂窝组织炎；损伤在腹膜反折以上，会导致弥漫性腹膜炎。因此，尽早确诊并及时采取有效的治疗是提高创伤性直肠肛管损伤治疗效果的关键一步。直肠肛管损伤的治疗关键是早期诊断及合理处理，具体处理措施是：

（1）直肠损伤应予急症修补并做结肠造瘘。

（2）低位直肠破裂处修补不满意的，必须行局部引流，而且经会阴的引流应达盆膈以上，必要时应持续负压吸引。

（3）清创一定要彻底，必要时要用邻近有活力的组织覆盖已暴露的骨折端。

（4）腹股沟和其他适当位置都要放置引流，必要时持续负压引流。需要合理使用抗生素。

三、脂肪栓塞综合征

由于骨折处髓腔内血肿张力过大，骨髓被严重破坏，脂肪滴进入破裂的静脉窦内，引起肺、脑脂肪栓塞。有些学者认为是由于创伤应激作用，导致正常的血液乳糜微粒失去了乳化稳定性，结合脂肪球成为栓子，阻塞肺毛细血管。肺灌注不良，肺泡膜细胞产生脂肪酶，使脂肪栓子中的中性脂肪小滴水解成甘油与游离脂肪酸，释放儿茶酚胺，损伤毛细血管壁，使富于蛋白质的液体漏至肺间质和肺泡内，发生肺出血、肺不张和低血氧。临床上表现为呼吸功能不全、发绀，胸部拍片会有广泛性肺实变。动脉低血氧可导致嗜睡、烦躁不安，甚至昏迷死亡。因此要积极正确处理受伤局部，早期使用活血化瘀药物及止痛治疗。脂肪栓塞综合征一般会发生在严重创伤，特别是长管状骨骨折以后。

（一）临床表现

脂肪栓塞综合征以意识障碍、瘀斑、进行性低氧血症和呼吸困难为特征。近年来国外报道，创伤患者的发生率为0~16%。Chow 等报道，多发骨折脂肪栓塞综合征发生率为24%。Ten Duis 报道，单纯性股骨干骨折脂肪栓塞综合征发生率为3%，股骨、胫骨同时骨折为10%，双侧股骨干骨折为33%，也有报道单纯肱骨干骨折并发脂栓塞综合征。髋、膝关节置换手术的发生率为0.1%。

（二）发病原因

脂肪栓塞综合征主要发生在脂肪含量多的长骨骨折，以股骨胫骨或者是骨盆骨折较多，尤其是因为高能量损伤引起的，同时有低血容量性休克的多发性骨折发生率最高，其他部位如脊柱、胸骨、肋骨、锁骨、坐骨等骨折也可并发，开放性骨折后的脂肪栓塞综合征发生率远比闭合性低，文献报道前者为 2%，后者高达 30%。故临床上脂肪栓塞综合征发生与否，与进入血流的脂肪含量有关。骨折血肿内可能含有高浓度蛋白，多肽物质释放，有促进脂滴进入血流的作用；创伤后特别是搬运途中，没有对骨折进行可靠的固定，以致骨折断端剧烈错动和挤压，是导致脂肪栓塞发生的重要因素，部分患者与骨折整复时的粗暴手法有密切关系。

（1）呼吸系统：广泛性肺脂肪栓塞综合征的临床表现为呼吸困难综合征（胸闷、胸痛、咳嗽、呼吸气促、呼吸衰竭），但 Hessman 认为，多发骨折后所发生的急性呼吸衰竭也可能是大量输液、输血导致低蛋白血症和肺水肿的结果。这种呼吸衰竭的患者除呼吸困难外，以两肺广布湿啰音及血性泡沫痰为其特点。脂肪栓塞综合征引起的呼吸困难的特点之一，是由于肺小动脉痉挛引起的肺动脉高压。因此在呼吸困难的初期，如肺动脉压正常，则大致不是由于肺脂肪栓塞引起。肺脂肪栓塞的典型 X 线表现，被 Aldred 描写为暴风雪影像。与一般肺炎不同，脂肪栓塞综合征起病急、发展快，气促为突出表现，早期白细胞不高，后期出现暴风雪样改变。

（2）神经系统：脑脂肪栓塞多属弥漫性，所以很少出现定位体征。临床上主要表现为意识障碍（烦躁、谵妄、朦胧、嗜睡、昏迷等），可伴有呕吐、尿失禁、抽搐及自主神经功能紊乱等症状。常在早期出现病理反射，重者可出现去大脑僵直。意识障碍持续的时间可为数小时至数十天不等，清醒后还是会遗留程度不同的失语、反应迟钝、痴呆、精神异常或人格的改变等；也有报道发生狂躁型精神病者。重症患者可在数天内死亡。

（3）循环系统：脉搏突然增快是脂肪栓塞综合征的常见表现，常较正常快 20~100 次/分钟，可能是肺动脉高压反射作用和（或）冠状循环脂肪栓塞的结果。而周围循环衰竭的低血压性休克少见。

（4）出血点：多分布在肩颈、胸腋部。有时很少，并且分散，容易忽略。下眼睑结膜下最易发现，大腿部、手或胸部偶见。出血点是由于皮肤小血管脂肪栓塞引起，或毛细血管脆性增加引起，或血小板减少引起，尚无定论。

（5）发热：发热是脂肪栓塞综合征的常见症状之一，发生在创伤后 48 小时之内，几乎与神经症状同时出现。临床上，凡是超出创伤的反应和急性感染范围的难以解释的突然高热，往往提示脂肪栓塞的发生。

（6）泌尿系统：肾脏的脂栓可在尿内检查到脂肪滴。

（三）治疗

（1）补充有效循环血容量，休克可诱发和加重脂肪栓塞综合征的发生和发展，必须及早纠正。

（2）轻症患者给予呼吸支持可自然痊愈，而肺部病变明显的患者，经适当呼吸支持，绝大多数可被治愈。肺功能的支持是治疗的关键，只要血氧分压不低于80mmHg，在血气分析的监测下可显著提高疗效。对亚临床脂肪栓塞以鼻导管或面罩给氧，使 PaO_2 维持在 70~80mmHg 以上即可。创伤以后 3~5 天内应定时做血气分析和胸部 X 线的检查。

（3）减轻脑损害：

1）头部降温，高热患者更应该这样，可以大大降低脑组织的新陈代谢，从而减轻脑缺氧和脑细胞损害。

2）脱水疗法减轻脑水肿，改善颅内高压和脑部的血液循环。

3）控制癫痫特别是大发作和癫痫持续状态，可使用药物和冬眠疗法。

4）有条件时可用高压氧疗法。

（4）抗脂肪栓塞的药物治疗：低分子右旋糖酐有良好的抗休克功效，对疏通微循环有帮助，还可减轻和预防严重脂肪栓塞综合征所引发的弥散性血管内凝血。

（5）肾上腺皮质激素：主要作用是保持血小板膜的稳定，防止血流在毛细血管内停滞，减轻消除游离脂肪酸对呼吸膜的毒性，从而降低毛细血管通透性，减少肺间质的水肿，稳定肺泡表面活性物质，并减轻脑水肿。

（6）抑肽酶、肝素、利尿剂、白蛋白等亦有作者报道。

四、重要周围组织损伤

（一）重要血管损伤

常伴发血管损伤的骨折类型有：股骨髁上骨折可致腘动脉损伤；胫骨上段骨折可致胫前或胫后动脉损伤；伸直型肱骨髁上骨折导致肱动脉的损伤。

1. 血管的组织结构：

（1）血管内膜由多角形内膜细胞构成一层薄而半透明的膜，表面非常光滑。内膜有分泌内皮素、前列腺素的功能。

（2）血管中层主要由平滑肌构成，肌纤维呈螺旋形及锥形排列。肌层内外各有一层弹性膜与血管内、外膜相接。螺旋形肌纤维舒缩使血管收缩或扩张，锥形肌纤维可使血管缩短或延伸。

（3）血管外膜主要为结缔组织。外膜上有自主神经末梢，支配血管舒缩；有营养血管壁的小血管及淋巴管。静脉血管与动脉结构相似，但肌层较薄，不直接承受心脏搏血的压力。

2. 血管损伤诊断的主要依据： 在开放性创伤中，判断有没有血管损伤多不困难，但在闭合性创伤，常不易确诊有无血管损伤尤其是损伤的程度更难判断。在闭合性损伤中，怀疑有血管损伤时，应详细询问创伤性质、外力的大小、作用力的方向，结合损伤部位主要症状，考虑血管有没有损伤的可能和损伤程度。

3. **血管损伤的主要症状：**

（1）皮肤的颜色和温度改变：当肢体血运发生障碍时，患者四肢皮肤颜色会随之发生变化，如血液中还原血红蛋白增多，氧合血红蛋白减少，皮肤呈现发绀。若静脉回流受阻，血液瘀滞，则发绀加深，相反动脉受到阻力，供血断绝，皮肤和乳头下静脉丛的血液排尽，皮肤呈苍白颜色。皮肤温度随着局部血流速度而改变，血流的速度缓慢或停止时，皮温立即下降。但正常肢体的血液循环，特别是肢体末梢的血液循环，经常随环境温度或其他因素而变化，温度波动范围很大，所以只测量单侧肢体温度的改变，不能作为判断血液循环是否异常的根据，必须与身体对称部位的皮温相对照，才有参考价值。若患侧较健侧低 2℃ 以上，表示患侧血流已经缓速；若低 4℃ 以上，则证明血液循环有严重的障碍。

（2）肢体疼痛：缺血可产生疼痛，急性缺血可发生疼痛。疼痛产生的原因，一部分可能由于动脉突然损伤或受阻。但更主要的机制可能是由肢体远端缺血缺氧所导致。肌肉的血液循环较丰富，快速缺血后，很快就会丧失舒缩能力和弹性，被牵动拉时会发生剧痛。

（3）肢体及血管：损伤的肢体很快会发生肿胀。原因可能为软组织广泛损伤引起，也可能是血肿所致，特别是闭合性血管损伤多见。此外，如静脉断裂、外力压迫、血栓形成等原因引起静脉回流受阻，以及组织缺血特别是肌肉组织较长时间缺血后，细胞膜渗透压改变，组织水肿，也是造成肢体肿胀的原因。血管损伤会导致肢体肿胀，肢体肿胀可引起组织中循环障碍，进一步导致伤肢缺血。前臂和小腿的肌肉，包在较厚韧的筋膜中，肿胀后无缓冲余地，如肿胀严重，持续时间较长，即使浅在的主要动脉，如桡动脉或胫前、后动脉通畅，动脉搏动仍可以触知，肌肉也可因缺血而坏死液化，或发生缺血性挛缩。

（4）感觉运动障碍：周围神经末梢及肌肉组织对缺氧非常敏感，当肢体发生急性严重的缺血，皮肤感觉会很快减退和消失，肌肉发生麻痹。不能及时重建血液循环的话，损伤的肢体血液循环障碍发生感觉消失及肌肉麻痹，表明组织缺血程度十分严重，即使有时能触到末梢动脉的搏动，也不能放松对血液循环障碍的处理。

（5）搏动性血肿：多发生在闭合性血管损伤，动脉壁部分破裂或完全断裂，较多量的出血积存在肌肉和筋膜之间，形成血肿。

4. **血管损伤的主要检查：**

（1）X 线检查：对诊断血管损伤很有参考价值，如分析骨折、关节脱位的情况、异物存留的位置等，再综合其他症状，以明确诊断。

（2）超声多普勒检查：可记录血流流速波形。动脉如出现单相低抛物线波形，表明动脉近端有阻塞；舒张期末出现增大的逆向血流波形，有可疑血管痉挛或筋膜间隔综合征。由于是无创检查，可反复检测以判断动脉管腔是否狭窄、肢体远端缺血情况以及管腔是否栓塞。双相多普勒血流仪、脉量描记仪、光电体积描记仪等，对动、静脉阻塞性伤病定位很有帮助，可根据设备情况选择应用。

（3）血管造影：肢体创伤常合并有骨折、关节脱位、肢体严重肿胀等，在急性期常不适合血管造影。当闭合性创伤高度怀疑有血管损伤，而诊断又不能明确；创伤肢体需手术治疗，但手术部位又探查不到可疑损伤的血管；肢体肿胀部位与骨折、关节脱位及软组织损伤不符合；已知血管损伤，但部位及范围不明确时；术中血管造影了解内膜、弹力层损伤情况及范围；在伤情许可的情况下，具备条件的，可做血管造影以明确诊断。

（4）CT、MRI造影：可清楚地显示动静脉瘘、假性动脉瘤、大血管截面等。

（5）选择性动脉造影：经动脉将导管插入想要造影血管的分支内，快速注入造影剂后同时拍片，可清晰显示所要了解的血管。

（6）数控减影造影：通过静脉注射造影剂，经计算机程序控制，可将造影剂充盈之血管清晰地显影。

5．急救措施：

（1）止血：开放性血管损伤时必须马上采取有效的止血方式，有效的办法就是局部压迫。首先在损伤动脉的近端，按解剖部位以手指压迫血管，然后立即以消毒敷料或清洁布类填塞出血处，再加压包扎，同时抬高伤肢。伤口内最好不放止血药粉或凝血海绵等，这些会给清创手术及血管修复增加困难。在现场急救止血时，不要使用钳钳夹血管，以免加重已损伤的血管的创伤，或误伤其周围未损伤的血管或神经。

（2）止血带：急救止血转运患者时，如使用止血带，伤肢断面处于完全缺血状态，同时还可压迫其他重要组织，如神经及未损伤血管等，因此最好只在发生创伤时，用止血带控制大出血，然后以敷料绷带局部加压包扎，随即松去止血带，不得已需用止血带时，止血带要宽、有弹性、压力适当，上肢止血带的压力相当于250mmHg，下肢相当于300mmHg。使用止血带的时间要注明，如果是长时间转运，途中每1.5小时应放松5分钟，使伤肢间断地恢复血液循环，放松时应以手指在出血处的近端压迫主要出血的血管，以免每放松一次丢失大量血液，因使用止血带致伤肢持续缺血时间过长，放松后伤肢缺血组织的代谢产物进入血液循环后，会产生中毒症状，尤以肌肉较多的下肢，发生机会较多，必须十分注意和密切观察。伤肢损伤严重准备做截肢者，可使用止血带，一直到伤肢截除后再松去止血带，以免引起毒血症。

（3）止痛：疼痛可使伤员晕厥或加重休克。减少伤员的疼痛可从两方面入手：一是妥善地局部制动，适当选择转运工具，尽量避免途中颠簸；另一方面可给适当的镇静止痛剂，但不要因药物作用而使其神志模糊，以致妨碍对全身情况的观察。

当伤员因创伤关系已有神志不清，或怀疑有颅脑损伤时，即不应再使用这类药物。

（4）矫正休克低血压：可减少损伤血管的出血，所以在没有有效地控制出血以前，不急于采取升压的措施。当出血被控制后，立即开始矫正休克，补充液体量或输血。同时注意保暖，一般不使用升压药物，以免末梢血管收缩。

（5）离断肢体的保存：完全离断的肢体，或不全离断但已完全缺血的肢体，在较长时间的转运过程中应设法做降温保存，以延长断肢组织耐受缺血的时间。简单而有效的方法是，将断肢放在塑料袋中，外置冰块降温，勿使冰块或冰水直接与肢体接触。肢体不要浸泡在生理盐水或其他药液内。如果环境温度低，转运时间又不太长，可以不用降温措施；若气温炎热，且转运又需时较长，应立即施行降温保存。下肢比上肢肌肉组织多，离断缺血后更应强调降温保存。

6. 手术治疗：

手术指征：四肢血管严重的损伤，如果处理不及时，会遗留功能障碍甚至导致功能丧失。所以怀疑有血管损伤时，必须仔细分析症状，观察体征，不贻误诊断和手术的时机。

开放性血管损伤，损伤的血管继续出血，或损伤处远端肢体有缺血现象时，应立即处理损伤的血管；闭合性损伤，有明显动脉供血中断现象时，如伤肢有缺血性剧痛、感觉及运动功能障碍、肤色苍白皮温下降、脉搏消失等，需及时行血管探查手术；闭合性损伤出现搏动性血肿，或张力性血肿影响伤肢血运者，应行探查手术；广泛挤压碾挫伤，软组织肿胀非常，伤肢有血液循环障碍的患者，应切开及探查血管，行筋膜减张术、血管的修复术。

（二）周围神经损伤

1. 神经损伤的病理改变分类：

（1）神经完全离断，或外观连续性虽未断，但神经内有瘢痕间隔阻挡神经纤维的自然再生：常由切割伤、牵拉伤、神经内或其附近注射有害药物、缺血等原因导致。需经手术修复，才有恢复功能的可能。

（2）轴索中断：损伤处轴索及髓鞘失去连续性，损伤处远段神经纤维发生退行性变。在有些情况下，如闭合性骨折伴有神经损伤，在早期很难鉴别是轴索中断或是神经断伤，需密切观察在一定时间内有无恢复现象，以逐渐明确诊断。

（3）神经传导功能障碍：又称神经失用。神经暂时失去传导功能，持续数小时、数天、数月，以后逐渐自行恢复。有时有轻度损伤，如局部压迫等，有时无明显外伤史。高速弹片从神经附近通过时，多可发生传导功能障碍。动物实验发现在此种损伤中有局限性失髓鞘改变。临床表现运动功能障碍明显，感觉丧失多为不完全，可能与运动纤维较粗易受累有关。

2. 神经损伤的原因：了解各种损伤的特点，对确定诊断、决定治疗及预后均有直接关系。

（1）切割伤：锐利物所致的神经损伤，无论完全离断或不完全离断，均属神经断伤。只要造成神经功能障碍，早期即应做修复。

（2）弹伤：当高速枪弹穿过组织的时候，产生组织内压力。若从神经附近通过，即便没有直接贯穿神经，也会因牵拉作用损伤神经，致神经传导功能障碍或轴索中断，甚至形成晚期神经内瘢痕。无论神经完全或不完全离断，因在早期不易决定损伤范围，所以都应留做后期修复。

（3）牵拉伤：周围神经的张力强度较大，但弹性较小，牵拉后容易造成神经内损伤，如臂丛神经损伤较常见。轻者可致神经传导功能障碍或轴索中断，重者可使支持组织损伤或神经断伤。前者多可自行恢复，后者由于损伤多较广泛，不宜早期修复，二期修复也较困难。

（4）压迫伤：临床常见的情况如止血带麻痹、胸腔出口综合征、肘部外伤后尺神经受压、腕管综合征、梨状肌综合征，可有麻痛、肌肉无力等症状，压迫重者可致轴索中断或神经内瘢痕形成。腕管综合征等以及骨折是由外固定物直接压迫神经所引起的。如能及时解除压迫原因，症状多可自行缓解。

（5）缺血性损伤：周围神经较肌肉耐受缺血，单纯的神经缺血性损伤不常见，多因其周围肌肉发生缺血性坏死，瘢痕形成而继发神经损伤。严重的病例，神经本身可变成纤维索条。另外，神经完全缺血8小时可发生不可逆的损害。前臂肌肉缺血性挛缩常伴有正中神经及尺神经的缺血性损伤。

（6）电烧伤：电流击伤，损伤组织较深，常伤及神经。神经受损范围多较广泛，有时甚至波及脊髓。如不能自行恢复，手术也常不可能修复。

（7）放射线伤：深部治疗用的大剂量放射线可产生周围神经损伤，病变发展缓慢，常在数月数年后逐渐出现症状。神经可沿纵轴产生神经内瘢痕。如周围组织也烧伤，同时可有外在瘢痕压迫神经。此类病例症状逐渐加重并出现剧烈疼痛，即使做神经松解，也难以取得好的效果。对已出现功能障碍者，在做神经松解时，术后有可能出现残留功能丧失。临床观察提示：局部皮瓣或肌皮瓣转位覆盖损伤区周围神经，并不能最终改善神经损伤症状，神经损害症状仍会逐渐加重直至功能完全丧失。采用激素局部封闭可取得短暂的效果。

（8）化学药物损伤：如在神经附近或神经内注射对神经有损伤性的化学药物，可导致不同程度的神经损伤，若将一段神经完全破坏，形成瘢痕，须行手术截除，并做神经修复。

（9）无菌性炎症：可造成神经干自发断裂，近年来临床上多见，此病也叫臂丛神经炎或疼痛性肌萎缩。部分患者发病后可出现桡神经、正中神经、前骨间神经等自发断裂。有文献认为其发病机制为自身免疫性疾病。

　　3. 临床症状及检查法：运动功能障碍神经损伤后，其所支配的肌肉即发生麻痹，数周后可见肌肉萎缩。临床上可见到各种体位畸形，如桡神经损伤后的垂腕、垂指畸形，尺神经损伤后爪形指畸形，正中与尺神经损伤后的扁平手畸形，腓总神经损伤后的垂足畸形等。如果未及时采取适当措施，让患肢长时间水肿，关节长期处于畸形位置，缺乏被动活动及控制在功能位置，时间过长后将发生继发畸形，如肌肉萎缩、关节固定畸形或关节脱位等。

　　检查肌肉是否麻痹，不能单纯以关节活动功能为依据。屈腕肌麻痹时，利用屈指肌也可以屈腕。正中神经损伤、外展拇短肌及对掌、拇指肌麻痹时，利用尺神经支配的屈拇短肌也可以使拇指外展。所以要确切地了解肌肉的麻痹情况，除检查与肌肉有关的关节活动功能外，还应采用观察和扪触的方法，仔细检查每个肌肉肌腱的收缩情况。

　　4. 肌力检查分级（Lovett 方法）：

　　（1）0 级：肌肉完全无收缩，肌腱张力无变化。

　　（2）1 级：可扪到及看出肌肉收缩及肌腱张力增加，但不能使关节产生运动。

　　（3）2 级：排除肢体重力，肌肉收缩可使关节主动活动，且活动可达正常范围。

　　（4）3 级：抗地心引力，关节可主动活动至正常范围。

　　（5）4 级：抗地心引力及检查者所加给的一定阻力，关节可活动至正常范围。

　　（6）5 级：正常肌力。

　　检查肌肉功能时，应注意区别一些补偿动作或假象等，以免混淆诊断。

　　每个感觉神经在皮肤上有一定的分布区域范围，且互相重叠，没有重叠的部位，称单神经分布区。

　　感觉功能包括：痛觉、触觉、温度觉及实体感觉等。特别是手部感觉非常灵敏，一旦神经损伤，即使修复非常理想，恢复也很满意，感觉功能也很难恢复到原来正常的程度。

　　5. 神经损伤的处理：

　　（1）闭合性神经损伤的处理：闭合性神经损伤多为牵拉伤，可导致轴索中断或神经断伤。闭合性牵拉伤以臂丛神经最常见。损伤早期一般不做探查手术，密切观察有无功能恢复。上干损伤恢复机会较多，中干及下干损伤恢复较为困难；肩关节以下骨折、脱位并发神经损伤，一般多可自行恢复。当怀疑神经有可能嵌入骨折端间或脱位的关节内时，应行探查手术。当骨折或脱位本身需行手术治疗，应同时探查损伤的神经，并做适当处理。股骨中段骨折，在少数情况下可损伤坐骨神经，最好早做神经探查；膝关节脱位所致神经损伤，如伴有血管损伤，亦应同时探查处理。

　　（2）开放性神经损伤的处理：开放性神经损伤大致可包括切割伤、撕裂伤、弹伤等。

神经损伤的修复：神经松解术，神经吻合术，神经缺损的修复。

损伤的神经不能直接吻合时，可根据具体情况采取适当措施，以达到修复目的。

游离神经断端神经有缺损时，松解游离两断端，有时可获得一定的长度，以达到直接吻合的目的。

（三）脊髓损伤

脊髓损伤是脊柱骨折和脱位的严重并发症，多见于脊柱颈段和胸腰段，出现损伤平面以下的截瘫。

五、骨间膜、骨筋膜室综合征

（一）定义

骨间膜、骨筋膜室综合征为由骨、骨间膜、肌间隔、深筋膜形成的骨筋膜室内的肌肉和神经因急性缺血而产生的一系列早期症状，即神经因急性缺血而产生的一系列早期综合征，最多见于前臂掌侧和小腿，常由创伤骨折的血肿和组织水肿，使其室内内容物体积增加或外包扎过紧，局部压迫使骨筋膜室容积减小，而导致骨筋膜室内压力增高所致。当压力达到一定的程度（前臂 65mmHg，小腿 55mmHg）可使供应肌肉的小动脉关闭形成缺血—水肿—缺血的恶性循环；濒临缺血性肌挛缩—缺血早期，处理恢复血液供应，可不发生或仅发生极小量肌肉坏死，可不影响肢体功能。缺血性肌痉挛较短时间或程度较重的不完全缺血，恢复血液供应后大部分肌肉坏死，形成挛缩畸形，影响患肢功能。缺血性肌痉挛是骨折最严重的并发症之一，是骨筋膜室综合征处理不当的严重后果。它可由骨折和软组织损伤直接导致，更常见的是由骨折处理不当所造成，特别是外固定过紧。提高对骨筋膜室综合征的认识并及时予以正确的处理对防止缺血性肌挛缩的发生尤为重要。坏疽广泛，长时间完全缺血，大量肌肉坏疽，常需截肢。如有大量毒素进入血循环，还可致休克、心律不齐和急性肾衰竭。因此要密切观察皮肤温度、感觉、活动的末梢血运及生命体征。

（二）小腿筋膜间隔室综合征

筋膜间隔室综合征是指在密闭的骨筋间隔腔内，因为压力的升高导致血液循环受到障碍，造成室内肌肉、神经等组织的损伤或不可逆性的损伤，间隔室综合征主要发生在具有双骨特点的前臂及小腿，而以后者更为多见更严重，也有多筋膜间隔室同时发生。它并非只发生于高能量损伤，并不是仅发生于闭合性损伤，而是间隔低能伤和开放性骨折均可出现。小腿上段移位明显的骨折尤应注意。此外，如小腿压砸、碾轧、挤压伤、软组织损伤明显而未见骨折者，均亦有可能单独发生小腿筋膜间隔室综合征。

（三）临床表现

除严重创伤的早期并发症一章中所述各筋膜间隔室综合征的体检要点外，尚有以下几点需要特别有所警惕：

（1）疼痛：患者除骨折外，其他位置亦可表现疼痛，但部位往往不太容易明确，有时候整复骨折后疼痛会有所缓解，但数小时后可表现为疼痛逐渐加重。

（2）麻木感：麻木兼刺痛者也不能准确定位，但往往较先体现在足及小腿下段。当受累神经支配区出现明显感觉障碍时，神经、肌肉组织可能已为不可逆性损伤。

（3）压痛：易与骨折部的压痛相混淆，但在远离骨折部也可存在压痛。

（4）肿胀：高度肿胀、发硬，无弹性感，常常并发皮肤颜色苍白、水泡形成。

（5）活动受限：可较先表现为足趾主动跖屈、背伸不利，随着时间推移可逐渐出现足及踝的主被动活动受限，并可伴发活动时疼痛。

（6）被动牵拉痛：是由被动牵拉肿胀、缺血变性的肌肉组织所致，是协助诊断的可靠指标。

（7）动脉搏动：不伴发血管损伤或骨折复位不良等原因的急性筋膜间隔室综合征，远端动脉搏动并不一定消失，待搏动消失再诊断，往往失去了最好的手术时机。

（8）存在多发伤时，极易被其他更明显的症状或体征所掩盖。因此，凡见有小腿部肿胀或渐进性发展者，必须考虑到筋膜间隔室综合征的可能，并采取进一步的诊断措施，如组织压测定等。

（四）神经损伤的鉴别（表 7-1）

表 7-1　神经损伤的鉴别

末梢神经	骨筋膜室	运动功能	感觉功能
腓深	前	足趾背伸	Ⅰ、Ⅱ跖蹼背面
腓浅	外	足内翻	足背外侧
胫	后深	足趾跖屈	足跖面
腓肠	后浅	小腿三头肌	足跟外侧

（五）与血管损伤鉴别

（1）远端可触及动脉搏动或肢端温暖，均不能除外血管损伤。

（2）Doppler 检查对诊断血管损伤有价值。

（3）Doppler 检查对血管内血流是否存在有一定积极意义，对筋膜间隔室的血流量是否充足无判断意义。

（4）动脉造影对血管是否损伤以及损伤程度和受损部位的判断具有诊断价值。

（六）组织压测定

组织压升高先于临床症状，有助于早期诊断。一旦临床症状已明确，则必须立即减压，无须再测组织压。因此，现在的主张是只要存在可疑趋向，即可进行组织压检测。

（七）治疗

组织缺血后造成的损害与缺血时间有密切关系。一般情况下，周围神经在缺血30分钟后即出现功能异常，缺血12小时以上神经功能可能永远丧失，肌肉在缺血24小时即出现功能改变，而在缺血4~12小时后亦可发生永久性功能丧失，肌肉发生萎缩。肌肉缺血4小时，患者即可有肌红蛋白尿。因此，治疗的首要原则是早期诊断急诊治疗。抬高患肢达到静脉回流的方法是原则性的错误，因为抬高患肢只会降低肢体内动脉的压力。在组织压力增大时，动脉压下降会导致小动脉的闭锁，更加重了组织的缺血。在组织压高于静脉压时，抬高患肢达不到促进静脉回流的作用。筋膜间隔室综合征治疗的目标是敞开受累的筋膜间隔腔，使组织压下降，动、静脉的压力差增大，有利于动脉血液灌注，亦使静脉血液得以回流。既往曾有过在受累骨筋膜间隔室上下端做皮肤小切口，在皮下切开筋膜减压的方法。但此法由于减压不彻底，术后皮肤仍有限制减压的作用，难以达到真正减压的目的。要达到完全减压的目的，应该采用皮肤大切口减压的方法，把覆盖骨筋膜间隔室的筋膜彻底而完全地打开，虽然肌肉有一定程度的向外膨出，但当组织压力恢复正常以后，膨出的肌肉即可还纳。大切口的优点：一是切开充分，减压彻底；二是可充分观察受损肌肉的变化情况；三是避免小切口潜行分离时损伤筋膜与皮下组织之间的血管交通支。

腓骨切除可以做到4个筋膜间隔均减压，在20世纪70年代开始应用，但以后逐渐被认识到，切除腓骨实属过分，而且不利于骨折的治疗。

Matsen首倡腓骨周围筋膜切开减压术，经外侧切口，上达腓骨头，下至踝部，显露腓骨，可见到前及外筋膜间隔室的间隔部。在其前及后各切开1cm筋膜，进而可探到后浅筋膜间隔，予以切开。分别向前后牵开外侧筋膜间隔室及后浅骨筋膜间隔室，即可显露后深筋膜间隔，自腓骨后沿骨间膜达到后深筋膜间隔，切开筋膜松解之，但应注意对腓总神经的保护。双切开型减压术是从两侧将4个筋膜间隔室全部切开。近年多强调所有骨筋膜间隔室均减压的必要性。外侧切口是沿前及外筋膜间隔室的中间间隙进入，在肌肉间隙前后各1cm切开筋膜。内侧切口在胫骨内后缘1~2cm处，切开腓肠肌和跖肌复合体的筋膜，显露后深筋膜间隔的下1/3，自下而上切开，有时可能需将跖肌部分离断。

通过手术切开受累筋膜间隔室的全部皮肤及筋膜彻底减压是防止肌肉和神经坏死、使之不发生永久性损害的唯一方法。事实上，只有彻底减压才能防止组织坏死，改善肢体血供，减少深部感染，甚至截肢的可能。在有部分肌肉组织发生不可逆性的缺血改变时，手术单纯减压则显不足，尚需进行坏死肌肉的切除，术后敞开伤口。如果肌肉组织坏死范围极广泛，则在进行切除后，即使最后能达到创面愈合、肢体保留，其结果也只能是疼痛或间歇性跛行、关节僵硬、毫无功能的残肢。对于伴有糖尿病的患者，即便是不严重的损伤，也应引起高度重视。

有关筋膜间隔室综合征切开减压的时机，切忌保守，但也不能鲁莽。必须做到随时观察其临床症状体征的变化，手术一定是完全打开筋膜间隔腔，彻底地减压。后续应警惕缺血再灌注损伤的出现。糖尿病患者常因合并有血管等病变的生理病理变化特点，筋膜间隔室综合征的发生率相对较高，肢体遭受损伤或并不严重，亦有引发筋膜间隔室综合征的可能，应引起重视。本病重在预防，贵在及时诊断，一旦确诊，应及早行筋膜间隔室切开减压。

第二节　晚期（术后）并发症

晚期并发症包括：压疮、心律失常、下肢静脉血栓形成、关节脱位、内固定物松动、切口感染、坠积性肺炎、老年性痴呆等。并发症以预防为主，加强术后处理，要做到早期发现，早期有效治疗，并重视基础支持疗法。

一、感染

（一）切口感染

一般与患者损伤的部位、骨折的类型、开放骨折的程度、损伤后给予清创的时间、清创得是否彻底、给予手术时所用的时间长短、手术切口的类型、术后保持引流管的通畅、是否定期换药，包括患者本身个人因素相关，如患者是否有糖尿病史、免疫能力如何。当老年患者骨折后，由于机体免疫能力差，往往都会增加感染的风险。此外，感染率与切口类型也有很大关系，Ⅰ类切口感染率最小，有学者指出对于骨折手术切开钢板内固定后，易形成死腔，这个也易发生感染，一般下肢骨折手术相比于上肢，由于切口更大、更深，感染风险更大，术中长时间的暴露及牵拉操作不当，都会增加感染风险。

切口感染的预防对策：

（1）老年患者常体质虚弱，因此术前、术后需要给予营养支持，提高免疫能力，有基础病的患者需要进行积极的治疗，如糖尿病患者需要控制好血糖后再进行手术，并且术中要缩短手术时间，缩短术后的住院时间。

（2）对于开放性骨折患者应在6小时内及时给予清创处理，若无法一期清创缝合，应对切口进行反复的清创处理，直至所有坏死组织被清除干净，术中微创操作、止血需彻底、缝合前冲洗等措施是预防感染的基础。

（3）要根据患者的切口生长及全身情况合理应用抗菌药物，定期监测血常规、血沉与c-反应蛋白等指标，一般术后1天、3天、7天复查，观察其动态变化，是反映术后有无感染发生的依据，白细胞计数、血沉与c-反应蛋白正常情况下是呈下降趋势的。

（4）术后要密切观察切口情况，定期换药，若出现切口异常及感染需及时处理，引流管要保持通畅，要保证充分引流，尽量避免有残留的死腔而增加感染风险。建议引流量每 24 小时 <50mL 时拔除引流管。

对于创伤骨折的老年患者，术后出现切口感染的情况与患者自身情况（如切口类型、清创时间、内固定材料使用、手术部位、手术时间及术后住院时间等因素相关）给予相应预防措施，降低创伤骨折患者术后切口感染的发生率。

（二）肺部感染

肺部感染是老年骨折患者最常见的并发症之一，老年患者一旦发生骨折，由于机体免疫能力衰退，常伴有糖尿病、高血压、心脏病、支气管病等，大多数老年骨折患者会选择手术治疗。但由于发生骨折后产生的疼痛、功能障碍、无法活动，需要长时间地卧床休息，所以为了加快患者骨折的恢复要及时选择手术治疗，术后仍然需要适当制动。因为下肢主要活动关节就是髋部，老年患者身体的各器官功能的衰退、自我修复能力下降，加上多数老年患者之前已并存有慢性支气管炎、肺气肿或肺心病等慢性呼吸道疾病，伤后及术后呼吸道分泌物排出困难、老年人脑细胞功能障碍、全麻的气管内插管使上呼吸道的病菌带到肺部，所以在遇到创伤及手术等应激下极易并发肺部感染。目前已有研究证实，肺部慢性病变，如肺气肿、慢性支气管炎等疾病史是肺部感染发生的高危因素。因此术前准确评估这些影响因素，就可做到早期预警，也能针对性进行干预，可有效预防围术期肺部感染的发生。临床上对老年人髋部骨折通过不同途径的干预，可以明显提高生存率及生活质量，如通过给予适宜的空气环境、鼓励患者做深呼吸运动、增加肺活量、促进主动排痰、定期翻身拍背、严禁吸烟、加强口腔护理、在患者身体情况允许的条件下尽早手术、尽量不用气管内插管麻醉（有临床数据表明，全麻插管易导致肺部感染，经静脉抗生素输液治疗后痊愈），选择时间短、创口小的手术方式；对嗜睡、烦躁、神志不清的患者，应首先查明病因给予相应处理，术后给予积极的护理干预，可以明显降低肺部感染的发病率。

（三）泌尿系统感染

老年感染性疾病中，泌尿系感染是第二种常见感染性疾病，仅次于呼吸道感染。由于老年患者肾功能减退、前列腺肥大，易发生尿潴留，使膀胱残余尿液增加。对于留置导尿的患者，导管容易损伤尿道的黏膜。老年骨折患者长期卧床，年老体弱，抵抗力低，易引起泌尿系统感染。临床上老年泌尿系感染缺乏典型的症状。当有精神状态的改变、尿失禁、步态不稳、活动减少、生活能力丧失等症状时需要注意泌尿系感染的发生。老年泌尿系感染为多种微生物感染，致病菌以大肠埃希菌为主，男女无明显差别。

术前做好宣教，训练患者床上自行排便；嘱患者每日多饮水，达 1500mL 以上，多吃水分多的水果以保证尿量，并注意观察尿液的性质；对必须插导尿管者，严格无菌操作，避免重复插管，做好会阴护理，保证导尿管通畅，注意观察尿液性质，必要时给予膀胱冲洗。术后及时拔除导尿管，鼓励患者多饮水、勤排尿。一旦发生泌尿系统感染后，尤其老年女性患者，要及时给予尿细菌培养，选择敏感药物治疗，指导抗生素的使用。治疗同时应予监测肾功能、尿常规及尿培养，必要时长时间抗菌治疗。对长期卧床的老年病患者，要加强床上锻炼，多饮水，注意营养的加强，提高全身免疫能力，注意会阴的护理，避免交叉感染，使老年患者度过幸福的晚年。

二、下肢深静脉血栓

19 世纪中期，Virchow 提出静脉血栓形成的三大因素，即静脉血流的缓慢、静脉壁的损伤和血液高凝状态。但上述三大因素中，任何一个因素往往都不至于致病，必须是各种因素的组合，尤其是血液高凝状态，才可能引起血栓形成。创伤和骨折后深静脉血栓形成的机制即由血管壁损伤、血流减慢和血凝固性增高三大因素所致，高危因素主要有高龄、长期卧床、下肢制动、患有血栓病史、各种范围大的手术、静脉曲张、大剂量使用止血剂、大量输入血液制品。在这些复合因素的高危患者中，有报道称，卧床超过 10 天以上，深静脉血栓发生率可达 60%。血液凝固性增高，几乎在创伤后立即发生，创伤静脉血栓形成和栓塞总发生率为 70%。Schoorl 等认为卧床超过 3 周，已处于血栓高危状态。有文献报道，我国骨科大手术后静脉血栓的发生率与西方国家相当，尤其是人工关节置换手术后，深静脉血栓的发生率高达47.1%。静脉血栓形成早期的主要并发症是肺栓塞，有文献报道人工膝关节置换术中的肺栓塞发生率为 0.4%，人工髋关节置换术中的肺栓塞发生率为 0.06%，未经治疗的髂股静脉血栓有 60%~70% 的，死亡率高达 18%，患者恢复后 90% 出现栓塞后遗症。Crutcher 报道，没有采取预防措施的近侧深静脉血栓的发生率为 26%，致命的肺栓塞的死亡率约 2%，因而应采取预防措施。至今虽有不同的治疗计划，但必须要考虑到有效性和安全性，重要的是应了解其病理生理特点，防止出血。

（一）临床表现和分类

下肢深静脉血栓形成，可发生在下肢的任何部位，临床上可分为两类，有小腿肌肉静脉血栓形成和髂股静脉血栓形成。前者称为周围型，后者为中央型，两者均可向近侧或远侧扩展延伸，而累及整个肢体成为混合型，临床较为常见。

（1）小腿肌肉静脉血栓形成：主要血栓形成在动、静脉分叉以下的肌肉静脉丛内，一般不影响血液回流，临床表现并不明显。主要表现为小腿疼痛、压痛及轻度肿胀。小腿后侧的腓肠肌和比目鱼肌牵拉试验阳性，即用力背屈踝关节时感到小腿后侧剧烈疼痛。

（2）髂股静脉血栓形成：血栓形成于股总、髂外或髂内静脉内，左侧多见，可能与右髂总动脉跨越左髂总静脉，对左髂总静脉有一定压迫有关。

（二）临床分型

1．原发型血栓： 直接形成于髂股静脉内。发生率远较小腿肌肉静脉丛血栓低。由于股静脉是下肢静脉血回流的主要通道，一旦血栓形成则迅速引起明显的临床症状，可概括为4个特征：

（1）疼痛和压痛：由于血栓在静脉内激发炎性反应，引起局部持续性疼痛和压痛。在股三角区可触摸到血栓机化形成的条索状物。

（2）肿胀。

（3）浅静脉曲张：由于深静脉回流受阻，因而引起浅静脉代偿性扩张和曲张，以增加静脉回流。

（4）体温升高：由于炎性反应所致，一般不超过38.5℃。

2．继发型血栓： 起源于小腿肌肉静脉丛内，血栓继续扩展至髂股静脉，最终表现为与原发型相同的临床症状。其特点为开始时症状轻微，如不借助血管内血流的特殊检查多不易被发现，直至髂股静脉受累，出现典型症状时才被发现。

（三）诊断

除根据以上临床症状进行诊断外，尚可借助于以下几种方法进行更精确的判断：①放射性核素检查。②静脉造影及测压管。③多普勒超声检查。④血管超声波检查。⑤电阻抗体积描记检查。

（四）预防

对于骨盆骨折，特别是骨盆环严重破坏或伴有下肢损伤者，应着重预防静脉内血栓形成。原则上应从两方面进行，即防止血流滞缓和血液高凝状态。在卧床期间应鼓励患者多做主动踝关节伸屈活动以加强小腿肌肉收缩，或穿用间歇性压力袜（1CS）以促进血液回流。对高凝状态可用小剂量肝素，术前2小时皮下注射肝素5000U，术后每日2次，连续使用5~7天，可抑制血小板凝集，防止血栓形成。在平时可穿有适当压力的弹性袜，可在直立或活动时帮助减轻下肢血管的负担，促进静脉血流回到心脏，减少血液瘀积形成血栓的机会。在休息或睡眠时应抬高下肢，减少静脉压力。在日常生活或工作时要尽量避免长时间站立或是静坐不动，要常活动下肢，帮助血液循环。

（五）下肢深静脉血栓形成的常见后遗症

下肢静脉血栓依据原来病变的类型可分为3类：

（1）周围型血栓形成及延伸的范围在体静脉的远侧，后期通畅率为95%，主要病变为内膜破坏和交通支功能不全，足区迅速出现营养不良性变化。治疗宜少站立，抬高患肢，应用弹力带，并行交通支。

（2）中央型血栓形成局限于股静脉段，血栓很少再通，主要表现为远侧静脉回流障碍，主干静脉内膜和交通支功能未受破坏，治疗宜行大隐静脉移植转流手术。

（3）混合型最为常见，临床表现有上述两种特点，既有静脉回流障碍，又有深静脉和交通支膜功能不全。

积极向患者及家属讲解老年患者形成下肢静脉血栓（DVT）的原因及后果，引起患者重视，配合治疗；麻醉作用消失后活动踝关节行背伸跖屈运动，并辅以下肢肌肉被动按摩；指导主动行股四头肌及小腿肌肉收缩运动；行髋膝关节屈伸活动；应用下肢关节功能锻炼器（CPM）和低分子肝素抗凝与下肢循环泵治疗；协助翻身，床上坐起，术后抬高患肢，促进静脉回流；加强下肢肤色、温度、肿胀程度和感觉的观察，以便早期发现 DVT，及时给予处理。出现后应该立即检查明确血管栓塞范围及程度，轻者常规抗凝治疗即可，严重者应早期行血栓取出术，以免后期出现侧支循环代偿。

三、压疮

压疮俗称褥疮，是老年骨折患者最常见的并发症之一。

老年患者骨折后常有不同程度的疼痛、活动受限、长期卧床或其他固定的体位，有些老年患者还伴有二便失禁等症状，导致皮肤卫生条件较差。老年痛阈高，导致局部组织受压，血液循环障碍，持续缺血缺氧，皮肤水肿，引起局部皮肤血液循环障碍，造成坏死。如果不及时更换体位，压疮可以在数小时内出现，而且坏死可发展到深层组织，侵害肌肉、肌腱和骨头，坏死组织如果发生感染，患者全身情况也随之恶化，会引起贫血、低蛋白血症和败血症，严重可危及患者生命。常见易出现压疮的部位有骶部、足跟、股骨粗隆、枕骨、肘部、肩胛骨等。特别是截瘫患者，由于失去神经支配，缺乏感觉，局部血液循环更差，不仅更易发生褥疮，而且发生后难以治愈，常成为全身感染的来源。术前对压疮危险性进行评估、预测，筛选压疮高危人群，从而能够有的放矢。

（一）压疮程度分级

（1）一级限于表皮和真皮层，局部红、肿、硬。

（2）二级由皮肤层深入至脂肪层，局部红、肿、硬、紫红、渗出、破溃。

（3）三级扩大至深筋膜，皮肤缺损，深部软组织外露。

（4）四级破坏所有软组织，累及骨与关节，可出现骨髓炎。

压疮的治疗应以预防为主，预防措施包括：坚持每 2 小时翻身一次，坐轮椅 0.5 小时支撑 1~2 分钟；保持局部皮肤的清洁干燥，注意大小便的整理；改善身体营养状况，避免吸烟；使用防褥疮气垫等。一旦出现压疮，应予以高度重视，分析原因，给予适当的治疗。

治疗措施包括：避免继续受压；清洁伤口；采取局部和全身治疗，促进伤口愈合。一级、二级压疮可采取局部换药。创面如果有坏死，应该清除坏死组织，用过氧化氢、苯扎溴铵冲洗伤口，全身应用抗生素治疗。对于疮面过大过深者，可采用手术彻底清创，皮瓣或肌皮瓣转移填补空腔。同时还应该加强支持疗法，改善营养，增强机体免疫力和愈合能力，必要时输注新鲜全血。

四、肺栓塞

肺栓塞（pulmonary embolism，PE）的发病机制是由外源性和内源性栓子进入肺动脉或肺动脉分支，导致组织血液供应受阻而引起的肺循环障碍综合征。老年下肢骨折患者由于下肢处于制动状态，长期卧床，加上骨科手术，大大增加了肺栓塞的发生率，当 PE 发生后，如不及时救治，死亡率非常高，是骨折患者术后死亡的重要原因。

（一）病因

肺栓塞病因有：①血管损伤。②血液变化。③血流滞缓。

骨折患者大部分存在血流动力学的改变，首先应激状态下，卧床患者双下肢活动明显减少或完全制动，因此丧失了肌肉泵的作用，血液一直处于高凝状态，导致血流缓慢。尤其骨折断端损伤的血管情况更是高危因素。

（二）诊断

大部分肺栓塞的临床症状并不典型，因此临床症状较轻的肺栓塞很容易漏诊。据 Geerts 等的报道，40%~60% 的创伤骨科患者会发生深静脉血栓，其中近 1/4~1/3 的血栓发生于近端的深静脉，这些血栓容易出现临床症状并会导致肺栓塞。DVT、肺血栓栓塞症（PTE）的症状和体征经常会被骨折患者的基础病变和手术后的症状掩盖，PE 典型的临床表现是呼吸困难、咯血、胸痛和（或）循环衰竭，即所谓的肺栓塞三联征，但事实上临床很少同时出现这 3 种表现。如患者术后出现以下几种常见表现，应高度警惕 PTE 的存在：

（1）自主呼吸时，低氧血症和低碳酸血症进行性加重。

（2）镇静状态下，接受控制通气的患者出现低氧血症进行性加重。

（3）不明原因的发热。

（4）具有慢性肺部病变和已知的二氧化碳潴留患者，出现呼吸困难和低氧血症加重，动脉血二氧化碳分压下降。

（5）在血流动力学监测过程中，出现肺动脉压力和中心静脉压升高。

D- 二聚体检测为骨折患者的常规检查，D- 二聚体检测阴性能可靠排除 PE，把 CTPA 和肺核素扫描、磁共振血管造影、肺动脉造影检查相比较，CTPA 为实用且诊断价值较高的一种检查手段，应该作为首选的诊断措施。超声检查高度提示 PE 的患者应尽可能行 CTPA 检查，如果 CTPA 阴性可排除 PE。下肢超声检查应该作为骨折患者手术前后，肺栓塞诊断和预防的重要辅助手段。超声心动图、经食管超声、经胸超声对于诊断大面积和陈旧肺栓塞有一定意义。

五、电解质紊乱

术后大部分老年患者常常出现 K^+、Na^+、Ca^{2+} 等主要电解质的紊乱，高钾、高钠较少，低钾、低钠较多。高钠血症：$Na^+>145mmol/L$；高钾血症：$K^+>5.5mmol/L$；轻度低钠血症：$Na^+=120~135mmol/L$；中度低钠血症：$Na^+=115~120mmol/L$；轻度低钾血症：$K^+=3.0~3.5mmol/L$；中度低钾血症：$K^+=2.5~3.0mmol/L$；低钙血症：$Ca^{2+}<2.2mmol/L$。针对各项异常指标，按常规治疗原则进行纠正。

老年人股骨颈骨折人工关节置换术后易出现电解质紊乱，可能与以下因素有关：

（1）老年患者基础疾病多、发病及变化速度快、脏器功能减弱、免疫力低、易感染、营养不良。

（2）老年患者在手术麻醉前后需短期禁食，术后需卧床导致进食减少，加之术后补液时输液量又需控制，导致患者整体摄入量不足，引起电解质代谢紊乱。

电解质紊乱相应临床表现：

1）轻度低钠血症：表现为疲乏头晕、手足麻木；中度低钠血症者除有上述症状外，尚有恶心呕吐、脉搏细速、血压不稳定或下降、浅静脉萎缩、视力模糊及站立性晕倒等表现；重度低钠血症主要表现为神志不清、肌痉挛性抽痛、腱反射减弱或消失，出现木僵，甚至昏迷。高钠血症多有口渴、乏力、尿少、唇舌干燥、皮肤失去弹性及眼窝下陷等表现，严重时出现幻觉、谵妄、昏迷。

2）低钾血症：表现为肌无力，先是四肢软弱无力，而后可延及躯干和呼吸肌，可导致呼吸困难或窒息；还可有软瘫、腱反射减退或消失，伴有厌食、恶心呕吐、腹胀及肠蠕动消失等肠麻痹表现。高钾血症可有神志模糊、感觉异常和肢体软弱无力等表现，甚至可致心搏骤停。

3）低钙血症：易致激动，常有口周和指尖麻木及针刺感、手足抽搐、肌肉痛及腱反射亢进等表现。高钙血症多表现为疲乏、软弱无力、厌食、恶心呕吐及体重下降，严重时出现头痛、背和四肢疼痛、口渴和多尿。

围术期内需加强对电解质指标的监测，严格按照出入量来补充液体，避免出入量不平衡引起电解质紊乱。患者术后出现电解质紊乱，以低钠、低钾较多见，可在术后1~3天内先少量补充钾、钠盐。总之加强围术期对电解质指标的监测，早期发现并及时纠正电解质紊乱，可降低老年人骨折术后死亡率。

六、心脑血管并发症

老年人在骨折后有心脑血管疾病的发生，其主要原因是老年人骨折术后发生剧烈的疼痛，引起交感神经兴奋，肾素－血管紧张素－醛固酮系统活性上升，严重时造成脑出血。另外因长期卧床，血液流动缓慢，脑缺血、缺氧加重，导致支配心脏的中枢神经、自主神经功能障碍，引起心脏传导和自律性改变。又因老年人心脏功能衰退，所以心律失常比较多见。防治方法：术前积极治疗原有心脑血管疾病，术中保持生命体征平稳。术后持续心电监护1~2天，观察尿量，及时补充血容量，控制输液量及输液速度，预防肺水肿，保持水、电解质平衡，疼痛剧烈者应给予止痛药止痛，尽量避免情绪波动，以免诱发或加重心脏病。

七、创伤性关节炎

创伤性关节炎是继发于关节创伤的骨关节炎，受伤后发病时间不同，临床表现为受累关节的疼痛，不同程度关节活动障碍，严重有畸形改变，甚至致残。其病理学表现为关节软骨破坏、软骨下骨改变，伴随有或无关节滑膜炎症。目前对创伤性关节炎的发病机制仍不清楚，发病过程尚缺乏可预见性，早期诊断困难，因而缺乏特异性干预措施。

引起的因素主要有：骨折复位不良、关节软骨受损、内固定物进入关节、术后合并感染、术前存在骨性关节炎等，其中最主要因素是关节复位不良，关节内骨折，关节面遭到破坏，又未能准确复位，骨愈合后使关节面不平整，长期磨损易引起创伤性关节炎，致使关节活动时出现疼痛。关节软骨改变，导致关节出现退行性改变。机械性创伤造成关节损害的程度可有很大不同。严重创伤可致关节内骨折、韧带断裂、关节脱位、关节内出血和肿胀，甚至可造成大片坏死组织，造成缺损。轻度损伤当时可能无明显症状，但一定时期后受累关节出现疼痛，活动能力减退。究竟创伤达到什么程度才会引起创伤性关节炎呢？高能量损伤可破坏关节组织完整性，直接导致软骨组织坏死，形成创伤性关节炎发生的病理基础。将3D打印技术应用于全髋关节置换术，治疗髋臼骨折并发股骨头缺血性坏死和创伤性关节炎，可对损伤进行准确的评估。

八、急性骨萎缩

创伤后急性骨萎缩症又称Sudeck's症，是骨折较为少见的一种并发症，多由于腕关节、肘关节、跖趾关节骨折损伤后固定时间过长，或者缺乏功能锻炼，或主动功能锻炼不当所造成的疼痛和血管舒缩紊乱，即损伤所致关节附近的痛性骨质疏松，亦称反射性交感神经性骨营养不良。临床上常见典型症状有：皮肤呈暗红色、发亮而缺乏光泽，肿胀长期不消退，肌肉萎缩、疼痛并有烧灼感，其程度无法用损伤程度来解释，其性质与周围神经痛相类似，且以夜间为甚，常常难以入睡，关节僵硬并伴较严重的功能障碍。X线摄片示：除原骨折病灶外，骨折两端可发现较严重的骨质疏松现象。患者出现急性骨萎缩的并发症后，因固定时间较长、疼痛难忍、肌肉萎缩、肿胀长期不退、活动受限而出现急躁情绪，盲目四处求医，影响骨折的彻底痊愈。疼痛与损伤程度不一致，随邻近关节活动而加剧，局部有灼烧感。由于关节周围保护性肌痉挛而致关节僵硬。血管舒缩紊乱可使早期皮温升高，水肿，汗毛、指甲生长加快，随之皮温低、多汗、皮肤光滑、汗毛脱落，致手或足肿胀、僵硬、寒冷、略呈青紫，治疗十分困难，以功能锻炼和物理治疗为主，必要时可采用交感神经封闭。

治疗方法：

（1）醋酸泼尼松、降钙素、抗炎、镇痛药。

（2）理疗：冷、湿敷，按摩，经皮神经刺激，电针灸等。

（3）静脉药物注射：①药物脊柱旁阻滞较常用，每日注射 1 次或隔日 1 次，直至止痛。②外科交感神经切除术：在药物阻滞无效或作用过短时，可用单侧或双侧交感神经切除术。③局部静脉药物：胍乙定或利血平，因胍乙定的积累及去甲肾上腺素错位而产生长效的交感神经阻滞，10~20mg 胍乙腚的止痛作用可持续 36 小时。Mckain 认为静脉局部注射胍乙腚及利血平是一种持续的交感神经封闭。25% 利多卡因 + 利血平 1mg+ 硫酸胍乙腚 20mg，使用后患者主觉变暖，镇痛效果较快。

九、缺血性骨坏死

骨坏死好发于股骨头，骨坏死较常见于股骨远端和胫骨近端，这与解剖特点有着密切的关系。股骨头和股骨颈血液供应来源主要为旋股内侧动脉、旋股外侧动脉和圆韧带内血管，旋股内侧动脉较旋股外侧动脉供给血量较多，但仍然是较细的血管。由旋股内侧动脉分出上、下干髓和外侧骨髓动脉，它穿过关节囊，沿着股骨头和股骨颈表面分布，容易受到损伤。与股骨干营养动脉无任何解剖上的联系，所以股骨头和颈部的血液供应较少，很易发生骨供血不足，引起骨坏死。股骨干供血是由股深动脉的穿支分出的营养动脉供应，此动脉从股骨脊部进入股骨干内。多数情况下只有 1 支主要营养血管供应股骨干，即使有 2 支营养血管时，也没有 1 支主要动脉进入到股骨干的下 1/3 段；股骨干下 1/3 段的血液供应仅仅是营养动脉在骨髓内的分支所供给，其分支在骨髓腔内走行长而扭曲，易受到骨髓内病变的影响，营养动脉受压、扭曲或阻塞，使股骨干的血液供应发生障碍。骨坏死亦可发生于全身关节骨骼，如肩关节、膝关节、踝关节、腕关节和椎体等部位。

影像学检查方法包括 X 线平片、CT、MRI 和核素扫描，这些可早期诊断骨坏死，明确病变的分期、范围等，敏感度和诊断价值差异有显著性意义，以 MRI 为最好。

十、骨不连

骨折愈合是一个相当复杂的过程，其微环境受到多重因素影响，如果这些因素受到侵犯而受损，骨折愈合则会停止导致骨不连。骨不连又称骨折不愈合。到目前为止，其定义争议颇大。

（一）定义

（1）骨不连是指治疗 1 年后未达预期效果，需再次手术以达骨性愈合。骨折端在愈合 6~8 个月内失败。骨折端仍疼痛并伴有异常活动，X 射线可见持续透光带，治疗 3 个月后每 6 周复查拍片，接连 3 次骨痂无明显变化。骨折超过一般治疗时间，且再次延长治疗时间，仍达不到骨性愈合。X 射线片显示骨折端骨痂少，骨端分离，两断端萎缩光滑，骨髓腔被致密硬化的骨质封闭。骨不连和骨折愈合是对立共存的，有关骨不连的研究实际上是对愈合机制的研究。McKibbin 发现人体截肢骨残端几乎无骨痂生长，由此他建立了骨折愈合丰碑式的理论。

（2）一元论学说：骨折愈合的基础是有初级骨痂反应。骨折愈合机制涉及骨骼生长发育细胞学基础，即 Frost 的基本多细胞单位理论。

（3）在这一元论的基础上，学者们认为骨不连的局部因素主要有 3 个：①骨折合并骨质缺损以及应力遮挡等导致无有效的初始骨痂反应。②骨折端清创不全，有软组织等嵌入导致愈合障碍。③骨折端固定不牢或者不当的功能锻炼导致不应期再次损伤。

（二）治疗

1．非手术治疗（物理学干预）：

（1）电刺激：骨折愈合电刺激仪主要有两种类型：一类为侵入性电刺激仪，需外科手术植入；另一类为非侵入性电刺激仪。根据文献报道，Brighton 最早运用直流电刺激治疗骨折，效果满意，骨性愈合率高，Ito 等用脉冲电磁场治疗 30 例胫骨骨不连患者得到几乎相同的愈合率。

（2）低强度脉冲超声波。

（3）体外冲击波：冲击波是一种脉冲声波，有如下 3 个显著特征：高压强性、短时性、宽频性。

2．手术治疗： 目前九成以上的骨不连可以手术治疗，并且其中 80% 的病例预后很好。方法如下：①机械固定。②自体骨移植。③带血管蒂骨瓣移植。④自体骨髓成分移植。

十一、异位骨化

异位骨化（heterotopic ossification，HO）是指发生于肌肉或结缔组织中的非典型骨形成的现象，在关节周围形成成熟的板层骨，是一种病理性的骨形成。异位骨化的发生率受外因和内因共同影响，可因观察者对 X 射线平片的解释不同、摄片时投照体位的差异、不一致的随访时间以及对患者的选择差异而不同。异位骨化是一种病理性的骨形成，会造成受累关节的功能丧失。

在类风湿性关节炎患者中，异位骨化的发生率则降低，类风湿性关节炎患者的低异位骨化发生率可能与此类患者持续使用皮质激素或非甾体类消炎药有关。形成异位骨化的危险因素，被广泛接受的有：严重的中枢神经损伤、长时间的昏迷、患肢的痉挛状态、患肢制动以及血清碱性磷酸酶升高，高脂血症患者使用他汀类药物，髋关节置换术后有增加异位骨化形成的危险。

异位骨化的发生不但患者带来身体上的痛苦，而且还会给患者造成严重的心理负担，甚至造成永久性的功能障碍，影响患者生活质量。

十二、其他局部的并发症

肢体不等长、脱位和半脱位、关节僵硬、血管栓塞、骨折移位、假体断裂等。预防主要是严格根据骨折类型和手术适应证进行手术，严格手术操作，规范术后处理等是预防上述并发症的基本原则。

十三、其他并发症

（一）便秘

调整饮食结构，多吃水果、蔬菜等富含纤维素食物，多喝水，指导患者每日做腹部顺时针按摩及提肛运动，必要时应用大便软化剂。

（二）应激性溃疡

老年人的胃−黏膜屏障作用减弱，在外伤与手术的应激状态下，可诱发应激性溃疡，而一旦发生，患者的胃底、胃壁血管弹性差，压力高，出血量多，治疗困难，因此对老年患者伤后及术后应积极预防。溃疡发生后积极补液、输血扩充血容量。应用止血类药物止血；应用 H 受体拮抗剂或质子泵抑制剂来抑制胃酸分泌；适当应用抗生素预防感染。

（三）肢体失用性肌萎缩

指导患者早期进行肢体功能锻炼，患肢固定后，股四头肌舒缩锻炼，同时练习踝关节的背伸、跖屈和趾关节活动，防止关节僵直，防止肌萎缩无力，以免影响日后下地行走。

（四）术后短暂老年性精神障碍

老年患者创伤后，在围术期时常常伴随出现神志精神异常兴奋，这时可给予镇静类药物对症处理，症状逐步缓解。对于出现精神兴奋不安、谵妄等症状的患者，可适当给予小剂量地西泮治疗，当患者出现神志淡漠、嗜睡、对疼痛刺激反应差，往往是脑梗死的先兆症状，应及时专科会诊，必要时行脑 CT 检查排除脑血管意外。

（五）消化功能紊乱

老年患者发生骨折及术后常出现食欲不振，机体免疫能力低，应及时给予营养支持治疗，症状可快速改善。

参考文献

[1] 新宝 . 骨折常见并发症——静脉血栓栓塞症 [J]. 中国骨与关节杂志 ,2015（2）:11–12.

[2] 郭文琴 , 谢冬梅 . 重度骨盆骨折合并休克的抢救护理 [J]. 医药论坛杂志 ,2007,28（5）:55–57.

[3] 贺正江 . 胶体与容量复苏 [J]. 当代医学 ,2010,16（18）:141–145.

[4] 李卫 , 吕松林 , 孙守成 . 外伤后脑脂肪栓塞 2 例 [J]. 短篇报道 ,2008,13（5）:68–70.

[5] 张吉发 , 吴志国 . 腘窝闭合性损伤致腘动、静脉断裂 2 例报道 [J]. 中国伤残医学 ,2008,16（3）:336–337.

[6] 孙国强 , 刘红旗 . 枪击伤致四肢主干神经损伤的诊断及治疗 [J]. 临床研究 ,2008,48（18）:215–219.

[7] 李艳波 , 陈涛 . 老年患者髋部骨折后合并胃溃疡的治疗 [J]. 中国老年学杂志 ,2013,33（12）:431–433.

[8] 王化齐 , 曹善友 . 创伤性骨折术后出现切口感染的影响因素及预防对策分析 [J]. 陕西医学杂志 ,2015（4）:406–410.

[9] 李莉 , 陈念 , 柯柳 , 等 . 老年髋部骨折围术期肺部感染危险因素分析 [J]. 中国组织工程研究 ,2014（35）:105–109.

[10] 王化齐 , 曹善友 . 创伤性骨折术后出现切口感染的影响因素及预防对策分析 [J]. 陕西医学杂志 ,2015（4）:87–92.

[11] 夏宣平 , 王文星 , 薛战雄 .OMOM 胶囊内镜在不明原因消化道出血中的临床应用 [J]. 诊治分析 ,2007,29（12）:31–36.

[12] 梁吉华 , 孙玉强 . 异位骨化发病机制的研究进展 [J]. 综述与专论 ,2008,12（50）:125–126.

（李振华，姜丽丽）

第八章　老年骨折的风险评估

我国已经进入老龄化社会，人口老龄化比例快速扩大，有一半的外科手术都是在老年人中进行。随着年龄的增长，患者行眼科、骨科和心血管外科手术的可能性增加。随着老年人寿命的增加和手术死亡率的降低，1980 年以前普遍认为超过 65 岁的人无论如何都应避免手术的观点已经改变，但是，仍有相当比例的老年患者发生术后并发症。在围术期死亡的人群中，3/4 超过 65 岁。患者术后死亡的主要原因为心脑血管意外、呼吸系统疾病和感染。

老年患者常合并循环系统、呼吸系统、精神神经系统、内分泌系统等多种疾病。这些疾病的确会明显影响术后并发症的发病率和死亡率，在 70 岁以上的患者中，90% 的患者至少身患一种并发症，与此同时不恰当的治疗可能发生相关医源性事件，例如谵妄、营养不良、跌倒、褥疮以及院内感染等。接受外科手术的老年患者，其死亡率与并发症的发生率远高于中青年患者，而骨折患者因疼痛的特点要尽可能避免不必要的检查。

年龄作为手术风险的独立预测指标仍存有争议，随着年龄的增长，生理储备的减少会影响患者术后的恢复。随着我们对影响手术预后的风险因素不断深入的了解，尽管社会老龄化在不断加重，并且接受手术的 65 岁以上的老年患者量在不断增加，但手术死亡率已从 20 世纪 60 年代的 20% 下降到 5% 左右。有研究表明，即使在百岁老人这一高危群体中，其手术的死亡率也呈下降趋势。

对于不同的个体，衰老的进程大不相同，而对同一个体而言，衰老对每个脏器及系统的影响都是不一样的。老年患者的一种并发症很可能导致更复杂的并发症。一个脏器功能衰竭很可能导致多脏器功能衰竭。术前风险评估要评估这一年龄组人群的一般状况、患者现有并发症的风险类型、手术相关风险以及患者特定的功能状态因素。由于未采取预防措施的老年患者更易发生术后并发症，因此医疗团队要评价手术治疗的利与弊，并制订将术后并发症降至最低的防治措施，术前评估与围术期处理是密不可分的。

第一节　循环系统评估

有许多研究报道并评估非心脏手术的循环系统风险，在本章节中将重点介绍最新的非心脏手术患者围术期心血管评估与治疗指南，该指南由联合美国心脏协会（AHA）与美国心脏病学会（ACC）组成的实践指南工作组所发布。

本指南的证据主要来自临床经验和观察性研究，这些研究为接受非心脏手术的成年患者进行围术期心血管评估和治疗提供指导。包括：①围手术期风险评估，指导手术的选择或操作。②评估是否需要改变相关治疗方案并做出治疗变化决策。③鉴别需行长期治疗的心血管疾病或风险因素。

虽然之前的风险分层模型将手术风险分为低风险、中等风险和高风险，但在最新指南中，指南委员会将简化分类被归类为低风险（主要心脏不良事件风险<1%）和风险升高（主要心脏不良事件风险≥1%）。该指南认为，围术期团队的合作依赖于相关参与者（如外科医生、麻醉师和主要护理人员）之间的密切沟通。同时患者也要参与到这种合作关系中来，患者的选择要得到充分的尊重，促进决策的共享。

该指南可以总结为"两个主要因素，三个方面的评估和七个步骤"。

1. 两大因素：这在手术适应证选择时要考虑疾病风险与手术风险两大因素。

2. 三个方面：即定量评估上述两个因素。

（1）活动性心脏病和心脏临床危险因素，而不是像 2009 年版那样分为高、中、低风险。

（2）手术风险分级表。

（3）心肺储备功能评估表。

3. 七个步骤：用来评估手术是否可以进行。

在本指南中，手术风险评级被评为中度风险手术（心脏风险为 1%~5%）。

2014 年新的风险评估指南建议修订心脏风险指数（RCRI）作为心脏风险评估的主要工具。用全美外科手术质量提高计划（national surgical quality improvement program，NSQIP）评估手术并发症风险。增加生物标志物的检测。建议检测脑利钠肽（BNP）和 N 末端脑钠尿肽（NT-proBNP），以获得围术期和长期的独立预后信息。

术前评估可分为七个步骤，而对于行介入或冠脉搭桥手术的患者，手术时机的选择：

（1）球囊扩张术，术后 2 周，行阿司匹林治疗。

（2）裸支架 4 周，双抗血小板治疗。

（3）药物洗脱支架：一代支架 12 个月，二代支架 6 个月，双抗治疗。

（4）冠状动脉旁路移植术，1 个月。

在药物治疗方面，只有 β 受体阻滞剂、他汀类药物和血管紧张素转换酶抑制剂。ACEI 或血管紧张素受体拮抗剂（angiotensin receptor antagonist，ARB）类药物以降低围术期的风险，但不特别推荐应用硝酸盐、钙拮抗剂、α_2 受体拮抗剂和利尿剂。与旧版指南 2009 版相比，主要更新的内容是降低 β 受体阻滞剂的推荐水平，因为旧指南所依据的研究，其诚信水平遭到质疑；新指南强调，没有风险因素的患者在

围术期是否使用 β 受体阻滞剂尚不清楚，特别是长期适应证尚不清楚。指南中有"5个推荐"：

（1）手术前长期服用 β 受体阻滞剂的患者应继续使用。

（2）手术后根据临床情况使用 β 受体阻滞剂是合理的。

（3）高危手术患者的心血管危险因素≥2，手术前可考虑使用 β 受体阻滞剂。

（4）缺血性心脏病或心肌缺血患者可考虑使用 β 受体阻滞剂。

（5）对于 RCRI 危险因素≥3 的患者（如糖尿病、心力衰竭、冠心病），在手术前开始使用 β 受体阻滞剂是合理的。

同时有"3 个不推荐"：

（1）不建议在手术当天开始使用 β 受体阻滞剂。

（2）手术前不建议使用高剂量 β 受体阻滞剂。

（3）不建议进行低风险手术的患者在手术前接受 β 受体阻滞剂治疗。

他汀类药物的使用没有显著变化，大量研究证实围术期使用他汀类药物可以显著减少心血管事件。对于最近服用他汀类药物的择期手术患者，应继续服用。可以考虑在手术前至少 2 周开始他汀类药物治疗。ACEI 或 ARB 类药物，对于有稳定型心力衰竭和左心室功能障碍的需行非心脏手术的患者，在严密检查下可继续服用。而对于平时未接受这些药物治疗的患者，应在至少术前 1 周开始治疗，如若发生低血压，可在术前暂停。

在围术期凝血和抗凝药物的管理中，对于以下 3 个方面应加以注意：

1. 抗血小板药物：术前充分平衡支架血栓形成与出血的相对风险，围术期抗血小板治疗要由心内科、外科、麻醉科与患者共同确定。对于已经接受冠状动脉支架术但必须停止血小板受体阻滞剂进行手术的患者，停用替卡格雷和氯吡格雷至少 5 天，推荐普拉格雷至少 7 天，若条件允许，可继续服用阿司匹林，术后尽快恢复抗血小板治疗，对于未植入冠状动脉支架并且不需要急诊手术的患者，建议在心脏事件增加的风险超过出血增加的风险时继续服用阿司匹林。对于未植入冠状动脉支架的患者，不建议在术前开始或继续服用阿司匹林，除非缺血事件的风险超过手术出血的风险。

2. 维生素 K 拮抗剂和肝素桥接：对于在手术前服用维生素 K 拮抗剂的心脏病患者，是否停药和进行肝素桥接治疗需要权衡手术出血和血栓形成的风险。若国际标准化比值（international normalized ratio，INR）< 1.5，可安全进行外科手术，栓塞风险低的患者在手术前停止服用维生素 K 拮抗剂 3~5 天。以后每天监测 INR，直至 INR ≤ 1.5；然而，对于高度栓塞风险的人来说，在围术期需要低分子量肝素桥接治疗。低分子量肝素桥接治疗在维生素 K 拮抗剂停止后第 2 天开始或在 INR ≤ 2.0 之后开始，应用至术前 12 小时。

3. 非维生素 K 拮抗剂 如利伐沙班等，由于半衰期短，大多数不需要肝素桥接治疗。

第二节　呼吸系统评估

呼吸功能评估是围术期重要检查之一。评估呼吸功能对手术适应证的选择、患者是否可以耐受全身麻醉，是否耐受手术，可以耐受什么样的手术，外科手术和围术期风险评估，术后并发症的发生和预防，生活质量评估以及如何进行术后康复具有重要意义，本章主要讨论呼吸系统的评估。

术后肺部并发症（postoperative pulmonary complications，PPC），依发生的概率可分为两种：

（1）术后疼痛，失血，肺部手术导致的积液，腹部手术引起的肠麻痹等。

（2）可预见但不一定会发生的并发症，如切口感染、发热、肺部感染、肺梗塞、肺不张、酸碱平衡失调和水电解质紊乱、心功能不全、休克甚至死亡。PPC 是手术后常见的并发症之一，手术前肺功能下降的患者 PPC 风险增加。在麻醉过程中，由于麻醉操作和麻醉药物，它还影响患者的正常生理功能，如呼吸抑制、血压和其他麻醉风险。也许麻醉的风险主要是来源于麻醉药和医生的操作，但事实并非如此。麻醉风险的来源主要取决于患者的术前身体状况，例如：心脏、脑、肺、肝、肾等系统的状况。因此，肺功能检查是术前麻醉师非常重视的检查项目。

手术部位也是术后肺部并发症的重要危险因素，手术部位越接近膈肌，手术风险就越大。PPC 可延长住院时间。对于腹部手术患者，平均住院时间为 6 天，如出现肺部并发症则平均达到 10 天。胸腹部手术、颈部手术和腹主动脉瘤手术中肺部并发症的风险最高。 手术超过 4 小时也会增加 PPC 的风险。 一般来说，骨科手术不会因手术部位接近膈肌而增加风险。

衰老会引起肺功能储备降低、咽部支撑软骨弹性降低，从而增加误吸风险。随年龄增长，胸壁逐渐失去弹性，胸腔扩大，膈肌变平，残气量增加。老年患者肺泡开放时需要更多的能量，尤其在仰卧位时，即使不考虑外科手术，老年人也易发生肺通气 / 血流比例失调和肺泡动脉氧梯度增加。

研究表明，老年髋部骨折患者术前常与各种基础疾病共存，术前肺部疾病患者人数高达 19%，老年患者肺功能较差，与年轻群体相比，PPC 的发病率显著增高，也增加了老年患者的术后死亡率。研究表明，在 85 岁以上的患者中，PPC 的发生率是 85 岁以下组的 3 倍。

总之，影响术后肺功能和 PPC 发生的因素可以从 3 个方面来看：①患者因素。②手术因素。③麻醉因素。

因此，必须注意每个系统的术前常规检查，力求满足手术和麻醉的要求再进行手术，以减少 PPC 的发生。肺部听诊，胸部 X 线检查，肺功能和血气分析是最常用的术前检查。

对于老年的髋部骨折患者，入院后应及时完善血常规、血生化、肝肾功、血气分析、肺功能等。相应地评估患者的病情，积极治疗原发疾病，力争在最短的时间内完成手术，缩短卧床时间，从而减少术后并发症的发生率。

大量研究显示，术前 FVC、FEV1、FEV1/FVC、MMV、FEF25、FEF75、SaO_2、$PaCO_2$ 不理想可能会导致住院期间 PPC 的增加，充分的术前准备，能够降低 PPC 的发生率。

研究报道，髋部骨折的老年患者如若合并肺部并发症，那么 30 天内死亡率将增加 50%。如果患者术前有超过 3 种基础疾病，术后死亡率将显著增加。有些文献指出，老年髋部骨折患者合并症越多，手术风险越大，应积极治疗基础疾病，待机体调整到最佳状态再行手术。然而，一些文献表明，经过 3 天或更长时间治疗髋部骨折患者的术后死亡率将显著增加。所以，积极治疗基础疾病，尽快完成手术治疗，缩短卧床时间，可以降低死亡率。

与全身麻醉相比，腰硬联合麻醉可以降低老年患者 PPC 的发生率。全身麻醉与联合脊髓和硬膜外麻醉之间的这种差异的主要原因可能是硬膜外麻醉对患者的自主呼吸影响较小，避免了气管插管和机械通气导致的吸入性肺损伤与呼吸机相关肺损伤，保护了自主呼吸反射。目前，对于麻醉方式的选择，国外学者认为每分钟最大通气量（MVV）可以作为评估肺通气的良好指标。如果 MVV 测量值 / 预测值大于 70% 时，可采用腰硬联合麻醉，若小于 70% 则选择气管插管进行全身麻醉。然而，随着 MVV 测量值 / 预期值的降低，术后机械通气率也增加。

术前准备应包括：

（1）戒烟 2 周，练习咳嗽与深呼吸，增加肺通气，排出气道分泌物。

（2）应用麻黄碱和氨茶碱等支气管扩张剂和异丙肾上腺素雾化吸入。

（3）哮喘患者，口服地塞米松等药物可减轻支气管黏膜水肿。

（4）痰黏稠的患者可以通过雾化吸入，或者口服药物促使痰液咳出。有脓痰的患者，在手术前 3~5 天使用抗生素，并指导患者体位引流，促使脓性分泌物排出。

（5）适量用药，避免呼吸抑制，在使用如阿托品这类能减少呼吸道分泌物的药物时也要适量，避免痰液黏稠，难以排出。

（6）严重肺功能不全和并发感染的患者在进行手术前必须采取积极措施改善肺功能并控制感染。

第三节 围术期营养评估

营养不良是骨科患者常见也是最容易被忽视的问题,如何准确地定义营养不良,目前尚无共识,广义上的营养不良是指营养状况的不平衡。不单指营养不足,也包括超重和肥胖,狭义上的营养不良通常是指蛋白质—能量营养不良(PEM),住院患者的 PEM 发生率较高。营养不良问题是指患者存在或潜在的营养因素导致不良临床结果的风险,并且是影响临床结果的重要因素。营养不良和营养不良风险统称为营养不良问题。围术期营养支持的目的是维持器官功能,促进组织恢复,并加速身体恢复。在术后或者创伤的初期,高热量、高蛋白质补充剂以实现正氮平衡的方法不仅对患者无益,甚至可能有害,合理的营养支持可以有效促进切口愈合,减少感染的发生。

有许多研究表明,老年骨科患者营养不良的风险很高,这与疾病和慢性病的存在与否有关。骨折是营养不良的重要危险因素,而营养又是围术期风险的重要因素。高达 20% 的老年人在住院期间营养不足,高达 50% 的护理中心患者有营养不足,老年患者可能发生体重减轻和内脏蛋白质消耗。由此可见,对老年患者围术期充分的营养评估,对降低术后并发症风险,促进切口愈合与术后康复具有重要意义。

微型营养评估(MNA)是由 Guigoz 等在 2002 年为老年人设计的营养状况评估方法。其临床敏感性和特异性高达 96% 和 98%,但评估量表由 18 个问题组成,评估需要很长时间。患者需要进行自我评估,这对于认知能力下降和有沟通障碍的患者来说很难。微型评估量表简表(mini nutritional assessment short-form,MNA-SF)提取 MNA 中的 6 项,操作简便、用时短,敏感性和特异性与 MNA 相当,并且具有良好的临床可操作性,可以识别有早期风险的人群。2009 年欧洲临床营养与代谢学会(ESPEN)推荐用于各种老年患者。该评估不需要任何侵袭性检查,可在患者住院的任何时间实行,可在床旁评估,出院后可通过出院随访或复诊的方式进行评估,在临床应用十分方便。

年龄是影响患者营养状况的重要因素。制订个性化的干预计划可以改善患者的营养状况。营养不良对身体的生理代谢和免疫防御机制有负面影响。对于低储备和恢复能力差的老年患者,营养不良会增加术后并发症的风险。延迟手术后的恢复,增加经济负担,直接影响临床结果,通过科学有效的评估能筛选出存在营养不良问题(包括营养不良和存在营养不良风险)的患者,并为其提供有计划和足够的营养支持,能显著改善患者的营养状况,为保障手术的顺利进行和术后早起康复起到了巨大的推进作用。此外,简单的 MNA 评估表可用于快速准确地筛查有营养不良问题的患者,为临床营养支持治疗提供指导,以避免盲目营养支持造成的不必要的人力和财务浪费。

第四节　血栓形成风险评估

静脉血栓栓塞（venous thromboembolism，VTE）包括肺栓塞（pulmonary embolism，PE）和深静脉血栓形成（deep venous thrombosis，DVT），是骨科术后常见并发症。据报道，即使采取有效的预防措施，关节置换后 DVT 和 PE 的概率仍高达 30%~80% 和 0.47%~19.00%，0.5%~4.0% 的 VTE 患者没有临床表现，因此，VTE 被称为"安静的杀手"。骨科创伤、止血带、骨水泥的使用和肢体固定是 VTE 形成的风险因素。有效评估是早期发现 VTE、早期预防和降低 VTE 发病率的重要手段。

Autar 量表（表 8-1）是由英国学者 Autar 于 1996 年基于静脉血栓形成的三大要素开发形成的。Autar 量表包括年龄、BMI、运动能力、特殊风险、创伤风险、手术风险和高风险疾病 7 个方面。此外，Autar 量表提供了相关的预防策略，包括使用弹力袜、抗血栓袜、下肢静脉泵、肢体抬高和主动翻身。该量表将患者分为 3 个等级：低危（≤ 10 分）、中危（11~14 分）和高危（≥ 15 分）。研究表明，相关系数 r 为 0.98，k 值为 0.88~0.95，内部一致性为 0.94~0.99。大量数据表明，Autar 量表风险评估结果与 DVT 的发生呈正相关，可为骨科患者围术期 DVT 的风险提供早期预警。

Wells 评分表（表 8-2）由 Wells 于 1995 年建立，目前是在临床上最广泛使用的评估方法，包括深静脉血栓形成评分和 Wells PE 评分。根据文献和临床经验，它包括 DVT 的症状和体征，风险因素和诊断。WHSL131 量表进行了改进，以突出先前深静脉血栓形成的影响，并将患者分为两个等级：不可能的风险和可能的风险。临床试验表明，Wells 结合量表与 D- 二聚体结合，有助于诊断下肢深静脉血栓形成。1998 年，威尔斯等的 PE 评估方法主要包括深静脉血栓形成、心动过速、内固定、近期手术、DVT 的症状与体征、癌症评分与咳血。这些患者被分为低度、中度和重度。在 2000 年，Wells 将它们降低到两个风险。Wells 评分表可与 D-Dimer 结合使用，用于诊断疑似肺栓塞。

表 8-1 深静脉血栓（DVT）Autar 评分表

科别　　病区　　床号　　姓名　　性别　　住院号　　诊断

年龄相关（周岁）	评分	体型/肥胖指数（BMI）		
1.10~30	0	体型	BMI	评分
2.31~40	1	1）体重不足	16~18	0
3.41~50	2	2）体重适中	20~25	1
4.51~60	3	3）超重	26~30	2
5.61~70	4	4）肥胖	31~40	3
6.>70	5	5）过度肥胖	>40	4
运动能力	评分	特殊风险种类		
• 能走动	0	口服避孕药		评分
• 运动受限（需要辅助工具）	1	• 20~35 岁		1
• 运动严重受限（需他人协助）	2	• >35 岁		2
• 轮椅	3	• 激素替代治疗		2
• 完全卧床	4	• 怀孕及产褥期		3
		• 易栓症		4
创伤风险种类		外科干预：仅对一项适合的外科干预		评分
评分项目（仅限术前）	评分	1. 小手术 <30 分钟		1
1. 头部损伤	1	2. 择期大型手术		2
2. 胸部损伤	1	3. 急诊大手术		3
3. 脊柱损伤	2	4. 胸部手术		3
4. 盆腔损伤	3	5. 妇科手术		3
5. 下肢损伤	4	6. 腹部手术		3
		7. 泌尿外科手术		3
		8. 神经外科手术		3
		9. 骨科手术（腰部以下）		4
现有的高风险疾病：选择相应项目评分　评分		评估说明		
1）溃疡性结肠炎	1	入院 24 小时内进行。		
2）红细胞增多症	2	评分：从每个表格中选择相应的选项，评分并计算总分数；		
3）静脉曲张	3			
4）慢性心脏疾病	3	总分：＿＿＿＿＿＿		
5）急性心肌梗死	4			
6）恶性肿瘤（活性）	5	评估人：＿＿＿＿＿＿		
7）脑血管意外	6			
8）DVT 病史	7	日期：＿＿＿＿＿＿		

深静脉血栓形成（DVT）的风险因素评分（基于 Wells 评分）

评估方案		预防策略
评分	风险分类	低危：走动 + 梯度弹力袜
≤ 10	低危	中危：梯度弹力袜 + 肝素 + 间歇式压力系统
11~14	中危	高危：梯度弹力袜 + 肝素 + 间歇式压力系统
≥ 15	高危	International Consensus Group recommendation, 2001
		R Autar 2002

注：总分为各项之和。临床可能性评价：≤ 0 为低度；1~2 分为中度；≥ 3 分为高度；若双侧下肢均有症状，以症状严重的一侧为准

表 8-2　Wells 评分表

病史及临床表现	评分
活动性癌症	1
下肢瘫痪或近期下肢石膏固定	1
近期卧床 >3 天或近 4 周内接受过大手术	1
沿深静脉走行的局部压痛	1
全下肢肿胀	1
与健侧相比，小腿周径增大 >3cm	1
DVT 病史	1
凹陷性水肿	1
浅静脉侧支循环（非静脉曲张）	1
可做出非 DVT 的其他诊断	-2

目前，骨科静脉血栓形成防治指南已经发布，通过量表评估，可以量化 DVT 的风险，从而有效预防，并且也是护理预防的重要组成部分，如果评估方法能够与主观和客观评估指标相结合，则预防和预测 DVT 能力将得到提高，从而降低 DVT 的发生率。

第五节　精神系统评估

术后精神障碍（POP）指术前原本无精神异常的患者，在手术后出现大脑功能紊乱，导致行为、认识、意识和情感等不同程度的障碍。POP 会使患者康复缓慢、增加医疗费用、延长住院时间及提升病死率等，给患者以及医院方面带来很大的困扰。

在手术前评估患者的精神神经状态非常重要。既往已有脑损害的老年人其神经功能可能代偿良好，但在手术应激时可能会表现出新的神经功能障碍。研究表明，70 岁以上老年患者谵妄的发生率可能高达 50%。谵妄是骨科临床中主要的术后精神障碍，POP 在手术后 5 天内通常是短暂发生的，但据报道，大约 1/3 的患者术后精神障碍可持续很长时间，甚至可持续约 5 年。骨科 POP 的出现不仅增加了患者的恢复时间，增加了术后并发症的发生率，而且严重影响了患者的生活质量，甚至干扰了治疗和疾病的预后。

谵妄评估方法（CAM）是由美国 Inouye 教授基于美国精神疾病诊断和统计手册编制的诊断量表。CAM 基于精神疾病诊断清单诊断标准（DSM-III-R），专为非精神病学专业人士设计。2~5 分钟即可快速、准确地判断患者是否有谵妄，准确率可达 98% 以上。以下是 CAM-S 的简单版本，正常（0 分），轻度（1 分）和显著（2 分）。0 分为正常，1 分为轻度，2 分为中度，3~7 分为重度。

POP 的发生随着年龄的增长而增加，因为身体随着年龄增长而衰老，神经细胞随之凋亡。再加上脑组织本身的退行性变化，脑神经细胞接收的信息量和质量将显著降低。中枢神经递质如乙酰胆碱（ACh）、去甲肾上腺素（NA）、肾上腺素（AD）等的变化以及胆碱能受体活性的降低，对神经的功能造成影响，从而产生精神障碍。其次，老年患者的脑血流量不足，低氧条件下葡萄糖等营养素的代谢减少，产生的有害代谢产物增加，脑组织对缺氧敏感，或者由于肝和肾功能的改变而降低药物的代谢。这些都是 POP 发生的危险因素。

术中或术后低氧血症、低血压可增加 POP 的发生率。手术期间或手术后通气不良或异体血液灌注引起的低氧血症或低血压可导致脑组织灌注不足和代谢功能低下，破坏脑组织中自由基的代谢，加重脑实质和脑微血管系统损伤，降低认知功能，从而导致精神障碍。在低灌注条件下，脑细胞和心肌细胞都经历缺血性变性并释放各种炎性细胞因子。渗透性和神经递质传递的变化会影响颅神经的功能，这与 POP 的发生有一定的相关性。低氧血症与 POP 的发生之间存在显著相关性，高 SpO_2 是 POP 发生的保护因素，术后长期吸氧提高 SpO_2 可有效降低 POP 的发生率。为了防止 POP 的发生，可以在不影响外科医生操作的情况下增加术中血压，手术操作要做到彻底止血。

如果术后疼痛无法及时缓解，则会引起术后躁动并产生幻觉，随后出现谵妄等精神障碍的改变。研究表明，术后疼痛水平的差异导致谵妄发生率的差异。术前或术后患者出现电解质紊乱，术后血糖异常，钠、钙、钾等离子紊乱未得到纠正，术后感染和术后输血均是 POP 的高危因素，术后要给予满意的止痛治疗从而预防 POP 的发生。

研究表明，外科麻醉（全身麻醉和局部麻醉）中使用的药物引起的躁动通常发生在麻醉恢复期间。即使麻醉药物能够不同程度选择性地抑制中枢神经系统各部位的功能，随着身体的新陈代谢，麻醉药的血药浓度也会逐渐下降，被抑制的一些中枢神经系统会逐渐恢复正常，它不会影响患者在手术后几天、几个月甚至几年内的精神状况。为了防止 POP 的发生，术前应给予充分的心理支持，以缓解焦虑和恐惧；在手术期间使用小剂量的麻醉来维持适当的麻醉深度；对于机体而言，手术本身就是一个很大的创伤，创伤会激活应激反应系统，使儿茶酚胺及肾上腺皮质激素分泌增加，儿茶酚胺会使血小板数目增多，黏附能力增强，增加血液黏度，从而使血流速度减慢，而肾上腺糖皮质激素本身就可以刺激神经系统诱发精神异常。随着手术时间的延长，机体耐受力就会降低，引起机体一系列改变。有研究表明，随着手术时间延长，ACh、5- 羟色胺（5-HT）及 NE 等中神经递质水平异常变化，可促进 PPDs 的发生。

抗胆碱药物可引起术后精神障碍，而 5-HT 受体拮抗剂类的药物对术后 PPDs 症状有良好的治疗作用。

POP 是由多种因素共同参与，具有多种机制的术后并发症。临床上，要尽可能缩短手术时间，适当增加术中或术后血压，并且可以给予术后满意的镇痛和长期氧气吸入。它可以减少 POP 的发生，应给予有高危因素的患者早期必要的干预措施和综合预防措施，以预防术后精神并发症。综上所述，临床上应重视老年患者术后精神障碍的发生，并采取预防干预措施，可有效预防术后精神障碍的发生或避免不良后果。术前应积极治疗老年患者的原发病，如高血压和糖尿病，以调节患者的一般状况，提高免疫力，并补充各种维生素和营养素。尽量避免术中吸入式麻醉，掌握麻醉量和静脉滴注速度，避免水和电解质失衡；在围术期，应动态监测患者的血常规，并评估出血量，以预防和治疗低氧血症和术后疼痛。一旦患者患有焦虑或躁狂等精神障碍，可以给予合理的抗精神病药物以降低术后精神障碍的发生率。

第六节　胃肠道系统评估

随着年龄的增长，胃肠道系统同样会受到影响，胃酸分泌下降，胃蠕动减弱，肝血流降低，肠蠕动减少，并且受到用药、骨科制动以及液体不足的影响，需要胃酸参与激活或吸收的药物可能受影响。当老年人应用与年轻人相同剂量的药物时，通过肝代谢激活的药物可能药效减弱，而通过肝代谢失活的药物，其药效可能增加。由于吸收能力减弱，老年人可能会缺乏维生素，并且老年人常常对口渴的敏感度降低，从而导致主动摄取水分的减少，进而导致液体摄入不足。牙齿和吞咽问题可能会导致围术期营养和进水问题。由于膳食纤维摄入有限、应用麻醉药和镇痛药、制动、卧床，老年人常见的便秘情况可能会加重。

第七节　泌尿系统评估

慢性肾病（CKD）已成为一种对人类健康构成严重威胁的慢性疾病。中国 CKD 总患病率达 10.8%，患者总数可能超过 1.3 亿。年龄是 CKD 的独立危险因素，老年人是 CKD 患者最主要的群体，35 岁以后，肾功能大约每年下降 1%。一项 NIH 研究显示，65~74 岁人群有中度肾功能损害的占 18%，而在 80 岁及以上人群中，这一比例增加到 96%。

随着年龄的增加，人体脂肪总量增加而肌量减少，肌酐产生下降，此时计算出的肾小球滤过率会偏低。与此同时，老年人全身水含量下降。这些变化使老年人对静脉输液和药物作用更加敏感。肾脏保水钠能力降低，则更易导致脱水和电解质失衡。此外，脂溶性药物在老年人体内分布量增加且半衰期延长，而水溶性药物在与年轻人同等剂量下，分布量减少而产生的作用却增加。所以对老年患者用药应从小剂量开始，缓慢加量。

肾小球滤滤（GFR）不能直接测量，只能通过一些外源或内源标记间接表达。此外，CKD 患者的早期症状往往不典型。寻找准确敏感的，能反映老年人早期肾功能变化的指标具有非常重要的意义。

血清肌酐（SCr）在临床实践中被认为是数十年来的经典肾功能指标，但其局限性受到越来越多的关注。老年人往往食欲不振，蛋白质摄入量减少，营养不良，活动减少，肌肉萎缩，因此 SCr 浓度通常低于年轻人。即使 GFR 下降到较低水平，SCr 也不会显著增加；另一方面，老年人有多种微炎症，虽然肾功能正常，但 SCr 浓度可能会有一定程度的增加。

目前，GFR 可以间接测量，或者通过基于 SCr 或 CCr 的公式计算。自 Cockcroft-Gault 公式于 1976 年应用于临床实践开始，研究人员以本国人口为样本，开发了许多基于 SCr 的 GFR 估算公式，其中 Cockcroft-Gault 和 MDRD 公式于 2002 年获得美国肾脏疾病和透析患者生活质量指南的批准和推荐（表 8-3）。随后，Levey 等选择了更大的研究人群，对公式进行改良，推出了 CKD-EPI 公式。

简化 MDRD 公式：

（1）GFR〔mL/（min·1.73m^2）〕=186×（SCr-1.154）×（年龄 -0.203）×（0.742 女性）。

（2）CCr= 体重（kg）×（140- 年龄）/72× 血清肌酐值（mg/L）。

注：GFR 为肾小球滤过率，SCr 为血清肌酐（mg/dL），CCr 为内生肌酐清除率，年龄以岁为单位，体重以 kg 为单位。

血肌酐的单位换算：1mg/dl=88.41μmoI/L。

血糖的单位换算：1mmol/L=18mg/dl。

表 8-3　GFR 测试表

分期	描述	GFR〔（mL/（min·1.73m^2）〕
1	肾损伤，GFR 正常或增加	大于或等于 90
2	肾损伤，GFR 轻度下降	60~89
3	GFR 中度下降	30~59

尿潴留同样是骨科常见并发症，尤其在男性患者中，前列腺增大的老人在站立时能排尿，但在卧床时，其膀胱完全排空变得更加困难。留置导尿管超过 48 小时、使用抗胆碱能药物，都是尿潴留的危险因素。同时，泌尿系感染也是骨科术后常见的并发症。有研究表明，严格掌握留置导尿管的适应证及留置时间，尽量缩短导尿管使用时间，同时加强监测，合理应用抗生素及糖皮质激素，提高重症患者的机体免疫力，使泌尿系感染发生率得到降低。

第八节　功能状态与运动能力评估

患者完整的功能状态与运动能力能够增强人体心肺功能，改善血液循环系统、呼吸系统、消化系统的机能状况，提高抗病能力，增强机体的适应能力。在骨科围术期中，对老年患者功能状态评估依然是十分重要的一项，在一般的医学评估中，功能评估一直是指运动能力评估，它与围术期心脏风险相关，评估患者日常活动的水平或直接采用运动负荷试验来评估都能有助于确定手术预后，而骨科患者的康复则更要建立在患者完整的功能状态之上。

日常生活功能（ADL）的评估对预后影响十分重要，其可分为 3 个层次：基本日常生活活动功能（basic activity of daily living，BADL）、工具性日常生活活动功能（instrumental activity of daily living，IADL）、高级日常生活活动功能（advanced activity of daily living，AADL）。

BADL 代表为维持基本生活所需的自我照顾能力，如吃饭、大小便控制、上厕所、移位、穿衣、沐浴等。一般最早丧失的功能为沐浴能力，而进食能力则最后丧失。因此初筛提问为"你是否可以自己洗澡？"，若回答为否定，则使用 Katz 量表或巴氏日常生活功能量表（简称巴氏量表）进行评估（表 8-4、表 8-5）。

表 8-4　Katz 日常生活功能指数评价表

姓名—— 评价日期——
洗澡——擦浴、盆浴、淋浴
独立完成（　） 需部分帮助（　） 需要帮助，不能自行完成（　）
更衣——从衣橱或抽屉内取衣（内衣、外套）以及扣扣子，系带
取衣、穿衣独立完成（　） 只需要帮助系鞋带（　） 取衣、穿衣要协助（　）
如厕——进厕所排尿、排便，排泄后自洁及整理衣裤
无须帮助，或能借助辅助器具进出厕所（　） 进出厕所需要帮助（　） 不能自行进出厕所完成排泄过程（　）
移动——起床，卧床；从椅子上站立或坐下
自如（　） 需要帮助（　） 不能起床（　）
控制大小便
完全能自控（　） 偶尔有失禁（　） 排尿、排便需别人观察控制，需使用导尿管，或失禁（　）
进食
进食自理无须帮助（　） 需要帮助备餐，能自己吃食物（　） 需帮助进食，部分或全部通过胃管喂食，或需静脉输液

Katz 将 6 项 ADL 条目（即吃饭、大小便控制、上厕所、移位、穿衣、沐浴）分为了三个等级的评分：独立、半独立（需部分协助）以及完全依赖，操作较为简便。巴氏量表采用评分方法，总分为 100 分，得分越高依赖性越小；得分大于 60 分为基本生活自理，40~60 分为中度功能障碍，20~40 分为重度功能障碍，得分小于 20 分为完全依赖。ADL 功能量表使用简单，对老年人功能下降的评估信度及灵敏度高，使用广泛。

有研究表明，ADL 缺乏可单独预测 70 岁以上患者围术期并发症的发生。ADL

表 8-5 巴氏指数评定表（日常生活活动能力 ADL）

姓名　　　性别　　　年龄　　　诊断　　　地址

项目	评分标准	得分
1. 大便	0= 失禁或昏迷 5= 偶尔失禁（每周 < 1 次） 10 分 = 能控制	
2. 小便	0= 失禁或昏迷或需由他人导尿 5= 偶尔失禁（每 24 小时 < 1 次，每周 > 1 次） 10 分 = 能控制	
3. 修饰	0= 需帮助 5= 独立洗脸、梳头、刷牙、剃须	
4. 如厕	0= 依赖别人 5= 需部分帮助 10= 自理	
5. 吃饭	0= 依赖别人 5= 需部分帮助（夹饭、盛饭、切面包） 10= 全面自理	
6. 转移床 – 椅	0= 完全依赖别人，不能坐 5= 需大量帮助（2 人），能坐 10= 需少量帮助（1 人），能坐 15= 自理	
7. 活动（步行） （在病房及其周围，不包括走远路）	0= 不能步行 5= 在轮椅上独立运动 10= 需 1 人帮助步行（体力或语言指导） 15= 独立步行（可用辅助器）	
8. 穿衣	0= 依赖别人 5= 需一半帮助 10= 自理（系、开纽扣，关、开拉锁和穿鞋）	
9. 上楼梯（上下一段楼梯，用手杖也算独立）	0= 不能 5= 需帮助（体力或语言指导） 10= 自理	
10. 洗澡	0= 依赖 5= 自理	
总分		
责任护士	日　期	

注：ADL 能力缺陷程度：0~20 分 = 极严重功能障碍；25~45 分 = 严重功能障碍；50~70 分 = 中度功能缺陷；75~95 分 = 轻度功能缺陷；100 分 =ADL 自理

评分低的患者，其术后1年内死亡率增加10倍。IADL的依赖水平则有助于制定恰当的出院计划。同时在骨科手术中，我们更应该根据患者的ADL，来讨论治疗所达到的目标，某些手术或许适合运动功能状态良好的患者，而对于ADL受损的患者，这类手术不但没有意义，而且会给患者带来没必要的手术创伤。

下肢的主要功能如站立、行走等都涉及肌力和步态平衡功能，但影响步态平衡功能的器官不限于下肢骨骼肌肉系统，还包括神经反射、视觉、小脑和前庭等器官。评估下肢及步态平衡功能对预测老人身体状况及跌倒有重要意义，对预防老年骨折的发生有重要意义，初筛可提问"过去一年你跌倒过吗？你害怕跌倒吗？你是否爬楼梯或从椅子上站起来有困难？"，任一个问题回答阳性都必须进一步评估。常见以下几种检查方法：

计时起立－行走测试（timed get up and go test/the timed up and go test，TUG）：此检查涉及坐位时的平衡、从坐到立的动作转换是否平稳以及行走的步态、速度和稳定性、转身是否犹豫摇晃等，这些都是受试者日常生活中最为基本的活动技巧，若有其中一部分不正常则提示相关功能有问题，可用于动态平衡能力以及移动性功能的评估。受检者需坐在凳面高度为46cm有直背及扶手（扶手高度约65cm）的椅子上，尽量不借助扶手而起立，计算其离开椅背站立起来，用平时走路的速度行走3m，再转身走回来并坐回椅子靠上椅背所花的总时间，取3次的平均值。平时习惯使用步行辅助具的老年人可在测试时使用。一般认为总时间＜10秒为移动性正常，可预测其在一年内的ADL能维持稳定；10~20秒为移动性尚好，可以独自外出；20~30秒为移动性受损；＞30秒不能单独外出，需要行走辅具。

此外，TUG也是跌倒的重要预测方式之一，已有较多文献报道跌倒的不同预测值。时间≥14秒为跌倒高风险，美国疾病防治中心建议为≥12秒，但近年来大多认为应≥13.5秒。

Berg平衡量表（berg balance scale，BBS）（表8-6）：共包括站起、坐下、闭眼站立、上肢伸展、单腿站立等14个条目（10~15分钟完成所有条目测试），每个条目最低得分为0分，最高得分为4分，总分56分，得分越高表明平衡功能越好，得分低于40分提示有跌倒的危险性。BBS具有很高的信度，其施测者组内信度为0.97，组间信度为0.98，故在平衡功能测试中，与其他测试相比，BBS被认为是金标准。

表8-6　Berg平衡量表评定标准

项目	评分标准
（1）从坐位站起	4分 不用手扶能够独立站起并保持稳定 3分 用手扶着能够独立站起 2分 几次尝试后自己用手扶着站起 1分 需要他人小量的帮助才能够站起或保持稳定 0分 需要他人中等或大量的帮助才能够站起或保持稳定

（续表）

（2）无支持站立	4分 能够安全地站立2分钟 3分 在监视下能够站立2分钟 2分 在无支持的条件下能够站立30秒 1分 需要若干次尝试才能无支持地站立30秒 0分 无帮助时不能站立30秒
（3）无靠背坐位，但双脚着地或放在一个凳子上	4分 能够安全地保持坐位2分钟 3分 在监视下能够保持坐位2分钟 2分 能坐30秒 1分 能坐10秒 0分 没有靠背支持不能坐10秒
（4）从站立位坐下	4分 最小量用手帮助安全地坐下 3分 借助于双手能够控制身体的下降 2分 用小腿后部顶住椅子来控制身体的下降 1分 独立地坐，但不能控制身体的下降 0分 需要他人帮助坐下
（5）转移	4分 稍用手扶就能够安全地转移 3分 绝对需要用手扶着才能够安全地转移 2分 需要口头提示或监视才能够转移 1分 需要一个人的帮助 0分 为了安全，需要两个人的帮助或监视
（6）无支持闭目站立	4分 能够安全地站立10秒 3分 监视下能够安全地站立10秒 2分 能站3秒 1分 闭眼不能达3秒，但站立稳定 0分 为了不摔倒而需要两个人帮助
（7）双脚并拢无支持站立	4分 能够独立地将双脚并拢并安全地站立1分钟 3分 能够独立地将双脚并拢并在监视下站立1分钟 2分 能够独立地将双脚并拢，但不能保持30秒 1分 需要别人帮助将双脚并拢，但能够双脚并拢站15秒 0分 需要别人帮助将双脚并拢，双脚并拢站立不能保持15秒
（8）站立位时上肢向前伸展并向前移动	上肢向前伸展达水平位，检查者将一把尺子放在肢尖末端，手指不要触及尺子。测量的距离是被检查者身体从垂直位到最大前倾位时手指向前移动的距离。如有可能，要求被检查者伸出双臂以避免躯干的旋转 4分 能够向前伸出>25cm 3分 能够安全地向前伸出>12cm 2分 能够安全地向前伸出>5cm 1分 上肢能够向前伸出，但需要监视 0分 在向前伸展时失去平衡或需要外部支持
（9）站立位时从地面捡起物品	4分 能够轻易地且安全地将鞋捡起 3分 能够将鞋捡起，但需要监视 2分 伸手向下达2~5cm，且独立地保持平衡，但不能将鞋捡起 1分 试着做伸手向下捡鞋的动作时需要监视，但仍不能将鞋捡起 0分 不能试着做伸手向下捡鞋的动作，或需要帮助免于失去平衡或摔倒
（10）站立位转身向后看	4分 从左右侧向后看，体重转移良好 3分 仅从一侧向后看，另一侧体重转移较差 2分 仅能转向侧面，但身体的平衡可以维持 1分 转身时需要监视 0分 需要帮助以防身体失去平衡或摔倒

（续表）

（11）转身360°	4分 在≤4秒的时间内安全地转身360° 3分 在≤4秒的时间内仅能从一个方向安全地转身360° 2分 能够安全地转身360° 但动作缓慢 1分 需要密切监视或口头提示 0分 转身时需要帮助
（12）无支持站立时将一只脚放在台阶或凳子上	4分 能够安全且独立地站立，在20秒时间内完成8次 3分 能够独立地站，完成8次时间>20秒 2分 无须辅助具在监视下能够完成4次 1分 需要少量帮助能够完成>2次 0分 需要帮助以防止摔倒或完全不能做
（13）一脚在前无支持站立	4分 能够独立地将双脚一前一后地排列（无间距）并保持30秒 3分 能够独立地将一只脚放在另一只脚的前方（有间距）并保持30秒 2分 能够独立地迈一小步并保持30秒 1分 向前迈步需要帮助，但能够保持15秒 0分 迈步或站立时失去平衡
（14）单腿站立	4分 能够独立抬腿并保持时间>10秒 3分 能够独立抬腿并保持时间5~10秒 2分 能够独立抬腿并保持时间>3秒 1分 试图抬腿，但不能保持3秒，但可以维持独立站立 0分 不能抬腿或需要帮助以防摔倒

尽管正常衰老和常见疾病会影响到主要脏器功能，但是老年人手术预后良好的比例逐渐增加，甚至老年人也能够耐受心脏瓣膜置换这样的手术，使其生活质量得到明显提高。正常衰老过程确实影响脏器功能储备，但并不一定转向不良预后。术前风险评估和围术期对风险因素的调整可使患者发生不良预后的可能性降至最低。

（李振华，王　伟，曹皓琰）

第九章　老年行为心理学

随着经济水平的不断提高，医疗卫生服务的进步，人均寿命普遍延长，我国人口已呈现老龄化的态势。2017年我国60岁以上的老人人口数量已达到2.41亿，占我国人口总数的17.3%。预计2020年，我国60岁以上老人人口数量将增加到2.55亿，占我国人口总数的17.8%。社会人口老龄化的趋势，也为我们的医疗事业带来了新的挑战。老年期人类的身心都会出现衰退的表现，老年群体生理上的退行性变化容易导致消极的情绪情感体验及刻板极端的不良认知行为模式，产生严重的心理问题。这些心理问题也已成为目前影响老年群体生活质量的重要因素。

近些年，在骨科疾病的临床工作中，除骨科的躯体症状外，老年患者群体也表现出较严重的心理问题，这些心理问题为骨科疾病的诊断、治疗及康复带来了较大的影响。虽然学界已经提出骨科疾病的人性化及个性化治疗的重要意义，但目前国内大多数骨科医疗机构尚不具备专业心理学或精神医学会诊条件，所以骨科医师掌握一定的心理学知识是必要的。

本章内容旨在通过阐述老年人的生理和心理变化特点，分析老年骨科患者常见心理问题的发生与发展，探讨有效的心理干预及治疗方法。帮助骨科医师更全面有效地掌握患者信息，对患者的生理及心理状态加以科学的判断并实施有效的治疗，为骨科疾患的诊疗创造有利条件，增加患者的总体满意度，更好地服务于老年患者，同时也具备一定的卫生经济学意义。

第一节　老年人生理发展的特征

一、老年人大脑的改变

随着全球人口向老龄化趋势发展，医学领域对老年群体的关注也日益增加，据《2010年第六次全国人口普查主要数据公报（第1号）》显示，我国人口平均预期寿命达74.83岁，目前60岁及以上老龄人口总数已逾2亿，面对如此庞大的群体，对于我国目前的医疗服务体系来讲，也是极具挑战性的。近些年，大量针对老龄化问题的研究发现，脑老化已经成为目前老年医学领域面临的重大问题之一。脑老化（brain aging）是指年龄增长过程中，大脑的结构、化学物质及功能衰退的表现。从生物学的角度看，脑老化是生命发展自然规律的结果，是一种正常的生理现象。但对于人类来讲，脑老化的突出表现为脑的高级功能障碍，以认知功能的障碍最为明显，特别是近半个世纪，人类社会医疗水平不断提高，各区域人群平均寿命普遍延长，脑老化对老年群体的健康水平和生活质量造成了较大的影响。

（一）脑结构形态的变化

脑的增龄性萎缩是一种普遍现象，其直观表现为脑重量减轻。刘昌、李德明于1996 年通过尸解研究表明，人类脑重重在 40 岁后随年龄增长而减轻，60 岁后变化明显，一般老年人的脑重量与年轻人（20~30 岁）相比，可减少 50~150g。此外，李哗、刘贤宇等的研究也证实了老年人出现脑回变窄、脑沟加宽、脑室扩大等形态改变，这些变化主要发生在脑皮质的额叶，其次是顶叶和颞叶。Coffey 等采用磁共振成像技术（MRI）对 76 名（30~91 岁）健康人的研究从影像学上证实了上述结论。

（二）神经细胞形态的变化

多数研究结果显示，大脑神经元数量随着年龄增长呈减少趋势，而神经胶质细胞数量呈增加趋势，这是人类脑老化的基础性改变。其他研究指出，老年人大脑神经细胞平均减少 20% ~25%，小脑皮层减少 25%。神经细胞树突退化（树突侧棘减少），细胞内脂褐素增多，导致神经传导速度减慢、记忆力减退、注意力不易集中、反应迟钝、健忘、动作协调性差、生理睡眠时间缩短、操作能力降低等。

（三）神经生物化学变化

众所周知，乙酰胆碱（acetylcholine，Ach）、5-羟色胺（5-hydroXytryptamine 5-HT）、肾上腺素（epinephrine，E）、去甲肾上腺素（norepinephrine，NE）、多巴胺（dopamine，DA）等，都是神经活动重要的神经递质。过去很多研究已表明，随着年龄增长，神经递质系统内酶的活性出现不平衡，导致不同递质系统间的协调活动随之出现不平衡。例如正常人大脑中椎体外系运动功能的调节取决于 DA、Ach 和 γ- 氨基丁酸（gammaaminobutyric acid，GABA）的平衡，年龄增长基底神经节内上述 3 个递质系统间的协调活动逐渐失衡，使运动能力减退，甚至出现运动性障碍等。

Ach 是研究得较多的神经递质。Ransmayr G 等对正常人及帕金森病、阿尔茨海默病患者脚桥核中乙酰胆碱转移酶（choline acetyl transferase，ChAT）的活性研究发现，正常人 28~70 岁时，此酶活性在达到峰值后即随年龄增长呈线性下降，而 70~101 岁下降并不明显。李建生和陈曼娥的研究表明，大脑皮层乙酰胆碱酯酶（AchE）活性升高，Ach 胆碱能 M 受体结合容量显著降低。

此外，壳核区神经元的 DA 含量在百岁老人与 20 岁个体相比下降 25%，且该区神经元突触前膜 DA 的再摄入位点数量减少 70%。脑老化正常生理条件下，DA 含量和活性随年龄递增而逐渐下降。脑组织中单胺氧化酶（MAO）活性的变化与脑老化密切相关，它能破坏神经递质（灭活 NE、5-HT、DA），尤其是破坏 NE。

上述脑老化过程与临床工作中常见的精神疾病关系较为密切，如大脑内各种神经递质及受体的浓度变化为抑郁、焦虑等常见精神障碍的生物学发病基础。近些年对于精神疾病神经系统机制的相关研究，为老年精神疾病及躯体疾病共病的患者提供了科学依据。

二、老年人感觉器官的退化

人类通过感觉器官感受外部世界，感觉器官是人类加工外部信息的重要生理结构，因此感觉能力的衰退将会对人类心理活动产生较大的影响。随着年龄的增长，视觉、听觉、味觉、嗅觉等逐渐发生退行性变化，这些功能性的退化不仅使老年人的生活质量下降，而且骨科临床工作中，对老年患者躯体疾病就诊和治疗造成了不良的影响。其中，以视觉和听觉功能的退化所产生的影响最为明显，故本章仅对视觉和听觉的改变进行描述。

（一）视觉的生理变化

随着年龄增长，人类视觉器官功能下降，常见表现为晶体、玻璃体日渐浑浊使光传导阻力增加，角膜曲度减小使折光能力变差，视网膜对光的感受性降低使分辨物体细节能力减弱等。由于这些生理结构的变化，导致老年人整体的视觉功能，如视敏度、视觉感受性、视觉信息加工等功能受损。骨科临床工作中，经常发现由于上述功能减退，影响老年人的环境感受性及分辨能力，极易引起如老年人跌倒、外伤等问题的发生。

（二）听觉的生理变化

根据以往的研究，老年群体中，听觉的退化较视觉退化更常见，对个体的影响也更大。常见的表现为听骨系统发生改变影响声音的传送，耳蜗基底部毛细胞和支持细胞的退化和萎缩，听觉通路神经元减少，前庭阶和鼓室阶的血管萎缩，与耳蜗振动有关的结构萎缩等。上述生理功能的改变导致老年人声音辨别、言语理解能力下降，在骨科临床工作中，成为医患沟通的一大障碍。

第二节　老年人心理发展的特征

一、老年人情绪情感的体验及反应

（一）老年人较容易产生消极的情绪情感

老年人因生理老化、社会角色改变、生活中的应激事件等，如身体衰老、体弱多病而产生的无用感；脱离工作岗位、社交活动减少使生活乐趣丧失而产生抑郁感；丧偶及子女独立而产生孤独感；行动、认知等能力下降而产生的自卑感等，这也是老年群体中精神疾病较为突出的原因。

（二）老年人的情感体验更加深刻持久

就情绪体验的时间维度来说，由于老年人中枢神经系统内发生的生理变化以及内稳态的调整能力降低，这些负性的情感体验相对于其他群体更加深刻持久，所以老年人的消极情绪一旦被激发，通常需要较长时间才能恢复平静，无论是心境、激情、应激都是如此。同时，老年人的价值观相对稳定，自控能力较强，他们的情绪情感不会轻易受到外界因素的影响。

（三）老年人控制情绪的特点

有研究发现，老年人经常采用被动的情绪调节策略控制情绪，如逃避、抑制和被动依赖别人。但也有研究发现，随年龄增长，老年人对适应环境与顺应环境的情绪控制能力增加，而改变环境的情绪能力下降。因此，老年人更多地采用情绪的内部控制而非外部控制策略。

虽然老年人相较于年轻人的情绪控制能力较强，但由于老年人的生理功能衰退、生活中的负性激发事件较多，仍然是情绪问题多发的群体，特别是躯体疾病患者中，情绪问题对疾病的诊疗、康复造成不良影响。

二、老年人的认知行为模式

认知是个体对信息输入的变换、加工、解释、储存、恢复和使用的所有过程。随年龄增长，老年人的记忆、思维、智力、语言等认知功能出现增龄性改变。认知功能的退化，不仅影响老年人的身心健康和生活质量，而且与老年人的死亡有密切关系，同时增加家庭和社会负担。特别是老年患者对自身疾病的诊断、病期、预后等认知过于消极，放大疾病的严重程度及对生活的影响，从而对疾病的治疗和愈后产生焦虑、恐惧等消极情绪体验。导致老年人易出现上述情况主要由于以下几个认知功能的改变：

（一）记忆

对于大多数老年人来说，记忆能力随着年龄的增长而下降。主要有如下几个方面的特点：

（1）老年人的机械性记忆减退。很多研究显示，老年人对自己不理解的材料或无意义关联的材料记忆能力下降明显，而理解性记忆与年轻人无差别。

（2）记忆广度下降，即单位时间内，能够记忆信息的数量减少（主要针对短时记忆）。文化程度较高的老年人相比文化程度较低的老年人，记忆广度更大。

（3）由于生理反应时随年龄减慢，老年人速度记忆能力下降，所以要求老年人在短时间内将目标识记材料回忆出来非常困难。

（4）近期记忆能力减退，远期记忆能力无明显改变。表现为储存新信息的能力降低。

（二）思维

思维是指个体基于已有的知识经验，对客观现实间接的、概括的反应，是人类高级的心理活动之一。主要的思维模式包括概括、类比、推理和问题解决。相较于其他认知功能，思维的衰退出现得较晚，针对个体熟悉的知识领域，思维的功能没有明显的下降，但是由于感知、记忆、智力等方面的衰退，个体在概念理解、逻辑推理及问题解决等方面的能力有所减退。思维功能的减退，使老年人面对较复杂的疾病时，不能正确地认识疾病的性质、无法更快更好地选择治疗机构和治疗方法，特别是恢复期较长、疾病症状较明显的疾病，老年人很难用科学的态度接纳。

（三）智力

智力是人的内部心理特质，与年龄的关系十分复杂。目前许多关于智力与年龄关系的问题还没有全部澄清。但在 20 世纪，大量关于智力测试的研究发现，人类存在着两种不同的智力类型，一类受年龄影响，一类不受年龄影响。卡特尔在这些研究的基础上，区分了两种特殊智力：流体智力和晶体智力。流体智力是逻辑思维能力和创新解决问题的能力，特别是科学、数学和技术问题的解决。晶体智力是使用知识、经验和技能的能力。老年人的晶体智力衰退不明显，但流体智力呈衰退趋势。因此老年人适应新环境、接受新观念的能力下降，表现出较为固执保守的个性特征。

（四）反应时

我们经常发现，日常生活中老年人做事所需的时间更长，语言的应答更慢，也就是说老年人对刺激的整体反应减慢，即反应时增长。反应时是测量个体对出现的刺激产生应答所需要的时间，反映了个体的敏锐程度。

如果老年人反应时减慢，心理过程就减慢，这就意味着心理过程需要更多的时间来完成，甚至无法完成心理过程。所以反应时不仅测量神经系统的传导速度，也是预测个体健康与否的指标，如老年人可能由于肌肉和关节的问题而影响他们做出动作的速度应与此鉴别。身体健康的人，反应时较快，伴有疾病的人反应时较长，如阿尔茨海默症、帕金森、脑中风等。老年人通常患病较多，所以反应时也较长。

临床上，由于反应时延长使老年人在与医护人员及家人沟通交流时出现障碍。

三、老年人的人格特征

人格通常指个体在生命历程中逐渐形成的相对稳定、持久的心理特点，包括气质类型、性格特征、认知风格等。其中，性格特征常随着年龄增长和社会经验的积累，发生不同的变化。根据国内外相关研究，老年人在对待周围环境的态度和方式，逐渐表现出由主动向被动、由朝向外部世界转向内心世界的明显趋势。所以老年人的性格容易体现出如下特征：自我中心性，更加保守，办事刻板、灵活性下降，适应能力降低，过于小心谨慎，固执、不易改变等。

由于老年人常体现出上述性格特征，对临床工作带来了不利的影响：如老年患者常用带有怀疑的态度看待医护人员，导致患者信息收集不全或不遵医嘱的现象时有发生；很多老年患者过于保守、固执，不能接受更先进、更科学的治疗方法，导致病情延误或加重等。

老年人生物学功能的衰退是心理疾病的物质基础，随之产生情绪、认知功能、性格等方面的改变。故了解老年群体生理及心理特征，在骨科临床工作中具有指导性意义。

第三节　老年骨科患者中常见的情绪问题和精神病性症状

一、抑郁/焦虑障碍

在近些年的统计数据中，抑郁/焦虑在综合医院中最为常见，也是对患者诊疗和康复影响最大的精神疾病，因这两种精神疾病的症状通常相互伴随出现，且诱因相似，所以此处将抑郁/焦虑合并描述。

（一）抑郁障碍

抑郁障碍在老年群体中是一种较常见的精神障碍，对老年群体的生活质量和社会功能的损害较大。在伴发躯体疾病患者中抑郁障碍的患病率更高，直接影响老年患者治疗的依从性和躯体疾病的治疗效果。

根据 DSM-V，抑郁障碍包括破坏性心理失调障碍、重性抑郁障碍（包含重性抑郁发作）、持续性抑郁障碍（恶劣心境）等。抑郁障碍的特征表现为悲哀、空虚或易激惹心境，并常伴有躯体症状和认知改变。

骨科疾病中骨折最为常见，骨折对于患者来说是较强烈的应激源，常给患者造成不良的心理应激反应，特别是需要住院接受手术治疗的患者心理变化则更为明显。外科手术对个体日常生活状态影响较大，不仅使患者面对疼痛、致残和死亡等危险，而且经常使患者的活动和自理能力受限，承受较重的经济负担和社会职能的改变，特别是老年骨病患者对骨科疾病和手术缺乏科学的认识，常常会产生抑郁等负性情绪，因而成为抑郁障碍的重要诱发因素之一。研究表明，在成年人中抑郁障碍的平均患病率为 5.8% ~11.3%，在非精神卫生专业的医疗保健机构中 16% ~52% 的患者合并有不同程度的抑郁障碍，而骨科患者抑郁情绪发生率竟高达 67.89%。抑郁障碍不仅与许多躯体疾病之间存在着双向影响，而且严重者常伴有消极自杀的观念和行为。

根据彭湛贤等人关于骨科手术患者抑郁影响因素分析及对策的研究，影响骨科患者抑郁的单因素分析表明，自费医疗、担心预后不良、担心诊疗水平、诊断结果不准确、不了解治疗方案、认为医护态度不好等因素是导致骨科患者产生抑郁情绪的危险因素；而自理程度高、主客观支持及支持利用度多是预防患者产生抑郁情绪的保护因素。

（二）焦虑障碍

焦虑障碍是神经症中发病率较高的心理障碍，特别是在患慢性躯体疾病的老年群体中，焦虑症的发病率进一步升高。根据 DSM-V 对焦虑障碍的描述，焦虑障碍的典型表现是害怕和焦虑，而害怕是对真实或假想的、即将到来的威胁的情绪反应，焦虑则是对未来威胁的恐惧。害怕的典型表现是自主神经警醒、危险意识增强、产生逃跑行为；而焦虑更多的是针对未来有可能出现的危险产生肌肉紧张和警觉，行为上更加谨慎或回避。

如多发于老年妇女群体的柯雷氏骨折，此病常因手部畸形及患处剧烈疼痛而引发强烈身心应激反应，由于柯雷氏骨折极大地限制患肢功能，干扰患者生活自理能力，易使患者产生各种焦虑、恐惧、紧张等情绪。

导致骨科疾病中产生抑郁 / 焦虑障碍的原因较复杂，且抑郁 / 焦虑症状常与其他躯体疾病一同出现，给其躯体疾病的诊疗带来不良影响，本章将导致患者出现焦虑 / 抑郁的原因从以下两个方面进行分析：

（1）躯体疾病在诊疗过程中对患者情绪的影响：躯体疾病本身所产生的痛苦体验，烦琐复杂的医疗检查、诊断过程遇到的困难，不良的医患关系，对治疗的恐惧，家庭功能缺损或丧失，经济负担重、治疗所产生的不良反应等，通常会短期地诱发患者的焦虑 / 抑郁症状。如老年髋关节骨折，老年人的骨骼抗损伤和修复能力下降，导致该病在老年群体中具有较高的发病率和死亡率，且恢复周期较长，使老年人在术前、术后产生明显的焦虑 / 抑郁情绪，对手术的治疗和愈后造成不良影响。

（2）某些躯体疾病可以和焦虑 / 抑郁共病：躯体疾病共病焦虑 / 抑郁既增加了患者的主观痛苦感，也可能恶化躯体疾病的病理学过程。共病焦虑 / 抑郁可以影响躯体疾病的预后，给躯体疾病的治疗增加难度；同时，焦虑 / 抑郁也容易导致一些慢性躯体疾病的反复发作；再有，如果患者共病较严重的焦虑 / 抑郁情绪，也可能影响医患关系以及治疗的依从性。目前的研究发现，导致共病的原因可能与内在生理病理学机制有关，躯体疾病可能通过全身的免疫系统作用于大脑，从而改变大脑的功能，促使患者产生精神障碍或精神疾病症状。

二、睡眠障碍

睡眠障碍在老年群体中是一种常见的精神症状，虽然睡眠障碍不会直接危及生命，但可造成焦虑不安、情绪不稳、头晕、疲劳、机体免疫功能下降，加重躯体疾病症状，影响躯体疾病的治疗和康复。

根据 DSM-5，睡眠障碍包括失眠障碍、嗜睡障碍、发作性睡病、与呼吸相关的睡眠障碍、昼夜节律睡眠－觉醒障碍、梦魇障碍等。睡眠障碍也是临床中常见的，有躯体和神经系统疾病的指征，经常伴随抑郁、焦虑和认知改变的疾病，常见的共病是与呼吸相关的睡眠障碍、心肺障碍、神经退行性病变以及肌肉骨骼系统疾病。因此，睡眠障碍应纳入治疗计划和临床处理中。

根据近些年的临床统计数据，综合医院最常见的为失眠障碍，特别是骨科手术患者，由于术后疼痛等原因，手术后失眠，尤其是术后 48 小时内失眠率高达90%。因此，本章仅针对失眠障碍加以解释。失眠是指当事人存在入睡困难或维持睡眠困难，并具有对睡眠数量或质量的主观不满意，此外还需考虑失眠问题是否给患者的身体、心理以及社会功能带来负性影响。导致失眠的主要原因如下：

（1）生理因素：包括既往睡眠规律的打乱，白天长时间卧床、缺少运动、病房环境的嘈杂等，各种与呼吸相关的睡眠障碍。

（2）心理因素：如疾病产生的焦虑、抑郁情绪、对于失眠的预期恐惧等。

（3）神经系统疾病：阿尔茨海默病、脑血管障碍、脑肿瘤等脑器质性病变导致的睡眠中枢和生物钟功能紊乱。

（4）药物导致的失眠：除咖啡因、麻黄碱等中枢神经刺激物以外，降压药、类固醇类药物、口服避孕药、抗结核药、消炎药、抗癌药物以及干扰素等都可能导致失眠。

三、谵妄

作为老年患者手术后常见的并发症，术后谵妄（postoperative delirium）常常是躯体疾病或药物中毒的表征，漏诊或忽视它就会延迟其基础病变的治疗。此外，手术后谵妄不但会增加褥疮、肺部感染、跌伤和静脉血栓的发病率，而且常出现抑郁、自残等症状，延长患者住院时间，增加医疗、家庭和社会的经济负担。随着老年群体数量的增加，对老年患者术后谵妄的诊断、预防及治疗应给予足够的重视。

根据 DSM-5，谵妄被定义为"在较短时间内产生，与基线注意和意识相比，并在一天内病程严重波动，以注意障碍（指向、聚焦、维持及转移）和额外的认知障碍（如记忆力缺陷、定向障碍、语言、视觉空间能力或知觉）为特征的一组综合征，通常起病较急且具有可逆性，还可能伴有情感症状，如退缩、幻觉和妄想等"。

虽然谵妄表现为一过性的精神和行为异常，但在综合医院，谵妄是发病率仅次于抑郁症的精神疾病。研究表明，在一般住院患者中，谵妄的综合发病率达 30%，术后患者为 10%~50%，5%~15% 的躯体疾病患者，入院急性期也常出现谵妄症状。

特别是老年骨病手术患者，由于术前焦虑／抑郁情绪、疼痛、失眠、感觉剥夺或感觉刺激过度、手术全身麻醉、长期卧床、慢性躯体疾病等因素极易导致谵妄的发生。

四、其他精神病性症状

精神病性症状主要指幻觉、妄想以及兴奋、躁动，思维、言语及行为紊乱。由于老年人各种生理功能不断衰退，老年群体的患病情况通常比较复杂。综合医院中，感染、中毒、代谢紊乱、脑外伤、脑血管障碍等多种躯体疾病以及药物戒断和药物不良反应等均可引起此类症状。

五、及时发现、明确及有效的干预在临床工作中的重要意义

自 20 世纪 40 年代开始，医学模式已经发生了巨大的转变，从传统的医学生物学模式过渡到现在的生物学—心理—社会综合模式。近半个多世纪，大量的研究，如关于神经科学的研究、身心疾病和心身疾病的研究等，也证实了以大脑为中介的，人的心理因素、社会因素与躯体疾病之间的关联。

在综合医院中，经常可见的由躯体疾病引发的精神疾病、躯体病症和精神疾病共病、精神疾病的躯体病症等。这些问题对医务工作者是一个新的挑战，要求医务工作者转变传统的思维模式，增加综合性的临床知识，能够及时地发现影响患者躯体疾病的各种因素，有针对性地开展治疗。特别是老年患者群体，与其他群体不同，由于老年人的生理功能减退、常同时患有多种疾病、记忆力和注意力下降、认知方式固化、整体反应减慢、性格刻板，为疾病的诊断、治疗及愈后康复带来了更多的障碍。

在临床工作中，全面了解老年患者可能出现的综合情况和实施有效的干预至关重要，包括了解躯体疾病本身的严重程度、患者的家庭经济状况、是否存在情绪问题发生的风险或者已经出现的情绪问题和精神症状等，制订准确的治疗方案、合理地使用药物、及时联合会诊、人文关怀等。这些方法有助于临床医生明确诊断，有效治疗、预防和降低精神疾病的发生，改善愈后效果。如最近有两项研究探讨了通过综合干预措施改善老年髋部骨折患者术后谵妄症状的效果。Marctantonio 等发现，老年科和骨科治疗小组的共同干预使谵妄发生率由 52% 下降到 32%，重度谵妄的发生率由 29% 下降到 12%。他们的综合干预措施包括：医护人员的关注，精神症状及时有效地诊断和合理用药，维持中枢系统足够供氧和水电解质平衡，积极镇痛，预防和治疗手术后并发症，保持适度的外界刺激，家庭和社会支持等。

第四节　老年骨科患者的心理干预和治疗方法

一、患者心理状况的评估

介于情绪及精神问题对疾病的发生、治疗和康复影响较大，所以对老年骨病患者心理状况的了解、精神疾病的诊断十分重要。想要及时全面地掌握患者的心理状况，要从就诊、入院、术后、康复等多个环节，时时掌握患者动态的心理状况，给予有效的干预。解决问题的第一步，是要明确问题。所以对患者整体心理状况的评估至关重要，常用的心理状态评估方法有调查法、观察法、会谈法、心理测验法等临床诊断方法。调查法通常针对被评估者本人及家属主诉症状和行为等内容进行判断。观察法是指通过对被评估者的行为、情绪直接或间接的观察。对老年人主要通过观察外貌、表情、姿势、动作、语言等，判断其智力水平、反应能力、社交能力等是否正常。会谈法一般包括自由式会谈和结构式会谈。自由式会谈以开放式的、气氛较轻松的方法，使被评估者自由地表现自己。而结构式会谈则预先设定好会谈的目的、结构和方法，引导被评估者按评估者的要求进行谈话。心理测验法是采用标准化、量化的方法对某些特定的心理现象进行系统评定。临床上常用的如焦虑自评量表（SAS）、抑郁自评量表（SDS）、症状自评量表（SCL-90）等，都具有良好的信度和效度。此外，较严重的精神障碍，通常可采用 ICD 和 DSM 等精神科诊断工具进行诊断。

二、心理干预方法

（一）认知干预

老年患者如听力、语言理解、记忆、思维等功能的减退，对疾病的接受和理解程度可能出现障碍，医护人员应用通俗易懂的语言讲解有关骨科疾病和康复的知识，使患者和家属更科学地了解其发病机制、疾病的严重程度、治疗方法及愈后情况等信息。可利用相关书籍、文章、图册、教具等向患者进行介绍和讲解，使患者更全面地掌握与疾病相关的知识，同时也体现了医护人员对患者的尊重和重视。此外，很多老年患者性格的改变及差异也导致了其出现对疾病的歪曲认识，对于出现较严重的认知歪曲的个体，应采用心理咨询中常用的认知疗法进行干预。

认知疗法主要是通过认知重建、问题解决等方式，纠正个体被歪曲的认知内容，从而使个体产生合理的思维模式、解除痛苦、更好地适应环境。

（二）放松疗法

放松疗法是临床中常见的心理干预手段，包括多种多样的形式。在骨科疾病中，经常采用肌肉放松疗法帮助患者对身体各个部位的肌肉进行放松训练，通过自身的心理活动进行有意识的控制和调节肌肉状态，来调整因焦虑而引起的功能紊乱。此外，舒缓的音乐、按摩、调整呼吸等对缓解焦虑也有较明显的作用。

（三）人文关怀

近些年，人文关怀已经成为现代医学文明的重要标志。人文关怀也是缓解患者心理问题的有效途径。人文关怀是指主动关心、耐心倾听、热情关怀，对患者进行亲情式的人性化护理，以减轻患者的心理压力。

骨科疾病通常疗程长，对患者生活影响大，患者顾虑较多。特别是老年骨病患者，希望有人倾听他们述说自己的病情，帮助他们解答疑问，借此消除内心的不良情绪。有些老年患者因家庭经济条件较差，医护人员应尽量不向患者本人暴露医疗费用，明确地与其亲属子女进行沟通，使其亲属子女多鼓励多陪伴患者，使患者时时感到亲情的温暖，有利于疾病的治疗和愈后康复。老年人经常健忘和唠叨，医护人员应给予谅解并耐心倾听，使患者心理压力得到缓解，倾听本身就是一种良好的心理治疗方法。很多患者常采取来回踱步、哭泣、愤怒、诉说等应对措施缓解焦虑，医护人员应给予尊重。此外，老年患者常通过医护人员的言语、表情、行为举止等判断自己的疾病及预后，因此医护人员应注意自己的言谈举止，取得患者信任。

三、药物治疗

（一）常见抗抑郁类药物

目前临床上使用的是以 TCA、5-HT 再摄取抑制剂（SSRIs）为主的二代抗抑郁药物，较一代药物其治疗效果更好，毒副作用较小。临床上较常使用的几种抗抑郁药有氟西汀（fluoxetine, prozac, 优克, 百优解）、帕罗西汀（paroxetine, seroxat, 赛乐特）、舍曲林（sertraline, Zoloft, 左洛复）、曲唑酮（trazodone, desyrel, 三唑酮, 美舒郁）、米安色林（mianserin, tolvon, 脱尔烦）、西酞普兰（citalopram, oxalate）、文拉法辛（venlafaxine, effexor, 博乐欣）等。

（二）常见抗焦虑类药物

抗焦虑药主要用于减轻焦虑、紧张、恐惧、不稳定情绪，兼有镇静、催眠、抗惊厥等作用。20 世纪 50 年代主要的镇静和抗焦虑药是巴比妥类。20 世纪 60 年代推出的苯二氮䓬类（BDZ）迅速取代巴比妥类药物，成为抗焦虑的首选。近些年也出现一些 5-HT1A 受体部分激动剂，但临床上仍以 BDZ 为主要抗焦虑药物。临床常用的 BDZ 抗焦虑药物为：阿普唑仑（alprazolam, xanax, 佳静安定）、氯硝西泮（clonazepam, clonopin）、劳拉西泮（lorazepam, 罗拉）、安定（diazepam, valium）等。

（三）常见抗精神病药物

精神药物是利用化学药物，调整患者大脑紊乱的神经化学过程，控制精神病性症状，改善病态的情感、思维和行为模式。抗精神病类药物通常具有较高的中枢神经亲和力，临床上常见的抗精神病药物主要有：氯氮平（clozapine）、利培酮（risperidone-risperdal，维思通）、奥氮平（olanzapine-zyprexa，奥氮平，再普乐）、氟哌啶醇（haloperidol，Haldol，氟哌丁苯）等。

第五节　老年骨病患者的其他常见问题

一、医务人员与老年患者的沟通交流

心理因素是影响老年患者病情的重要因素，在临床工作中经常出现医患沟通的问题，给诊疗过程造成困扰。根据老年人心理特点的特殊性，诊疗过程中医务人员应针对其心理特点，采用合理、准确、支持性的交流方式，消除患者的不良情绪，减少因情绪问题导致就诊或治疗障碍，提高诊疗效果，改善患者的生活质量。因此，医患沟通注意以下几点：

（1）为患者提供安静、舒适的交流环境。

（2）与患者进行沟通时，态度热情、诚恳，耐心、认真地为患者讲解有关疾病的知识。

（3）老年患者一般思维转换能力和反应能力较慢，医务人员应调整说话节奏，耐心倾听，细心观察，以保证患者能够充分表达及准确理解。

（4）利用非言语沟通方式，如眼神交流、握手、微笑、鼓掌等，表达对患者的鼓励、安慰和支持。

在临床工作中，通过对老年患者进行积极有效的沟通，能够明显改善患者的心理状态，增加患者的积极情绪，使患者能够用科学的态度面对疾病，建立良好的医患关系，从而有效提高其治疗依从性。

二、老年人的经济状况对骨科疾病治疗过程及效果的影响

在我国，老年人的经济状况差异很大，这对老年患者选择疾病的治疗机构、治疗方法、治疗的依从性及愈后造成了不同的影响。老年人主要的经济来源一部分是年轻时的积蓄，一部分是社会保障及退休金。由于近些年人均寿命延长，很多老年人的积蓄不能维持到生命的结束，而且这些积蓄还要受到通货膨胀的影响，这对部分退休金较低的老年人造成了经济困扰。特别是骨科手术、治疗及相关护理的费用通常较高，很多老年患者由于经济方面的问题，无法选择最佳的治疗方法，甚至放

弃治疗。所以较经济状况较好的老年患者而言，经济负担较重的老年患者生活质量明显下降，疾病的愈后较差，增加与其他疾病共病的风险，进而增加整个家庭和子女的经济负担。

但临床工作中，也经常遇到这样的问题，即老年患者经济状况较好，但对疾病的认识缺乏科学性及合理性，盲目地认为价格是衡量治疗价值的标准，这为临床工作带来了一定的障碍。

由于骨科疾病的特殊性，如恢复期长、手术费用高等，加重患者及家庭的经济负担，影响患者和家属对疾病的认知及态度的科学性，并与躯体症状、心理负担等问题相互影响。因此，对于骨科患者的诊疗，医护人员应考虑患者家庭功能状态与经济承受能力，选择最适宜的诊疗方案，减轻患者的经济负担，这对于促进患者躯体疾病恢复、改善患者不良情绪、提高患者生活质量是非常重要的。

三、社会支持对老年人的意义

抑郁是老年人的一种常见的精神障碍，国外有研究表明老年期抑郁的患病率为8.1%~25%。我国王燕等人的研究表明，处于抑郁状况的老人为16.3%。近些年，很多研究证实，社会支持与抑郁等消极情绪存在显著的负相关，社会支持水平越高，个体的消极情绪也越少。所谓社会支持是指个体通过家庭成员、亲友、同事、组织和社区获得精神上和物质上的帮助，能够减轻心理应激反应，缓解精神紧张状态，提高社会适应能力。

社会活动理论认为老年人同样有着社会活动的愿望，但老年人由于脱离工作岗位、子女独立等实际生活环境发生巨大转变，无法参与更多的社会生活，从而剥夺了其扮演各种社会角色的机会。特别是老年骨病患者，活动受限，病程长，躯体损伤大，使其能够参与社会活动的程度进一步缩小，导致其对自身存在的价值产生怀疑。另外，很多老年人由于社会关系相对单一，不愿给儿女增加经济上或精神上的负担，遇到疾病等挫折事件时，能够寻找的积极心理资源减少，从而出现抑郁、焦虑、悲观等负性情绪。

因此，加强老年患者的家庭支持、提高老年患者自我价值感，促进老年患者的回归社会活动是减少老年患者负性情绪的重要途径。目前很多机构已经开展了相关的服务，如设立老年医疗服务机构、老年家政服务、老年活动中心等，制订老年人帮扶政策、老年人动态信息管理策略等。

参考文献

[1] 刘昌，李德明．大脑老化研究及其进展 [J]．自然杂志，1996,18（5）:286–290.

[2] 李晔，刘贤宇．脑老化与神经系统退变性疾病[J]．基础医学与临床，2002,22（3）:193–199.

[3] 郦章安，吴春福．现代老年药学 [M]．北京：中国医药科技出版社，2001.

[4]Rumny NJ. The aging eye and vision appliances[J]. Ophthalmic and PhysioIogical Optics,1998,18: 191–196.

[5] 李建生 . 常见老年神经精神疾病现代治疗 [M]. 北京 : 中国中医药出版社 ,1998.

[6] 陈曼娥 . 对脑老化研究的认识 [J]. 现代康复 ,2000,4（10）:1539–1540.

[7] 潘家祜 .D– 半乳糖对亚急性损伤的预防作用 [J]. 中药药理与临床 ,1998,14（1）:30–32.

[8] 莫书亮 , 孙葵 , 周宗奎 . 老年人日常人际问题解决中的悲伤情绪体验和情绪调节策略 : 年龄和人格特质的作用 [J]. 心理科学 ,2011,5:10.

[9] 朱海燕 , 王继红 . 骨科患者抑郁状态及护理对策 [J]. 中国伤残医学 ,2006,14（3）:72.

[10] 姜可伟 , 王杉 , 李嘉 , 等 . 普通外科手术患者伴发抑郁障碍的现况调查 [J]. 中华外科杂志 ,2002,40（11）:830–833.

[11] 周天骄 , 张少平 , 江渝琦 , 等 . 上海市社区神经症的流行病学调查 [J]. 中国心理卫生杂志 ,2000,14（5）:332–334.

[12] 陆羽羽 , 陈一鸣 , 桑兰 . 针刺对老年人 Colles 骨折腕关节功能恢复的影响 [J]. 中医学报 ,2014,29（11）:1583–1585.

[13]Marctantonio ER, Flacker MD, Wright RJ, ct al. Reducing delirium after hip fracture : a randomized trial[J]. J A Geriatr Soc, 2001,49:516–522.

[14] 马虹颖 , 杨存美 , 余小英 , 等 . 精细化沟通在老年住院患者健康教育中的应用效果 [J]. 中华现代护理杂志 ,2016,22（25）:3609–3612.

[15] 王燕 , 匡翠莲 .104 名离退休老人抑郁状态的调查分析 [J]. 中国全科医学 , 2003,2:133–134.

[16]Colen SA, Wils TA. Stress, Social support and the buffering hypothesis[J]. Psychological Bulletin, 1985, 98（2）:310–357.

[17] 李强 . 社会支持与个体心理健康 [J]. 天津社会科学 ,1998,1:67–70.

（胡静敏，赵宏宇，张华锐）

第十章　麻醉与围术期管理

第一节　术前风险评估

　　老年人常见骨折例如股骨颈、粗隆间骨折等，这些疾病随着人口的老龄化，发生率不断增加。随着身体功能的不断减退，多器官功能障碍，老年骨折对老年人身体功能打击较大，临床治疗中经常困扰医务人员的问题是：骨折并发症多、致死率、致残率较高，经济负担较重。老年人骨折大多需要手术治疗，尽早离床活动，减少卧床时间，需要多学科协作的快速评估，及早手术，减少危及生命的并发症如肺部感染、泌尿系感染等并发症，提高老年患者的生活质量。

　　人体随着不断衰老，机体器官的结构和功能会发生退行性改变，各重要脏器的储备功能和代偿能力显著降低，对创伤、手术麻醉的承受能力降低，增加了手术麻醉的风险，尤其是急诊手术，术前又没有充足的时间调整和改善患者的病理生理状态，风险大。在保证患者安全、满足手术要求的前提下，选择对患者生理功能影响最小的麻醉方法，以降低老年患者围术期的并发症和死亡率，是临床麻醉中的难题，也是麻醉工作者的责任。

一、风险因素

　　风险因素可分为手术风险因素和患者自身风险因素，通过评估前者有助于明确评估后者的必要性。某些风险分级与手术因素相关。评估疾病负荷有助于估算围术期死亡率。

（一）手术风险因素

　　患者自身风险因素是术前心脏风险。对于老年患者来说，要更好地救治老年患者，评估必须包括更广泛的内容，应评估患者之前存在的并发症以及衰老对生理过程的影响，不仅包括衰老对该年龄人群的普遍影响，也包括对该患者的特定的影响。此外，还应评估每一种手术风险的必要性以及是急诊手术还是择期手术。

　　骨科手术是临床上最常见的手术类型之一，受各种因素影响，骨科手术所存在的风险因素也相对较多，这在一定程度上为骨科手术的顺利推进造成了阻碍。

（二）风险分层

　　ACC/AHA 已经组织制订了手术的风险分层管理：高风险手术是指那些被认为死亡率 >5% 的手术，这些手术包括急症手术、主动脉手术、周围血管疾病的手术以及麻醉时间延长和大量补液或失血的手术。中度风险，死亡率风险在 1%~5%，包括以后章节要提到的骨科手术、泌尿外科手术、不复杂的头颈部手术、腹部和胸部手术。低风险，死亡风险率小于 1%，包括皮肤手术、内镜手术、白内障手术和乳腺手术。值得注意的是，对于 80 岁以上的老年人，急症手术死亡率与择期手术相比增加了 5~20 倍。风险分层对老年患者手术准备来说仅仅是第一步，用来指导术前评估和检查。

（三）心脏评估

已有很多研究报道评估了非心脏手术的心脏风险。心脏风险指数主要是明确冠状动脉疾病和心室功能障碍的相关指标。评价出心脏风险指数后，就可以得出：手术治疗对患者来说是否弊端大于获益，采用哪种评估方法监测及治疗可以降低风险。另外，可靠的风险指标还可限制术前有创性检查的滥用。老年患者下肢骨折术前早期的心脏功能评估极为重要。但是，快速手术与术前器官功能评估本就存在矛盾。术前器官功能评估需要进行详细的理化检查以及仪器检查，所需要时间较长，一定程度上会增加术后并发症发生率和病死率。因此，快速的器官功能评估是手术需要的，通过对重要危险因素进行分层分析，判断该患者能否进行快速手术。对手术风险较小的患者，可安排其进入手术流程；而对手术风险较大的患者，需先稳定患者病情、稳定内科相关基础疾病，有针对性地进行相关检查，完善术前风险告知，或改变治疗方案。

2014 年美国心脏病学会（ACC）与美国心脏协会（AHA）补充修订了非心脏手术患者的术前心脏评估指南，对其 2009 年的指南进行了更新。这一指南包括 5 个决策步骤：①是否为急诊手术。②这一手术的风险程度如何。③是否存在活动性心脏病。④患者日常活动功能状态如何。⑤是否存在相关心血管系统疾病危险因素的既往病史。

老年髋部骨折手术属亚急诊型手术范畴，围术期发生心脏性意外和心脏性死亡的风险程度为中等（5%）。

1. 第一步心脏评估：在 ACC 及 AHA 所提出的定义中，活动性心脏病包括如下 4 类：

（1）不稳定型冠状动脉综合征：不稳定型心绞痛或严重的心绞痛、急性冠脉综合征和（或）心肌梗死、近期心肌梗死（>7 天，但 <1 个月）、有冠状动脉介入或外科手术治疗史。

（2）心力衰竭：心力衰竭失代偿、NYHA 心功能分级Ⅳ级、恶化或新发的心力衰竭。

（3）明显的心律失常：出现临床症状的窦性心动过缓和（或）病态窦房结综合征、高度房室传导阻滞（Ⅱ度 2 型和Ⅲ度）、室上性心动过速伴快心室率（静息 >100 次 /

分钟）、症状性室性心律失常、新发室性心动过速。

（4）严重的心脏瓣膜病：严重的主动脉瓣狭窄、症状性二尖瓣狭窄。

2. 第二步心脏评估：对患者完成各种日常一般活动所需的能量消耗进行评估，以 METs 为计量单位，其数值代表患者的日常活动能力。评估以下 4 个问题，回答为"是"得 4 分，回答为"否"则得分 <4 分：

（1）能否独立生活（吃饭、穿衣等）。

（2）能否在室内行走。

（3）能否从事室内的轻体力家务劳动（打扫卫生、洗盘子等）。

（4）能否出门后以每分钟 50~80m 的速度在平地上行走 1~2 个街区。

评估以下 5 个问题，回答为"是"得 5~9 分：

（1）能否爬一层楼梯或走上坡路。

（2）能否快走（速度需达到每分钟 300m）。

（3）能否跑一小段距离。

（4）能否从事较重体力家务劳动（擦地板、搬重家具等）。

（5）能否参与中等强度的娱乐活动（高尔夫球、跳舞等）。

评估以下问题，回答为"是"得分 ≥ 10 分：能否参与体育活动，如游泳、网球或滑雪等。

若患者日常生活能量消耗的 METs 评分 ≥ 4 分，并且无临床症状，则术前不需要任何主动的心脏干预。

3. 第三步心脏评估：若患者日常活动能力差（METs 评分 < 4 分），并且有临床症状或功能状态评估不清，则需要进行进一步评估，看患者是否具有以下 5 个临床危险因素：①既往有冠心病病史。②既往有心衰病史或处于心衰代偿期。③既往有脑血管病病史。④糖尿病。⑤肾损伤。

若患者无上述危险因素，则可安排手术。若患者存在上述危险因素中的 1 个或 1 个以上，则可在控制住心率的前提下（应用 β 受体阻滞剂）安排手术。若患者存在多个上述危险因素且病情严重，则需要对其进行进一步检查或改变其治疗方案。

老年病专家建议使用选择性 β1 受体阻滞剂，公认阿替洛尔比美托洛尔更有效。最理想的治疗是手术 30 天前即开始口服应用此类药物并将心率控制在 50~60 次 / 分钟。如果不能提前 30 天应用，可在术前或术中静脉应用 α 受体阻滞剂（如阿替洛尔 5~10mg，静脉注射，每 6 小时 1 次），术后连续口服此类药物至少 1 个月。

4. 肺功能评估：年龄的增长与合并慢性肺疾病导致围术期并发症发生风险增加，容易出现误吸、肺炎等，高龄人群术后肺部并发症发生率较高，男性大于女性，肺部并发症占老年人围术期死亡原因的 20%。

手术部位也是术后发生肺部并发症的一个重要危险因素，手术部位越靠近膈肌，危险越大，肺部并发症可延长住院时间。据统计，手术持续时间超过 4 小时也会增加这一并发症风险。随年龄增长，胸壁逐渐失去弹性，胸腔扩大，膈肌变平，残气量增加。老年患者肺泡开放时需要更多的能量，尤其在仰卧位时，即使不考虑外科手术，老年人也易发生肺通气 / 血流比例失调和肺泡动脉氧梯度增加。所有患者，无论年龄大小，都应在术前停止吸烟 8 周以上（术前停止吸烟少于 4 周是肺部感染的高风险因素）。如果手术是择期的且有增加肺部并发症风险的可能，会诊医生可以建议延期手术直到禁烟期完成。COPD 是主要的手术风险因素，能使围术期肺部并发症增加 3~5 倍。肺部听诊异常甚至比胸部 X 线或肺量计测定更具有预测性。已证实预测非心脏外科术后肺炎的风险指数（包括年龄、手术部位、功能状态、体重降低、输血史、实验室检查异常）是有效的。术前肺量计测定和动脉血气分析主要用于将要进行胸部或上腹部手术的患者，或那些明显患有肺部疾病的患者。肺功能测定主要有助于预测那些将要进行肺叶或全肺切除的患者术后肺功能是否足够。会诊医生可以建议 COPD 患者术前和术后应用支气管扩张剂，早期站立活动以便呼吸，膈肌能充分移动，在医生指导下刺激肺活量。

5. 营养风险：营养是围术期风险的一个影响因素，高达 20% 的老年人在住院期间营养不足。老年患者可能发生体重减轻和内脏蛋白质消耗。围术期死亡增加 6 倍。牙齿问题可能影响营养摄取。脱离社会、心理障碍、记忆力丧失以及生理功能储备降低可能会影响老年患者获取和消化食物，从而干扰正常营养状态的维持。

老年人患有隐匿性维生素缺乏的可能性更大。摄入减少吸收降低、需求增加和机体将吸收的维生素转化为活性形式能力降低均可导致维生素的缺乏。维生素缺乏可能是潜在的代谢性问题或代谢性疾病的一种表现。维生素缺乏可影响维生素—辅酶相互作用，从而影响从免疫功能到伤口愈合等许多方面的代谢活性，并会影响红细胞生成。现已发现无明显临床症状的维生素 B_{12} 或维生素 D 缺乏相对常见，维生素 D 似乎在肌肉力量和骨质形成中起作用。慢性炎症因子抑制机体利用营养素，也会造成营养不良。例如，阿尔茨海默病等与外周血白介素 1 和肿瘤坏死因子 α 的高含量相关。

营养不良可能增加围术期并发症，不仅伤口愈合受影响，站立活动所需能量和抵御院内感染的能力也受到影响。营养不良时查体可见肌肉萎缩、皮肤颜色、舌色、舌乳头萎缩，均能提示维生素、蛋白质或铁缺乏。会诊医生不仅要评估可导致吸收不良的并发症如口炎性腹泻、先前的胃肠手术，也要评估可能导致营养不良的其他潜在疾病。会诊医生有助于避免发生因使用不当或补充过量所致的维生素毒性反应。建议所有有伤口的患者都应用非特异性锌剂这一例子可以说明这一点，尽管大家都知道，锌缺乏影响伤口愈合，但需要明确的是，过量锌剂会影响红细胞生成过程中的铜代谢，从而可能导致贫血。另外，锌过量也能导致口腔溃疡和口内异味感，从而影响进食。会诊医生有必要进行营养评估，从而建议患者补充某种营养素和采取其他营养策略，以使干扰痊愈的营养不良可能性降至最低。会诊医生在围术期处理中可从旁保证患者避免出现与手术相关的、老年人耐受性较差的长期营养缺失。

6. 糖尿病术前处理：糖尿病随年龄增长逐渐多见。正常血糖有利于切口愈合，降低感染，并可使并发症的发生率和死亡率降至最低。糖尿病患者需筛查心脏、肾、自主神经和外周神经系统存在的问题，这些问题会影响他们的治疗。2010年《中国糖尿病指南》明确指出，对于择期手术患者术前空腹血糖水平应控制在 7.8mmol/L 以下，餐后血糖控制在 10mmol/L 以下。在可靠的经口营养恢复之前，不能应用长效口服降糖药。围术期应给予二甲双胍。之前应用胰岛素的患者，常规于手术日清晨注射其常用剂量 1/2 的中效或长效胰岛素，然后使用"按比例计算的"胰岛素。通常接受口服药治疗的患者和那些之前没有接受治疗的高血糖患者也可如此处理。组织灌注改变使降糖药物吸收难以预测，手术延期或手术时间延长使胰岛素储备消耗增加，这些都造成血糖控制恶化。临床应用可控制剂量的胰岛素滴注和长效胰岛素如甘精胰岛素治疗更为可取。

7. 神经风险评估：术前评估患者的神经功能状态十分重要。既往已有脑损害的老年人其神经功能可能代偿良好，但在手术应激时可能会表现出新的神经功能障碍。70岁以上老年手术患者谵妄状态发生率可能高达50%。谵妄状态会增加并发症的发生率、死亡率，延长住院时间并增加需专业护理的可能。淡漠型谵妄状态常难以识别。谵妄状态常导致患者发生意外伤害，因此对谵妄状态患者进行身体捆绑或药物抑制的可能性增加。谵妄状态的危害有可能会持续几个月或几年。有认知功能缺陷、潜在脑血管疾病和感觉障碍的老年人尤其容易出现谵妄状态。围术期脱水、多药治疗和使用医疗设备都会增加围术期出现谵妄状态的风险。

通过查体和认知功能评估了解患者术前认知、神经功能状态很重要。痴呆患者手术死亡率较高。抑郁症可能表现为冷漠或自我忽视，会干扰患者术后恢复，或者可能是潜在痴呆的一种表现，需要术前正确评估与治疗。

常用的认知功能评估方法有两种，分别是 Folstein 简易精神评分和意识混乱评估方法（CAM），前者是一种认知功能障碍的筛查工具，后者是一种快速识别谵妄状态的标准评估方法。全版本的 CAM 综合了各方面特征，而简化版本的 CAM 则仅包括4个方面的特征，但它能将谵妄状态从其他类型认知功能中区别出来，并可简便快速地进行床旁评估。还有不同检测目的和不同检测水平的其他方法。重要的是，每个会诊医生都倾向使用经过验证、易于操作的方法来评价认知功能状态以及是否有谵妄状态。

术后尽快丢除导管和其他设备，建议患者借助助听器、眼镜等用具并早期活动，推荐恰当的疼痛治疗方案，并仔细监测减轻谵妄状态的药物效果。

禁食期间停药会影响患者应对手术应激的能力。例如，未用药的帕金森病患者可能出现震颤和肌强直、运动迟缓、吞咽困难和缺氧加重；躁郁症患者停药可能会使病情不稳定。会诊医生要确保尽快恢复患者常用的治疗方案或提出可替代的其他治疗方法。

饥饿性酮症会导致患者警觉性、理解力、术后指令性动作协调能力等脑功能水平下降。会诊医生要确保静脉输液计划中包含糖溶液，或通过某种通路给予营养素，并及时恢复经口营养。

8.运动功能评估：功能状态评估依然是老年患者术前评估的必要条件。在一般的医学评估中，功能评估一直是指运动能力评估，它与围术期心脏风险相关。评估患者日常活动的代谢当量水平或直接采用运动负荷试验来评估都有助于确定手术预后。一个常用的规则是：如果一个人能够负重一袋杂物爬一段楼梯或跑着追公车，他/她至少有 4 个代谢当量的功能水平，可认为其运动功能充沛。相反，运动时心率不能达到至少 100 次/分钟时，术后心肺并发症风险增加。

对老年患者来说，完成基本日常活动和工具性日常活动的能力也包含重要的预后信息。基本日常活动能力缺乏可单独预测 70 岁以上患者围术期并发症。日常活动能力评分低的患者，尤其是男性，术后 1 年内死亡率将升高 10 倍。术前家务劳动、购物、理财、使用电话和独自旅游的依赖水平有助于制订恰当的出院计划。外科手术可能适合运动功能状态好的老人，却不适合由于认知或器官功能障碍而使运动功能状态受损的老人，因为患者个体的运动功能状态改变了手术效果和风险。研究显示，曾经历过家人死于医院的患者在接受有创性干预时会感到有压力，据此我们可想象出老年患者面对外科手术时的感觉。会诊医生能够讲明手术优缺点和可能的预后情况，从而使患者及其家庭能够做出明智的决定。

多个研究显示，尽管正常衰老和常见疾病过程的确影响主要脏器功能，但是老年人手术预后良好的比例逐渐增加，甚至老年人也能够耐受心脏瓣膜置换这样的手术，使其有生之年的生活质量明显提高。正常衰老过程确实影响脏器功能储备，但并不一定转向不良预后，即使患者合并有慢性疾病，术前风险评估和围术期对风险因素的调整也可使患者发生不良预后的可能性降至最低。

9.肾功能评估：人体 35 岁以后，肾功能大约每年下降 1%。一项 NIH 研究显示，65~74 岁人群有中度肾功能损害的占 18%，而在 80 岁及上人群中，这一比例增加到 96%。许多老年人肾脏受高血压、动脉粥样硬化和糖尿病影响。当衰老发生时，人体脂肪总量增加，肌肉总量下降，导致肌酐产生减少。虽然血清肌酐值可能显示正常，但计算出来的肌酐清除率常常揭示出肾小球滤过率明显降低。与此同时，老年人全身水含量下降。这些变化使老年人对静脉输液和药物作用更加敏感。既然老化的肾脏保持水钠能力降低，那么所选择的静脉内给液的种类不足可能会导致脱水和电解质失衡。此外，脂溶性药物在老年人体内分布量增加且半衰期延长，而水溶性药物在与年轻人同等给药剂量下，分布量减少而产生的作用却增加。所以，在老年药理学中有句名言："小剂量起始，缓慢加量。"

老年人住院期间容易出现泌尿道并发症。泌尿系感染比较多见，与使用尿管相关。脱水、憋尿和便秘也增加尿路感染的风险。老年人尿潴留概率增加，有时是由于潜在的解剖问题，前列腺增大的老人在站立时能排尿，但在卧床不动时可能不能排空膀胱。尿潴留可能与一些药物有关，尤其是具有抗胆碱能副作用的药物。留置导尿管超过 48 小时明显增加尿潴留的风险。老年人尿失禁比率增加，这既可以是药物作用，也可以是由手术、医疗设备或其他环境因素引起泌尿系统功能损害所造成的。尿潴留、尿失禁和感染的风险因素需要术前评估和干预。

第二节　围术期谵妄状态的防治

谵妄状态是髋部骨折患者围术期最为重要的临床并发症。骨折患者谵妄状态的发病率常被低估而得不到及时、准确的治疗。然而，众所周知，我们可以准确诊断谵妄状态，利用有效的治疗方法改善其症状和预后。谵妄的正确诊断须依据全面的病史采集和体查，重点应关注患者是否存在急性意识水平下降及注意力减退。谵妄状态的主要特征是急性起病的认知障碍或注意力缺陷，病程呈波动性。有关围术期谵妄状态防治的对照研究证实有老年病学专家参与的多学科团队的诊疗为最有效的防治手段。谵妄状态的治疗很大程度上取决于如何减少和消除诱发谵妄状态的危险因素，重点需要筛查患者是否存在已知的认知障碍、是否正在使用可增加谵妄状态发生风险的药物、有无急性起病的代谢紊乱和急性感染等。谵妄状态的治疗包括纠正各种诱发谵妄状态的急症、应用维持剂量的镇痛药物以改善症状。同时，避免捆绑患者肢体，鼓励患者多活动，尽量减少患者居住环境的变化。对于有明显精神症状的患者可使用抗精神病类药物，使用前应制订长期的药物治疗计划。

一、谵妄状态需早期发现

谵妄往往容易被临床医生忽略，忽略其重要的致病原因和诱发因素，即便对已确诊为谵妄状态的患者也经常存在评估及治疗不当的情况。由于缺乏诊断标准的文献支持、各类神经病学和精神病学组织采用的诊断标准不同、工作中没有明确如何应用有效的诊断标准、临床医师对谵妄状态的重要性认识不足，尚缺乏最有效的治疗方法。意识混乱是指个体的思维能力缺少准确性和连贯性，各种诊断、治疗方法迥异的精神综合征均可引起意识混乱。谵妄状态的病因和诱发因素是可以预防的，多数髋部骨折术后谵妄状态患者均有早期症状，因此应重视谵妄状态的早期筛查，以利于尽早采取最佳预防措施，识别并减少谵妄状态的危险因素至关重要，如有可能，自患者入院时即开始进行。然而，目前仍有 25%~50% 老年谵妄状态和认知障碍的患者被漏诊。内科住院医生对谵妄状态的诊断较外科住院医生更准确，而重症监护室患者谵妄状态的误诊率比普通病房更高。

对于不同谵妄状态患者，医生选择不同的治疗方法，可使谵妄状态患者进行不当的检查，或者服用导致谵妄状态加重的药物以及药物剂量过大。临床医生首先要做的便是识别谵妄，进行适当的病史采集和体格检查，重点关注神经精神病学评估，然后制订治疗计划，治疗已确诊的谵妄状态患者，并密切观察住院期间患者的病情变化。

谵妄状态是一个临床诊断，该综合征表现为急性发病的意识水平下降，注意力、认知或感知功能障碍，一天之内其临床症状可呈波动性改变。精神病学和神经病学学者使用各种不同的术语来描述谵妄状态，采用的诊断标准也不一致。谵妄状态的核心诊断标准反映了谵妄状态的 3 个关键要素：急性起病、认知或注意力缺陷、波动性病程。

部分老年骨折患者入院时即有一定程度的谵妄状态，但多数患者的谵妄状态见于术后。表现为焦虑症状的谵妄状态患者，因其治疗困难而受到临床医生更多的关注，但是临床医生也不应低估躁动症状患者，该类患者临床表现为坐立不安、激惹和喊叫症状。但部分老年谵妄状态患者多表现为淡漠，以行为消极、言语缓慢为特点，严重者可出现木僵和昏迷。无论患者症状是淡漠还是躁动，主要特征表现都必须满足谵妄状态的诊断标准才能诊断为谵妄状态。

注意力缺陷是谵妄状态的基本特征，主要表现为注意力维持、转移和集中能力的减退。由于注意力缺陷，患者学习能力下降，导致记忆减退和思维混乱，临床表现为言语不连贯或语速缓慢，随后可出现时间和地点定向障碍，但人物定向障碍很少见。尽管典型的谵妄状态患者远、近期记忆均受损，但近期记忆障碍比远期记忆障碍更常见。思维不合逻辑也不连贯，判断力缺失，洞察力不足。许多患者有被害妄想、多疑、会产生离奇的想法和画面及病态联想。

感知异常包括感知扭曲、错觉或幻觉。感知扭曲指感觉体验的形状或性质发生改变；错觉是对外部感觉刺激的错误理解，其中视错觉最常见，其次为听觉和触觉异常；幻觉通常表现为视幻觉，幻觉的出现可使谵妄状态患者出现挣脱、攻击或自杀等危险行为。

谵妄状态患者的症状波动可发生于数分钟至数小时内，表现为严重的感知障碍或者混沌以及思维不连贯等。基于此，有些患者初诊时尚无异常表现，之后很快出现临床症状，而有些患者初诊时表现为谵妄状态，之后神志转清。该临床症状的表现形式与谵妄状态的病因无关。症状出现的早晚并不提示谵妄状态的任何特定病因。此外，临床医生也会注意到谵妄状态患者存在睡眠觉醒周期的紊乱，表现为夜晚间断处于觉醒状态，白天入睡。

谵妄状态不应被误诊为痴呆。痴呆是一种慢性综合征，多数患者的临床症状持续 1 年以上，至少超过 6 个月，无痴呆病史的谵妄状态患者可有新发的认知障碍，有痴呆病史的谵妄状态患者可使原有的认知障碍症状加重。但谵妄状态和痴呆可同时并存，患有潜在痴呆症状的患者常并发谵妄状态。

二、谵妄状态的病因、危险因素

谵妄状态并非单一疾病，乙醇戒断导致的老年人谵妄很少发生。虽然老年骨折患者的谵妄状态常于术后出现，但由于其他并存急性病变的影响，骨折患者住院当时即可表现为谵妄状态。既往痴呆病史或认知功能障碍、使用抗精神病类药物（尤其有抗胆碱能作用药物）及尿路感染是诱发谵妄状态的危险因素。

作用于胆碱能受体的抗胆碱能类药物是诱发谵妄状态的主要病因，而其他一些药物（如某些抗抑郁药、吩噻嗪类神经镇静剂）因具有抗胆碱能作用而导致谵妄状态的发生。易引发谵妄状态的非胆碱能类药物有苯二氮䓬类镇静药物，包括短效（如替马西泮）、中效的（如劳拉西泮）苯二氮䓬类镇静药。抗高血压药物中，使用中枢性的 α 受体和 β 受体阻滞剂可增加谵妄状态的发生风险，而正常血清浓度、未产生心脏毒性作用剂量的洋地黄也可能引发谵妄状态。

最容易诱发谵妄状态的常见代谢性病变为水、电解质紊乱，高钙血症（较低钙血症更易引起谵妄状态），并注意鉴别是否存在使用胰岛素或口服降糖药导致的低血糖。血糖升高既见于初诊糖尿病患者，也可能为糖尿病恶化引起的高糖高渗性综合征患者，后者的典型表现即为谵妄状态。

低氧血症诱发的谵妄状态通常伴有明显的呼吸系统或心脏疾病，而肝肾衰竭并发的谵妄状态在发病早期临床表现常常不明显。由维生素缺乏导致的谵妄状态患者中，维生素 B 缺乏是最重要的原因，由叶酸和维生素 B_{12} 缺乏引起的谵妄状态患者多呈亚急性起病，经由数周，而不是数天的进展达到高峰。各种脑卒中（如脑血栓形成、脑栓塞或脑出血）均可引发患者出现谵妄状态。

对于无局灶神经功能缺损表现的谵妄状态者，不考虑脑卒中的存在，尽管某些大脑中动脉和大脑后动脉卒中患者均可能表现为无局灶性神经系统体征的谵妄状态。谵妄状态的其他病因包括颅内占位病变和恶性高血压。阿尔茨海默病患者出现谵妄状态多由其他伴发的急性病变引起，阿尔茨海默病本身不会导致谵妄状态。

谵妄状态的潜在病因尚包括感染性疾病、内分泌和心血管疾病；其中无全身脓毒血症的尿路和肺部感染最常见。各种原因导致的脓毒血症均可引发谵妄状态。而压疮作为长期卧床、体质衰弱患者的感染来源，也可并发谵妄状态。充血性心力衰竭、心肌梗死和心律失常均可引起脑灌注量不足而导致谵妄状态。

三、预防与治疗

谵妄的核心预防措施是处理急性医疗问题，减少有害药物的使用，运动康复并按计划而不是按需给予镇痛药。急性医疗问题，如缺血性心脏病、心力衰竭、心律失常、血栓性栓塞、呼吸系统并发症、谵妄状态、尿路感染以及水、电解质失衡应给予治疗。正确使用镇痛药是非常重要的，但是有时可因为谵妄状态不得不停用这些药物。应减少或避免使用抗胆碱能类药物。肢体捆绑会引起患者的恐惧和愤怒，并加重躁动，应该仅在有助于评估和治疗时才使用，助手或家庭成员的安抚和引导可以减少肢体捆绑的需要。

非药物治疗措施是非常关键的。有学者明确指出有些不利的外部因素应加以调整，如变动房间、肢体捆绑、药物抑制等。光线应被调整为夜间光线幽暗而白天光线明亮尽量减少房间的变化，尽量解除肢体捆绑，并且给予患者眼镜和助听器。保持人际交往是非常重要的，例如与家人或看护者交往。理疗师、护士等帮助患者活动身体可以预防谵妄状态或降低其严重程度，所以尽可能地动员患者活动不仅是康复治疗的一部分，也是防治谵妄状态的一部分。身体活动要在术后第 1 天就开始并持续到出院。

抗精神病药物仅用于控制患者的精神症状，消除患者激惹状态以免干扰护理和评估，其他情况则不应常规给予抗精神病药物。例如，存在脱水、高钠血症和尿路感染的谵妄状态患者发生跌倒和骨折时，需要纠正水和电解质紊乱，而不是应用抗精神病药物。谵妄状态患者治疗时应尽量避免使用具有抗胆碱能作用的药物，也不应使用苯海拉明，因为它具有抗胆碱能的副作用。大多数谵妄状态患者的精神症状可选择使用抗精神病药物治疗，但因戒断反应而发生谵妄状态的患者则应选择镇静催眠药物治疗。一项有关预防谵妄状态的研究是在髋部骨折患者入院时、谵妄状态起病前就给予氟哌啶醇治疗，但多数髋部骨折患者不愿接受这种预防方法。该研究结果显示这种方法并未降低谵妄状态的发病率，但减轻了谵妄状态的严重程度，最常用的抗精神病药物是氟哌啶醇，这是因为氟哌啶醇在治疗妄想、偏执和感知障碍时可发挥抗精神病作用，而其镇静和抗胆碱能作用轻。非典型的抗精神病药物也会用到，但需格外注意的是，这类药物应避免在糖尿病患者或已有动脉粥样硬化症的患者中使用。临床医生应留心抗精神病药物的副作用。

第三节　老年人骨折麻醉

老年人易发生骨折，且需要积极地实施手术治疗。为了患者的顺利康复，麻醉医生必须能够提供各种安全的术中麻醉和术后镇痛方案，不管是全身麻醉与镇痛，还是局部麻醉与镇痛，都是老年患者治疗过程中必备的技术。麻醉学中针对老年人麻醉的理念进展缓慢，尽管在美国麻醉医师协会（ASA）和美国老年麻醉发展协会（SAGA）已有相应修补，但仍缺乏明确的麻醉临床指南。我们不仅需要对抗凝患者行椎管内阻滞的指南，更需要根据衰老身体生理功能的变化提供全面的麻醉方案。如果能够明确麻醉剂的全麻机制和组织毒性，那将有助于向老年患者提供最有效的麻醉方式。

众所周知，老年患者几乎所有的系统功能储备都在降低，故比年轻人更易受各种伤害。然而，麻醉的危险因素并不在于年龄本身，而是相应的衰老并发症，尤其是那些影响重要器官的并发症，同时还有合并多种疾病多重用药的问题。骨科手术干预宜早不宜迟，这就要求在短时间内进行全面的术前评估，所以应以功能查体评估为主，同时需要最快捷和微创的检测技术。进一步的各项常规检查只能提供基础数据，多数情况下不能影响麻醉方案的选择，除非是合并特殊疾病的患者。

目前，所有的全身麻醉剂都具有循环和呼吸抑制作用，对中枢神经系统的影响尚无定论。由于老年患者常伴有营养不良而造成身体成分的改变，对静脉麻醉镇痛药的药代动力学（包括与血浆蛋白的结合率、肝脏和肾脏药物清除率）都会造成不可预知的影响。尽管过去15年来局部麻醉技术培训越来越少，但一些麻醉医生为避免使用全身麻醉药，对老年患者选用局部麻醉，往往仍需复合静脉镇静，所以不能完全离开全身麻醉药品。也有些麻醉医生为减浅麻醉深度而采用全身麻醉复合局部麻醉的方法，并提供术后镇痛。虽然单独的术中低血压和血氧不足都不会造成明确的术后不良反应，但老年患者围末期的心血管和神经系统的不稳定性仍需得到充分的术前评估。现还无证据显示局部麻醉在术中、术后镇痛和预防术后认知障碍（POCD）等方面优于全身麻醉，因此最佳的麻醉方案是要提供麻醉师所熟知和擅长的麻醉方案。良好的术后镇痛可降低POCD发生率，保证患者顺利康复。越来越多的数据表明"多模式"的术后镇痛方式可以积极地影响患者的长期恢复。然而，尽管多种药物和给药途径可供选择，单独全身镇痛同样可取得良好的效果，但"多模式"的术后镇痛应该有所控制。良好镇痛的基本原则首先是及时随访评估镇痛效果以此提供基础镇痛，并且随时调控改善治疗方案，为取得患者的满意及老年患者手术期的安全，要将围术期手术室的实际情况、骨科手术时间限制及所涉及医疗人员的技能水平进行综合考虑。

麻醉对老年患者的影响

虽然我们都知道，随着年龄的增长，多数器官的功能都普遍下降，这种变化在一位特定的老人身上是不可预测的，这种不可预测的差异涵盖范围广泛。年轻人生理上的个体差异很小，但是，随着年龄的增长，个体差异化不可预测，除了器官功能的改变，药物动力学和药效学两者都会随年龄增长而改变；老年患者并存的疾病，使功能储备下降和医源性或是患者自身的因素导致的多重用药问题，都会影响麻醉的管理。

与年龄相关的血管顺应性降低、心室肥大和自主神经功能紊乱都会增加老年人血压的不稳定性，并提高缺血的发生率。健康的年轻人主要通过提高心率增加心脏输出量而增加血压；老年人更多地依靠 Frank-starling 力量，主要靠增加舒张末期心室血容量和充盈压来提高心排血量，增加心肌做功和耗氧量。当心律失常或容量超负荷而造成的心功能不全时，衰老心脏的顺应性逐渐降低，并伴有动脉阻力增加，将进一步加大心肌代偿。尽管是非心脏病、静息心排血量和收缩力不变的老年人，在应激状态下也会出现心功能不全。

衰老导致呼吸力学和稳态平衡变化，包括胸廓顺应性减低、通气/血流灌注（V/Q）比值增加、纤毛功能降低和有效的咳嗽反射降低。老年人呼吸系统对高碳酸和低氧的反应降低；肺活量和最大分钟通气量也降低。在静息状态下，这些肺功能的改变是不引起症状的。单纯全身麻醉、术后镇痛效果不佳和阿片类镇痛药使用不当都会增加肺闭合容积，同时仰卧位也可能危及呼吸参数，进一步降低肺储备功能；这些因素在胸腹部手术中影响最为明显，而在四肢的骨科手术（如髋关节骨折内固定术）中影响也很显著。

许多骨科手术的特殊体位如髋关节骨折手术的侧卧位，对麻醉期间的患者有重要的生理影响。清醒自主呼吸的患者，例如在椎管内麻醉下的患者，依赖肺泡内压的肺段（肺下叶）通气/血流灌注比值优于非依赖肺泡内压的肺段，比值仍处于正常范围内。全身麻醉下，对肺下叶的通气减少，而对肺上叶的通气增加，由于重力原因，肺下叶的灌注高于肺上叶，最终导致肺上叶通气良好但灌注不足，肺下叶通气不良但灌注良好，而增加了 V/Q 比值失调。一般全身麻醉药都有血管舒张作用，抑制低氧性肺血管收缩反应，进一步增加 V/Q 比值失调，并增加肺分流。这些对缺乏呼吸储备的老年患者的呼吸功能有严重的影响。

随年龄增长，交感神经和副交感神经反应都会减弱，血浆去甲肾上腺素水平增加，导致平均动脉压的增加，最终急性应激反应和心血管参数的稳定性降低。在手术期间，由衰老导致自主神经系统的改变可降低心血管系统对麻醉剂血管扩张作用的正常反应，并可能减弱心血管系统对血管收缩剂或正性肌力药的反应。同时，体温调节受损的老年手术患者患低体温风险增大。低体温所造成的肌颤，增加耗氧量和心肌负荷；且低体温可影响一些麻醉药物的药代动力学，最显著的是神经肌肉阻滞剂，其药效会延长。椎管内阻滞（硬膜外或蛛网膜下腔）导致自主神经阻断，血管扩张，这会导致老年患者体温调节机制障碍和心血管功能降低。

随年龄增长，肾脏质量减少、功能降低，肾血流和肾小球的滤过率降低，醛固酮和肾素活性降低，造成心房利钠肽的水平较高，使老年患者水钠代谢失调。血清肌酐水平可能会因为肌肉减少和肌酐生成减少而停留在"正常"范围，但肌酐清除率会有显著降低。

第四节　老年患者围术期处理

随年龄增长，肌肉比例减少，脂肪的比例增加，身体总水量增加、结合药物的蛋白量减少，导致血清内游离药物浓度增高，这是老年患者药敏性提高的原因，尤其相对亲水性药物（例如神经肌肉阻滞剂）的敏感性提高，而脂溶性药物入血减少，这些变化使药物的分布、代谢和清除变得不可预测和特异。在多数情况下，手术室催眠镇痛药物是药物再分配到脂溶性组织而快速生效的。脂肪组织也是麻醉药物的一个储存基地，必须在代谢前从脂肪组织放出才能彻底清除。肝脏和肾脏的药物清除率很难预计，因此多数药物血管内给药药效延长，但是短期影响不大。全身麻醉本身可降低肝和肾脏的血流量，再加上老年人有限的器官功能储备可导致不可预测的药物清除率降低，因此延长麻醉时效。

衰老的生理变化可以改变围术期药物的药代动力学和药效学。老年人对药物的分布率和量及在脂肪和肌肉之间的再分布都有所改变，且药物的灭活和清除降低。尽管麻醉和手术应激具有不可预测的个体差异，但年龄的增加是麻醉药提高药代动力效果的一个独立危险因素。多数老年人也有和年轻人类似的术后镇痛的需求，但通常所需剂量要比年轻人低，这可能与老年人药物清除率降低和药敏性增强有关。多数医生预期老年患者会增加麻醉剂的药效，因此相应减少药物用量，延长用药的间隔时间，因为加大剂量比清除药物要容易得多。

对老年人麻醉剂药代动力学很难准确地预测，衰老导致的中枢神经系统的同步改变，增加了麻醉剂的药效和药物敏感性，很多围术期并发症来源于肺或心脏，而老年人术后还会面临各种各样的神经系统并发症。许多并发症可能是暂时的或对功能储备强大的年轻人影响不大。术后麻醉苏醒过程中的谵妄状态，对年轻人通常影响很小，但对老年患者可引起长期的并发症。虽然随着年龄的增长，中枢神经系统自发调节、血流和代谢仍保持相对稳定，但神经元的变性和相对损失降低了老年人的神经系统功能储备。任何形式的术后认知功能障碍都会给骨折术后康复带来毁灭性的长期后果。为了取得最好治疗效果和最小的药物副作用，麻醉医生应该和骨科医生协作，制订出两者兼顾的术后镇痛方案。医生还应牢记，镇痛不足是破坏昼夜节律的一个主要危险因素，会导致走向障碍或谵妄，严重影响患者康复。

一、麻醉术前访视

由于老年髋部骨折多因轻微外伤所致，因此多为闭合骨折。尽管如此，为了减少并发症，降低股骨头坏死的发生率，仍应按急诊处理，考虑的是高龄患者自身并存多种疾病，增加了手术和麻醉的风险。充分地了解患者的病史和准确的术前评估，是减少围手术期并发症和死亡率的基础。任何一位骨科医师都会在患者受伤几小时内确认是否有开放骨折、是否有血管损伤以及神经系统是否完整、是否需要紧急处理。紧急处理有时包括冲洗和外固定架固定或牵引；有时需要开放复位内固定。麻醉医生可收集更多的伤前病史，并特制出麻醉预案。术前评估的目的是：

（1）确定可能影响围术期管理的生理功能。

（2）明确是否需要内科干预，如果需要，何种内科干预可使患者的状况最佳，适于麻醉和手术。

（3）收集患者的基础资料，风险分级。在每一种情况下，麻醉医生和骨科医生都必须联合起来，根据损伤的具体情况实施风险－益处分析。例如，如果一位老年患者在打高尔夫时踝关节骨折和一位晕厥发作造成踝关节骨折，会带来可能不同的结果。前者一般情况良好，除 ECG、血象和电解质基本检查之外，无须特殊诊断评估即可进行手术。如果骨折是由晕厥造成的，必须尽快查明晕厥的原因，是否是由于危急的主动脉狭窄、病窦综合征、心律失常或是血栓栓塞造成的，这都对麻醉术中管理和术后护理有严重的影响。在老年外科患者中，合并心血管疾病者占 50%，并与术后死亡率相关。术前通过相关的心血管功能检查结果及日常生活中的运动负荷能力，对心功能代偿情况进行正确的评估极为重要。对合并有心脏疾病的患者，要了解病史、治疗过程、治疗效果、目前状态。患者目前状态与对麻醉手术的耐受性密切相关，心功能 Ⅰ～Ⅱ 级的患者，麻醉手术过程一般平稳，心功能 Ⅲ～Ⅳ 级的患者，近期经过心血管专科系统治疗，病情比较稳定的，亦可提高围术期的安全性。高血压患者应了解病程、系统治疗史、血压控制的状态及相关器官的受累情况。降压药应持续服用至术前。老年人呼吸系统结构和功能的退行性变于60 岁以后日趋明显，如术前处于慢性支气管炎发作期或合并慢性阻塞性肺病患者，术后肺部并发症的发生率将大大提高。能配合的老年患者术前应做肺功能检查，结合血气检查结果、活动后呼吸困难程度分级，综合评估肺功能的代偿情况，亦是选择麻醉方法的重要依据之一。糖尿病患者可通过实验室检查，了解目前血糖情况，血糖过高，可降低细胞的免疫功能，增加手术的感染机会，影响患者恢复，血糖过低有诱发心肌梗死及脑血管意外的危险，一般以控制空腹血糖 <7.8mmol/L，餐后血糖 <11.1mmol/L 为宜。了解患者的肝、肾功能，评估对麻醉手术的耐受性，肝、肾功能轻中度损害者，通常可耐受髋部骨折的手术及麻醉，但要考虑对药物代谢的影

响。对拟采用神经阻滞方式进行麻醉的患者，要向患者讲清麻醉时需要的体位及摆体位时的配合要点，以便届时取得患者的合作。对患有老年痴呆，听力和表达能力障碍的患者，与患者家属的沟通显得更为重要，同时要向家属交待麻醉中及手术后可能发生的问题，并履行麻醉签字手续。

二、麻醉方法选择

据统计，老年高龄患者围术期并发症和死亡率显著高于青壮年，实际年龄是危险因素之一，但更重要的是生理年龄的影响。患者的一般情况及各重要脏器的功能状态，是选择麻醉的重要依据。无合并慢性器质性病变者，可增加麻醉的选择范围。全身麻醉术中易于控制呼吸，对于有头部损伤、脑损害病史及脑供血不足的患者，术中调控二氧化碳于正常范围更为重要，高碳酸血症使脑血流量增加，增高的颅内压可能加重病情；低碳酸血症使脑血流量减少，可能增加术后精神障碍的发生率。术前无呼吸系统病史，肺的储备功能和代偿能力较好的患者，全麻后有望顺利恢复；术前已有肺部感染、合并慢性阻塞性肺疾患、咳嗽反射较弱者，全麻后可因低氧血症延长插管时间，加重肺部病情，给术后恢复带来困难。有报道，全身麻醉时血小板的活性及纤维蛋白溶解活性增加，术中使用机械呼吸，均使在全身麻醉后下肢深静脉血栓形成的发生率显著高于腰麻，增加了深静脉栓塞的危险，而静脉血栓形成又是老年髋部手术后的常见并发症。

就髋部骨折手术而言，椎管内麻醉足以满足手术的需要，对老年人的全身影响小于全身麻醉，因此可作为首选麻醉方法，但不适合合并有腰椎病变者，如腰椎手术史、腰椎骨折史、癌症腰椎转移、椎管内占位等。老年人脊柱退行性变，韧带纤维化或钙化、骨质增生致椎间隙变窄、骨质疏松致脊柱弯曲畸形等，给硬膜外穿刺带来困难，如穿刺失败，亦需重新选择麻醉方法。腰丛＋坐骨神经阻滞对患者生理功能影响小，但阻滞范围不能完全满足部分髋部手术的要求，需辅以局部麻醉，对有肺部疾患不宜行全身麻醉，同时对因腰椎问题不宜行椎管内麻醉的患者而言，不失为一种好的选择。

要做到在保证患者安全、满足手术要求的前提下，选择对患者生理功能影响最小的麻醉方法实施老年髋部骨折手术，麻醉医师的技术能力和临床经验是决定的因素，尤其是高危患者的麻醉，应选派有丰富经验的麻醉医师担任。

三、老年骨折患者的局部麻醉

尽管几乎所有的肢体骨折和许多骨盆骨折都可在局部麻醉和镇痛下完成，但麻醉师必须与骨科医生进行术前讨论。术后抗凝方案、体位、手术持续时间和术者的个人偏好都是很重要的因素。神经阻滞可以单次给药或放置导管，包括连续椎管内阻滞，连续多次给药可以尽量减少对心血管系统稳定性的影响。由于老年人并存其他疾病以及越来越多的术前术后抗凝剂的使用和溶栓治疗，限制了局麻在老年人身上的应用。目前还没有一个统一的关于如何使用单次注射或留置导管的周围神经阻滞的指导方针，但是它可作为谨慎应用椎管内阻滞的指导方针。ASRA 的许多指导方针，虽然是共识，但对急性骨科创伤患者没有应用价值，因为根本没有时间或事先告知停止使用抗凝剂。在这种情况下，全身麻醉是首选，只需有效纠正出血参数，就可安全进行手术。

　　另外，许多局麻的老年人需要复合镇静，因为他们不能忍受清醒状态下，在骨折固定手术整个过程中保持一个体位，或者他们就是不想听到锤子、钻头、铰刀、锯和其他骨科工具的声音。老年人比年轻人对苯二氮䓬类药物敏感性更低，例如咪达唑仑。静脉辅助低剂量的异丙酚，并实现舒适和自发呼吸之间的平衡，是一种更好的辅助方法。患者的体位也可以使局麻操作复杂化，例如肩部手术，患者通常是"沙滩椅"位，对紧急气道开放是不安全的。过度镇静导致失去通气保证是相当危险的。俯卧位对局麻也是一个相对禁忌，但是取决于手术时间长短和其解剖部位。例如，肘部骨折的患者一般俯卧，手臂悬出手术台，手术很复杂或时间很长也能在局麻下完成手术。此外，患者可能保持麻醉阻滞的体位不太舒服，如痛苦的髋关节骨折可能会使患者不能坐也不能躺下来低头弓腰进行椎管内阻滞，一个可能的解决方法就是先采取股神经阻滞，多数骨折会危及神经和血管，神经阻滞阻断交感神经而扩张血管，对血管损伤有益，但是麻醉师应十分谨慎，注意是否伴有神经损伤。因涉及医疗纠纷的原因，大多数麻醉师在这种情况下不愿意采用神经阻滞。另外，神经阻滞会掩盖筋膜间室综合征，例如在伴随胫骨远端骨折的筋膜间室综合征。

　　最后，关于神经阻滞有几点值得注意的地方。椎管内阻滞技术是麻醉师的基本技能，周围神经阻滞技术在不同的培训计划中有很大的差异，要想让每个麻醉师都胜任各项周围神经阻滞技术是不现实的；通过寻找异感来定位的神经阻滞技术已经让位于神经刺激器，它提高了阻滞的准确性和有效性。超声引导技术是最新的介入辅助技术，可以提高阻滞有效率，但不能保证一定成功，而且这项设备不是所有机构都能具备的。在任何情况下，患者的舒适度和麻醉师的经验都不应受到忽视。在创伤机构或骨科医院，预期多数麻醉师具有各项神经阻滞的技能是合理的，而在那些没有或不常有骨科创伤病例的医院，麻醉师可能缺乏相关技能。

四、老年骨折患者的全身麻醉

　　对老年骨折患者的全身麻醉目前还没有统一的指导原则。除了椎管内麻醉术比短期的氧供略好、失血量少以及降低深静脉血栓的发病率外，没有证据表明老年患者的全身麻醉比局麻安全性低；最后，这个以前进行的关于深静脉血栓的研究，可能不适用于目前日益普及有效预防深部静脉血栓治疗；失血量减少的数据有一定意义，因为输血量增加和髋部骨折后较高的泌尿系感染率有关。麻醉师的经验和患者的舒适度可决定多种全身麻醉技术的实施性及是否被接受。需要记住的是，与年龄相比，麻醉并发症主要与并存疾病相关。医生应该选择对心血管、肺和神经系统干扰最小的个体化麻醉技术。

五、老年骨折患者的麻醉苏醒

术后意识功能障碍的病理生理机制目前尚不明确。强烈持续的应激刺激可影响记忆和学习能力，并造成海马损害。而手术是造成患者应激反射最强烈的因素。手术侵袭程度的不同对患者认知功能可造成不同的影响，侵袭程度大的手术后，患者更容易出现意识活动的障碍。肿瘤患者由于心理负担重、手术创伤大、手术时间长、出血量大等特点，可能导致侵袭程度大、持续时间长的应激刺激，从而更易诱发谵妄的发生。

老年患者术后意识功能障碍的发生可能是在脑退行性改变及易感基因的基础上，在围术期持续应激刺激和药物作用下，发生中枢神经递质稳态失调和（或）神经退行性改变，以及神经胶质细胞及神经元损伤，其发病机制是多种因素综合作用的结果。脑退行性改变对老年人神经功能有不利影响，老年患者更易出现麻醉手术后意识功能障碍，包括麻醉苏醒期谵妄、术后谵妄和术后认知功能障碍。文献报道，65岁以上的老年患者在实施手术麻醉后，约1/7的患者可出现麻醉苏醒期谵妄和术后谵妄。全麻复合硬膜外麻醉可以阻滞手术区域的传入神经和交感神经，阻断该区域内伤害性刺激向中枢传导，从而稳定内分泌系统，显著抑制多种应激性激素的增高，阻滞疼痛传导，同时明显减少全麻药用量，有利于患者术后迅速苏醒，从而降低老年患者肿瘤切除术后麻醉苏醒期谵妄及术后谵妄的发生。

第五节　术后镇痛

一、术后镇痛的一般原则

包括骨折固定在内的术后镇痛最重要的原则就是：对休息的患者提供基础镇痛；对从事活动并由此产生超过基线疼痛的患者采用间断给药。这对骨科患者术后充分活动有重要的意义。已经证明镇痛不良是导致术后认知障碍的因素之一，并可致活动量减少。全身性药物治疗、局部神经阻滞和两者结合是骨科术后镇痛的方法。许多作者主张对老年人应用多模式的"平衡镇痛"，这可减少造成术后认知障碍、损害器官功能或妨碍愈合的全身性药物。最新资料表明超前镇痛是有效的，如在康复阶段镇痛不充分，则在应用局麻技术改善运动范围的基础上，联合间断应用全身镇痛药物。如果无法确定哪一种镇痛方式对一个特定的患者最有效，那么，就需手术医生、康复师和麻醉师共同协商制订针对患者的个体化镇痛治疗方案。

二、术后局部镇痛

神经阻滞对于骨科手术的镇痛效果几乎和局部麻醉一样，主要的不同是局部镇痛通常要求局麻剂的浓度较低，并常和阿片类药物同时使用单次注射，是标准的外周神经阻滞，但也有许多经特殊训练的麻醉师通过安置导管来连续注入局麻药物，这些方法可用于上、下肢的镇痛。最灵活有效的椎管内持续镇痛方法是放置硬膜外导管。这项技术很有价值，常用于下肢和骨盆骨折，但不适用于上肢骨折。有时，硬膜外镇痛结合蛛网膜下腔麻醉称为"腰硬联合"或"CSE"。患者自控镇痛应用于硬膜外镇痛，是患者自己控制硬膜外镇痛剂（PCEA）。患者在连续输注药物的同时，也可通过自控泵来追加药量。硬膜外自控对患者的要求与静脉自控镇痛一样，要求患者认知功能完整，并要了解避免风险定量给药的原则。通常是用低剂量的阿片类药物和弱效局麻药物混合注入硬膜外导管；硬膜外给药的剂量比较宽，患者可以安全自控地注入，并且常可通过追加剂量来达到镇痛的效果，而且对运动功能没有明显影响。虽然氢吗啡酮也有效，但芬太尼或吗啡是硬膜外常用的阿片类药物。有证据表明，吗啡比其他阿片类药物的肩部效应更为显著，而全身效应较少。所有骨科医生普遍关注的一个重要领域是创伤后筋膜室综合征，这在老年人群和其他人群没有区别。

三、术后全身镇痛

对乙酰氨基酚是一种常被遗忘的药物，虽然它不适用于缓解急性术后疼痛，但可作为一种有用的辅助药物来使用，尤其是在康复后期。美国老年病协会建议，对于无肾病或肝病的患者，其使用的最大剂量为每天 4g；而对于身体虚弱或患有肝病的患者，应适当减量。

合理应用非甾体类抗炎药物应是限制药物使用的时间，对于老年人群，非甾体类抗炎药物的使用必须根据其并存疾病的情况进行适当减量，尤其是对有胃肠道出血和肾功能损害的患者。阿片类镇痛仍是缓解重度疼痛的主要全身镇痛药。对于认知完好的患者，首选的镇痛方法是在骨折固定术后近期采用患者自控镇痛（PCA）。调查表明，PCA 可使患者自主地控制和调整镇痛药的剂量，获得更加快速、有效的镇痛，提高患者满意度，防止过度镇静和焦虑，减少护理和住院时间。经证实，PCA 是安全的，尤其是在联合使用呼吸监测的情况下。

口服镇痛剂，比肠外用药药效时间长，可和间断静脉用药一起用于缓解基线疼痛，而对于口服或静脉滴注方式的选择，取决于康复进程和疼痛的严重程度。无法口头表达的患者，镇痛评估困难，但现在有许多观测工具可用来评估那些无法进行言语表达患者的镇痛效果。

哌替啶作为镇痛剂，已很少使用，但仍常使用低剂量治疗麻醉恢复室中发生的肌颤。其经肾脏去除的活性代谢物去甲哌替啶，可迅速累积，在短短的几天内可出现癫痫及其他的后遗症。调查显示，哌替啶无论是全身用药还是经硬膜外途径使用，都和术后认知障碍有关，因此老年人应避免使用此药。

对于阿片类药物的选择，肾衰竭禁用吗啡。阿片类药物的作用和副作用是多变的，并且不可预知，需询问患者阿片类药物的用药史。对语言障碍的患者，应尝试从家庭成员或护理者中得到镇痛药的使用史。骨折及术后的疼痛是典型的重度疼痛，可持续几天或几周，这主要取决于损伤的范围和手术的大小。

超前镇痛是一种手术期间的干预，目的是减轻或消除短期的急性疼痛和长期慢性神经性疼痛的发展。预防性镇痛则是一种在组织损伤发生之前进行的以达到预防外周及中枢神经系统敏化的镇痛方式，引起术后疼痛的因素除了与手术操作本身有关外，围术期的各种长期、短期伤害性刺激如肿胀、炎症反应、引流管刺激及功能锻炼引起的机械性变化等因素同样会导致术后疼痛，因此，预防性镇痛在时间上更强调是全程的、足够时间的，它是一种覆盖术前、术中、术后的有效镇痛手段。通过减轻神经系统敏化，预防性镇痛被认为可以减少术后感觉过敏及感觉异常的发病率，还可以减少术后疼痛的严重程度及持续时间。

参考文献

[1] 梁雨田，唐佩福. 老年髋部骨折 [M]. 北京：人民军医出版社,2009.

[2] 周全红. 老年髋部手术围手术期风险因素 [J]. 上海医学,2014,31（1）:78-82.

[3] 张世民，王宏宝，张少衡. 老年髋部骨折患者术前心脏功能的快速评估 [J]. 上海医学,2014,37（1）:1869-1875.

[4] 王国旗，龙安华，张立海，等. 老年髋部骨折合并糖尿病患者围手术期血糖水平对预后的影响 [J]. 中国修复重建外科杂志,2014,7:844-847.

[5] 喻任，陆纯德，程艳，等. 高龄髋部骨折患者术后谵妄危险因素调查 [J]. 中国骨与关节损伤杂志,2016,4,31（4）:341-344.

[6] 张静，胡晓云，汪润，等. 全麻复合硬膜外麻醉对老年患者肿瘤切除术麻醉苏醒期谵妄峰术后谵妄的影响 [J]. 山东医药,2015,55（18）:79-80.

[7]Leisher LA, Fleischmann KE, Auerbach AD, et al. 2014 ACC/AHA guideline on perioperative cardiovascular evaluation and management of patients undergoing noncardiac surgery: a report of the American Colege of Cardiology/American Heart Asociation Task Force on Practice Guidelines[J]. Circulation, 2014, 130（24）:278-333.

[8]Tutschka MP, Bainbridge D, Chu MW, et al. Unilateral postoperative pulmonary edema after minimally invasive cardiac surgical procedures: a case-control study[J]. Ann Thorac Surg, 2015, 99（1）:115-122.

[9]Lipes J, Bojmehrani A, Lellouche F. Low tidal volume ventilation in patients without acute respiratory distress syndrome: a paradigm shift in mechanical ventilation[J]. Crit Care Res Pract, 2012, 41（1）:62-68.

[10] 吕晓春, 赵恩宽, 邢陆祥. 肺保护性通气策略在老年慢性阻塞性肺疾病患者手术中的应用 [J]. 中国医刊,2017:104-106.

[11]Howieson AJ, Brunswicker A, Dhatariya K. A retrospective review of the assessment of current perioperative management of diabetes in patients undergoing knee replacement surgery[J]. JRSM Open, 2014, 5（2）:330-334.

[12] 杨陈祎, 王海云. 神经系统疾病患者围手术期麻醉管理要点 [J]. 麻醉安全与质控,2018,2（3）:128-132.

[13] 李晖, 李清. 多模式镇痛对老年髋部骨折术后谵妄影响的研究 [J]. 中华骨科杂志,2013,33（7）:736:126-130.

[14]Smith T, Hameed Y, Cross J, et al. Assessment of people with cognitive impairment and hip fracture: as sytematic review and meta-analysis[J]. Arch Gerontol Geriatr, 2013, 57（2）:117-126.

[15] 郑珊珊, 梅丹. 药源性谵妄 [J]. 药物不良反应杂志,2014,16（3）:171-174.

[16]Yoon HJ, Park KM, Choi WJ, et al. Efficacy and safety of haloperidol ver-sus atypical antipsychotic medications in the treatment of delirium[J]. BMC Psychiatry, 2013, 13:240.

[17]Stein C, Opioids.Sensory systems and chronic pain[J]. European Journal of Pharmacology, 2013, 716（1）:179-187.

[18] 佘守章, 许学兵. 超前镇痛有效性争议及预防性镇痛研究新进展 [J]. 实用医院临床杂志,2008,5（1）:7-9.

（曹皓琰, 张春月, 张骄阳, 钟晶莹）

第十一章　术后康复

第一节　关节手术术后恢复

如今是老龄化社会，目前关节置换手术技术已经不断更新和发展，达到了很完善的地步。同时，术后康复也应被同样重视。

一、关节置换术后康复

关节置换相关的康复治疗正在不断更新。手术成功的重要因素是根据患者的具体情况在围术期进行有效的康复与锻炼。下面介绍关于关节置换的一些康复方法。

（一）冰疗

术后术区局部冰疗是必要的，假体骨水泥固定后会持续释放热量，冰疗不仅可以降低软组织温度，还可以减少关节周围软组织渗出引起的肿胀，进一步减轻疼痛。在手术后可以使用冰袋并放置在切口周围，每次约 0.5 小时，治疗时间 7~10 天，直到关节肿胀消除。

（二）经皮神经电刺激

手术对骨关节和周围软组织的影响比较大，引起剧烈疼痛，临床上使用静脉或口服止痛药和针刺镇痛。经皮神经电刺激作为辅助药物镇痛疗法，在疼痛治疗上广泛使用，100Hz 为使用频率，双通道 4 电极放置在手术切口的两侧，治疗时间为 0.5 小时，强度可加倍。每天治疗 1~2 次，7~10 天为 1 个疗程。

（三）转移能力训练

（1）卧位起坐转移：鼓励患者使用双臂坐起来支撑上半身。使用手臂辅助起床，因为手臂的支撑有利于调控髋部的角度，可以为使用助行器或拐杖走路做准备。较大的髋关节屈曲与膝关节屈曲有关，易导致关节脱位，特别是在老年人或长时间卧床休息时。

（2）坐、站转移：健侧膝盖和脚在后面，患侧膝盖和脚在前面，并且用手部支撑身体，保持髋部在身体运动期间的屈曲，不能使用辅助装置将自己拉起。端坐时，始终保持髋关节在上膝关节在下。由站立到卧床的步骤刚好相反。牢记在睡觉前为受影响的足部提供足够的支撑。

（3）翻身活动：可以鼓励双侧转向，尤其是转向受影响的一方并独立完成，同时确保安全。如果转向健康的一面，必须在其他人的帮助下将髋部保持在外展中立位置，以避免由于缺乏外展肌力而导致髋关节屈曲、内收和内旋，导致脱位。

（4）床边座位转移：移动到患侧（健康侧的后续跟进不能越过中线），易于控制患侧髋关节内收，同时便于髋关节外展肌的力量训练。方法：首先将受影响的一侧移到床的侧面，向前移动身体并将脚从床上移开，用手支撑床，然后缓慢向前移动，直到脚接触地面，切记受影响的腿在前面。

（5）洗手间的转移方法：健侧腿向后移动直到脚后跟接触到坚硬物体，将受影响的腿向前放，并握住扶手，然后慢慢坐下。坐下后，患侧在前伸直，健侧屈曲在后。站立时，步骤相反。

（四）体位摆放

髋关节置换术后，避免 4 个危险位置：髋关节屈曲大于 90°，下肢内收超过身体中线，髋部外伸及内旋。根据手术方法，受限制的位置会有所不同。后外侧入路应避免髋关节屈曲大于 90°，过度旋转和内收，并应在前外侧入路后避免外旋。所有患者都应避免拉伸髋部。术后髋关节外展可防止受累肢体内收和内旋。手术后一般 0.5~3 个月使用枕头控制旋转。在全髋关节置换术 1.0~1.5 个月后，患者的髋关节可以完全伸展并弯曲约 90°，向内侧、外侧旋转约为 25°，可以在该范围内被动地外展。膝关节置换手术无位置要求。

在康复过程中，还必须注意预防并发症的发生，以防止伤口感染、肺部感染和深静脉血栓形成。手术后应尽快开始咳嗽、深呼吸训练、踝关节屈伸练习及下肢功能锻炼。

肌肉力量训练在术后 1~2 天进行，训练手术侧关节周围的肌肉包括髋关节：梨状肌、臀部肌肉、髂腰肌、股四头肌、臀大肌、股二头肌。膝关节：股四头肌和腘绳肌的等长收缩以及非手术关节和上肢主动活动、阻力训练，以保持肌肉力量和灵活性。在训练期间，持续 5~10 秒，1 组约 20 次，持续做 3 组。可在手术后 7 天进行主动收缩和阻力训练以增强关节周围肌肉的力量。

（五）关节活动范围训练

1. 持续被动运动：Coutts 等根据 Salter 等的研究，将 CPM 机首次用于全膝关节置换术后患者，之后，是否应在全膝关节置换术后使用 CPM 机器引起了学术界的广泛争论。不仅如此，CPM 的应用程序也不相同。目前，常用的临床方案是术后第 2 天开始使用，每天 2 次，持续 1 小时，每天增加 5° ~10°。通常，除了早期应用 CPM 机器之外，患者关节的运动范围也得到显著改善。然而，许多学者发现，在手术后 6 周，膝关节运动范围与未使用 CPM 机器的没有显著差异。据报道，CPM 机器在术后的使用可以减轻水肿，术后预防下肢深静脉血栓形成，住院时间也相应减少。

2. 关节辅助活动、主动活动：手术后进行被动锻炼是不够的，根据患者的个人情况应尽快开始辅助和积极活动。关节的活动可以用外力来帮助，并逐渐过渡到自主关节屈伸。每天 1~2 次，每次 0.5~1 小时。

3. 牵伸练习：膝关节置换术膝关节屈曲应在 0.5~1.0 个月后达到 90°~110°。膝关节如果出现屈、伸功能受限，应进行膝关节屈、伸功能运动。伸展运动可以利用患者自身的体重、治疗师或外界作用力。牵拉力是顺应肌肉及软组织萎缩方向相反柔和拉伸，需要逐步加重拉伸力度，主动和被动地将关节移动到关节的可移动范围内的受限区域。拉伸时，先将关节的近端固定再进行拉伸关节的远端。不要用力拉伸，禁止关节超出正常的运动范围。每次拉伸持续 5~10 秒，每组 5~10 次，每天练习 1~2 组。

4. 髋膝关节稳定训练：髋、膝关节的稳定性对于行走至关重要，增强髋、膝周围的肌肉可有效增强周围软组织的生理功能及关节稳定性。

（1）仰卧训练：骨盆下降训练受影响侧外展 10°~15°，保持上半身静止，引导患者模拟行下蹲动作，治疗师对足部施加适当的抵抗力，一组 20 次，每天 2 组。

（2）桥梁训练：以下肢和肩膀为支点的患者，用于髋部提升动作，1 组 20 次，每天 2 组。

（3）坐位训练：将小腿抬高在不同高度 5~10 秒，持续 10~20 次为 1 组，每天 1~2 组。

（4）站立位负重训练：让患者站立于体重秤上，双腿站在同一平面上，并逐渐将重心移到受影响的腿上，直到全身的总重量保持 3~5 秒，小心逐渐增加重量，同时保持身体重心的平衡。患者若不能站立，可将椅子放在腿前，做走楼梯的动作，注意保持躯干直立，并逐渐将重量转移至受影响的腿。

（六）训练负重及行走步态

对负重有无影响，与假肢的固定方式有无关系仍不清楚，因为这是通过动物实验来研究固定机械生物力学的。在人体中，固定的效果可以通过医学成像检查或重建手段来评估。有研究表明，术后 6 个月以上会发生股骨假体下沉的现象，术后 2 年大多数患者股骨假体下沉大于 2.7mm。报道称，固定的程度与肢体的功能状态、疼痛是否缓解和假体下沉无关。手术后限制体重的时间尚不明确，动物实验表明，骨质内生长发生在手术后 1 个月内，最大拉力产生于术后一个半月。虽然人体骨折可在一个半月后愈合，但重塑过程可持续 1 年或更长时间。临床上，术后负荷重量限制通常是一个半月，并且在 3 个月后可以逐渐达到完全负重状态。一些专家及科学工作者认为，必须严格进行更长时间的重量限制。根据患者具体的身体状况，术后 3~7 天可以开始逐步训练。手术后 1 周，可以使用助行器练习，可以在术后 5 周时稍微下蹲，在术后 6~8 周时逐渐过渡到全重。步态训练分为站立阶段和摇摆阶段。在站立阶段，训练患者的髋部伸展，膝关节屈曲，伸展控制以及髋部、膝盖和脚踝的协调运动和肢体的负重运动。应仔细观察每个关节在行走过程中的协调程度和行走姿势，并应具体分析行走过程中骨盆的运动和旋转，必要时应进行训练和矫正。当患者获得一定的步行能力时，可以开始行走楼梯练习上下功能。对于单侧关节手术，非手术肢体在上楼时首先上升，手术肢体在下楼时首先下降。

（七）独立能力训练

术后鼓励患者立即在床上运动。患者术后应尽早从仰卧位转移到坐位。手术后1周，鼓励患者自行穿上衣服并用助行器如厕和走路。在日常生活中，应注意避免特殊姿势和过大的身体角度，以防止假体脱臼或磨损。手术后5~6周，患者可以进行功能性活动，如上下楼梯、骑自行车等。任何可能增加下肢关节负荷的运动应避免，应让患者了解如何在日常生活中保护关节。保持关节处于良好姿势，减轻关节压力，避免长时间保持体重在同一位置，保持良好的肌肉力量和关节活动范围。保持身体力线和关节骨的正常对齐，避免在疼痛时继续负重。对不宜负重的关节不负重，急性疼痛时减少活动量。

二、髋关节术后康复

全髋关节置换术（THR）的术后康复越来越受到重视，精湛的手术治疗只能通过完美的术后康复来达到最佳效果。THR后的康复是一个复杂的问题。THR后康复的目的是促进体力恢复，增强肌肉力量，增加关节活动度，恢复日常生活运动的协调。

（一）康复前的评价

康复医师必须了解手术相关细节，因为手术本身直接影响术后康复计划。每个人的解剖结构都会有所不同。为了避免在训练过程中出现脱位等并发症，康复医师可以在手术医师的指导下进行康复训练。

（二）康复过程

1. 术后当天适当抬高患肢： 屈曲髋关节和膝关节，穿上T字鞋，防止患肢外旋，并缓解疼痛。在术后第1天，取下腿垫并将下肢拉直以防止髋部畸形。功能锻炼可以在术后第2天开始。早期运动可以尽早恢复关节稳定性和肌肉紧张度，防止关节僵硬和肌肉萎缩。具体方法：

（1）踝关节的主动屈伸运动，促进血液流向下肢，减少深静脉血栓形成的机会。

（2）髋关节屈伸肌肉的等长收缩锻炼保持髋关节和大腿肌肉张力。

（3）深呼吸练习。

2. 术后患者可以使用助行器下地进行下列运动：

（1）髋、膝关节屈伸运动，先是在康复医师指导下被动运动，然后是主动加辅助运动向完全主动的训练过渡。

（2）髋关节内收及外旋功能练习，包括髋部肌肉的功能锻炼。双手握住床架，臀部贴于床面，左右摆动上半身，练习髋部肌肉。

（3）髋关节伸展运动，对侧髋关节屈曲，膝关节、受累髋关节的主动伸展，髋关节屈肌和关节囊的前方完全伸展。

（4）股四头肌的等张运动和上肢肌肉运动可以加速恢复，有助于患者在手术后更好地使用助行器及其他辅助康复工具。

在术后早期康复过程中，应注意以下几点：避免将髋关节置于外旋伸直位。将另一侧的脚垫高，或保持肢体外展，或在腿之间放置三角垫，但防止下肢旋转；手术后早期进行关节活动，关节囊血肿肌化通常在术后6~8周，否则功能练习将非常困难；如果髋关节屈曲时不稳定，则在进行髋关节旋转练习时应防止上身向侧面倾斜。

3. 功能练习：术后应根据患者具体的身体情况，尽快下地进行功能康复练习。因此，主动被动活动关节可以恢复关节的活动性，同时进一步增强肌肉力量。必须在医生的直接指导下进行康复功能锻炼，必须结合术前髋部疾病及损伤程度、假体的类型、手术程序和患者的一般状况，并有选择地制订患者本人的康复计划。锻炼方法如下：

（1）床上练习：在髋屈曲期间主动或主动抵抗髋关节屈曲可以增加肌肉力量。术后如无特殊情况，可允许患者翻身。翻身的正确姿势：拉直髋关节，握住两腿之间的枕头，保持旋转中立位置，并拉直上肢。掌托位于大转子后面，并转向手术侧，以防止受影响的肢体外旋和内收。俯卧位时进行髋关节的被动伸展。具体练习方法包括：①吊带辅助练习：通过医院床架上辅助装置，牵引大腿辅助髋关节屈曲，抗阻力髋关节伸展运动，主动膝关节伸展运动和髋关节外展、内收运动。②髋部内外旋转练习：在运动时保持下肢外展位。如果髋关节不稳定且手术过程中外旋不稳定，则避免进行外展髋关节锻炼。

（2）坐位练习：术后久坐容易使髋关节疲劳，髋关节屈曲畸形不能很好地矫正。在手术后的1.5~2个月内，患者以躺着、站立或行走为主要锻炼方法，并且尽可能缩短就座时间。坐位最易发生髋关节脱位和半脱位。有下列几项练习内容：①伸髋练习：坐在床边，支撑双手，伸展髋部和膝盖。②屈髋练习：髋关节被适当地外展并置于旋转中立位置。③屈髋位旋转练习：将脚分开并关闭膝盖以实现髋部的内旋；反之，则为髋关节外旋练习。

（3）立位练习：适用于开始下地功能锻炼的患者。练习内容包括：

1）髋关节伸展练习：下肢受累侧伸展，对侧髋关节和膝关节半屈曲，髋部抬高，骨盆向前移动，关节囊收缩，屈髋肌群得到伸展。

2）骨盆摇摆练习：髋关节内收和外展功能的练习。保持下肢伸直并使骨盆从一侧向另一侧摆动，使双侧髋关节交替外展和内收。患者可靠在墙壁固定肩膀和脚，锻炼的效果更加明显。

3）髋内外翻畸形矫正练习：健侧伸直下肢并抬高，患侧直接接触地面，这样可以保护受影响的肢体。

4）屈髋练习：抬起受影响的肢体，上身被迫向前，髋部弯曲以增加角度。髋关节屈曲程度可以通过调节腿的高度来控制。

5）旋转练习：固定受影响的下肢，健康的下肢来回移动，使髋关节的内外旋转功能得以实现。

（4）步行练习：何时在手术后开始行走，与假体的类型、手术的时机和患者的身体状况都有联系。首先使用行走装置协助行走，在步行练习期间，患侧的下肢至少负重 20~30kg。

在住院期间，患者通常可以在医生的指导下，并根据针对不同老年患者特定条件建立的康复程序逐步进行康复治疗。

对于原发性髋关节置换术患者，需要在出院时达到：①使用助行器自行走路，独立坐起，这两项动作能直接影响患者出院后自理能力。②没有任何术后早期并发症迹象。③患者及其家属在出院后已掌握或了解康复计划，并且可以很好地实施。

4．手术后 1.5 ～ 2 个月：这一功能锻炼阶段的重点是提高肌肉的整体强度，引导患者恢复日常活动。对于一些髋关节功能受限的患者，应加强针对性的功能锻炼。除了翻修手术或有特殊问题的个别患者外，一般患者还可以通过以下康复内容：

（1）髋关节伸展练习：俯卧位，后伸髋关节。

（2）髋关节外展练习：侧面倾斜，身体与水平成 60°，以充分锻炼与髋关节外展有关的肌肉。当侧面躺下时，身体后侧偏斜，当下肢被外展时，阔筋膜张肌被多次锻炼。

（3）直腿抬高：锻炼屈髋肌群的力量。

（4）残余屈髋挛缩拉伸练习：对侧髋、膝关节尽可能屈曲贴向胸部，主动伸直术侧髋关节，牵拉屈髋肌和关节囊。

（5）单腿平衡练习：术侧单独直立，双上肢支撑桌面，保持平衡。每天 10 次，每次练习约 5 分钟，直至术后肢体能单腿直立。

根据患者自身的条件，来制订适当的运动量，除了特殊功能锻炼，患者还可以参加一些简单的户外活动。但须注意：控制活动量，不要太大，以维持髋关节外展，特别是髋臼假体组合过于垂直，这种情况下安装的股骨柄都会有一定的外翻角度，髋部屈曲不应超过 90°。

5．手术后 4 个月：需要行髋关节 X 线检查，观察关节活动度、肌力和特伦德伦堡征。评定的内容包括：肌力是否恢复正常；患者是否可以在没有支撑的情况下独立行走，而且没有跛行、疼痛，可以长距离行走，关节活动范围是否能满足日常生活需要，这种情况下不需要继续使用拐杖。这个功能锻炼阶段的重点是增加肌肉耐力。方法包括对直腿抬高运动，髋关节外展和俯卧髋关节运动的抵抗。患者在逐渐增加抵抗力的同时，还延长了运动时间并提高了肌肉耐力。

（三）康复治疗中的注意事项

（1）当有髋部疼痛和走路时跛行，必须使用拐杖，如果没有明显的症状，可以弃用。建议在旅行或长途行走时使用单根手杖以减少关节的磨损。

（2）注意预防并及时控制感染，应及时预防任何可能引起感染的手术或治疗措施。

（3）避免过度活动，以减少术后关节脱位、半脱位、骨折、假体松动等问题。避免将髋关节置于容易脱臼的位置。这些体位包括：

1）髋关节极度内收、极度内旋、极度半屈，此时最容易发生假体撞击和脱位。在日常生活中，髋关节避免位于内旋位置，从坐姿移动时避免双膝靠近并且脚分离的情况。避免身体倾向于手术的一侧拿起东西。

2）髋关节的过度屈曲、内收和内旋也是假体易于撞击和脱位的姿势。此外，马桶座不应太低以防止身体向前倾、脚分开、膝盖靠近在一起。

3）伸直、内收外旋位置的术后髋关节，因此，在将患者转向健康一侧时要小心。

4）避免在不平整、光滑路面行走。

5）保持下肢通常在外展或中立位置，并在 6~8 周内在髋部不超过 90°。

6）对于髋关节的任何异常情况应及时联系手术医生。

7）定期检查，并且每年对髋关节全面检查 1 次。

三、膝关节术后康复

全膝关节置换术（total knee replacement，TKR）后的康复锻炼，特别是早期康复尤为重要，可尽快达到术前预期的目标。

（一）康复目的

（1）通过肌肉力量训练，增强膝关节周围肌肉的肌肉力量，促进全身力量和状态恢复。

（2）为了使关节达到稳定，提高肌肉力量和软组织平衡来协调膝关节周围稳定性，可以通过训练行走、步态等相协调来改善。

（3）通过联合活动训练，膝关节活动可以满足日常活动的需要，参与一些社交活动。

（4）主动、被动活动膝关节，改善局部或整个下肢血液循环，可以有效预防术后关节粘连，也可以减少术后并发症的发生。

（5）改善患者的生理和心理，激发生活积极性。

（二）康复原则

（1）因人而异制订计划：由于不同患者的体质、条件、心理素质，主观功能要求和外科手术程序不同，个性化原则也不同。每个人的具体情况不同，因此，康复不具有统一性。

（2）系统制订全身康复计划：膝关节是行走重要关节中的一种，老年人关节退行性改变涉及多个关节和多个器官。因此，除了治疗改善膝关节的活动范围，还要根据患者的情况来施行全身的功能恢复。

（3）逐步原则：患者因为疼痛、畸形和功能障碍，膝关节周围的软组织挛缩和骨退行性改变，才接受膝关节置换术。因此，不应盲目仓促地进行功能锻炼，造成副损伤，患者的膝关节功能只能逐步提高。

（三）康复方法

因为膝关节功能主要体现在关节屈伸和关节周围肌肉的肌力，关节活动（ROM）锻炼和关节周围相关肌肉力量的练习是康复最主要的内容。另外，为了配合步行和恢复体力，可以附加身体恢复练习。

1.ROM运动与腿部相关肌肉力量：

（1）运动量：运动量以运动强度×时间来表示。在决定运动量时，必须考虑许多因素。首先，初始量限制在最低限度，运动量必须逐渐增加。其次，根据运动后的状态和第2天的反应（一般状态、疲劳、局部肿胀、疼痛等），确定运动量的增减。允许患者逐渐增加运动量，可使患者在每日运动后看到功能进展，这有助于增强康复的信心。如果发生不适情况，应该在几个小时内解除，并且在第2天之前不允许继续。再次，在短时间内均匀分配运动量和休息时间。每天短时间的运动更为有效。最终，康复运动强度、时间和方法，要根据不同时期的需要和功能的恢复来调整。

（2）康复锻炼前、后的处理：康复训练通常不需要提前准备，经过轻微的全身恢复训练后，可正式开始。此外，在膝关节局部肿胀、疼痛，使用相关对应的辅助治疗，如热敷等治疗或应用冷疗，可使局部疼痛引起的肌肉痉挛得到缓解。当膝关节屈曲挛缩或屈曲受限时，可以进行水疗加温治疗以缓解疼痛，软化组织和放松肌肉。有剧烈疼痛或对疼痛敏感的患者可在运动期间添加少量镇痛药。

（3）康复锻炼的场所：练习场所应该安静，运动应该在医生监督下进行，特别对于恢复意愿不强的患者。

（4）康复锻炼前的准备：服装应宽松，但不影响活动，最好穿上睡衣，穿合适的鞋子，以免摔倒。在患者运动之前，必须排尿和排便，避免在起床后或在醒来后立即锻炼。

（5）不同锻炼形式的配合：受限制的关节活动性主要由膝关节疼痛及严重的肌肉力量减少引起，锻炼时 ROM 及肌力应同时锻炼。事实证明，即使被动膝关节 ROM 已达到要求，如果患者的肌肉力量减少，ROM 将部分丢失。

（6）维持性康复锻炼：经过一段时间的康复锻炼，人工膝关节置换术后患者的肌肉力量和 ROM 应达到正常水平。

（7）相关关节功能的锻炼：膝关节只是负重的行走关节之一，其他关节和肌肉群的运动也非常重要，尤其髋关节 ROM 及肌力锻炼。

（8）术后锻炼时切口的保护：在术后运动中，如果切口未完全愈合，必须特别注意避免污染切口。

2.ROM 锻炼： 手术后，经过 ROM 伸展训练，可使软组织收缩，避免粘连，促进下肢血液循环，可以预防下肢深静脉血栓。关节置换后的 ROM 锻炼非常有益。锻炼方法包括：

（1）持续被动活动（CPM）：CPM 在全膝关节置换术后第 2~3 天开始。2~3 天的制动可以减少术后出血。

（2）主动膝关节屈伸活动：应在 CPM 允许的活动范围内尽可能多地要求患者锻炼 ROM 和周围肌肉。具体方法包括协助主动、被动膝关节屈伸活动。协助膝关节主动运动提升股四头肌力量，协助膝关节屈伸运动锻炼腿部肌力，对主动膝关节屈曲和伸展的抵抗训练需要腿部肌肉收缩，并且对主动膝关节伸展的抵抗需要股四头肌的收缩。

（3）伸展及屈曲受限时的 ROM 锻炼：对于术后膝关节不能完全伸展或膝关节不能达到屈曲 90°，应拉伸挛缩的软组织，使粘连的组织得到松解，ROM 的活动范围增大。为了使效果更好，膝关节在手术后第 9~10 天伸展超过 5°~10°。当屈曲小于 75°~90°时，通过调整患肢的角度及机器的参数进行校正，否则时间越长，效果越差。在医院的止痛和监测条件下，膝关节被动拉伸，屈曲超过 90°。

ROM 锻炼注意事项：

1）根据不同情况，保持患者舒适的位置用于消除患者的精神压力。

2）在手动校正过程中仔细考虑固定支撑点和应力点，以防止损伤。

3）不要急躁，不使用暴力，慢慢地、均匀地、分阶段地进行。

4）运动后，最好固定一段时间以保持疗效。一般来说，即使在人工膝关节置换术后，由于腿部肌肉挛缩，长期屈曲挛缩的膝关节也可能有轻微的膝关节屈曲畸形。此外，当正常人处于休息位置时，膝关节往往略微弯曲，因此在睡觉时，膝盖被固定以帮助保持 ROM。手术后通常持续 1.5~2 个月，以防止拉伸停滞。

5）ROM 运动与假体种类有关，由于假体种类很多，每种均有其运动极限，这在假体设计时就确定了数值。因此在 ROM 运动时，膝关节屈曲禁止过限，否则会改变假体膝关节的生物力学或导致组织损伤。

6）同侧髋关节功能也能影响膝关节 ROM 锻炼。

7）膝关节 ROM 锻炼时应注意手术方式及并发症等。锻炼时应注意避免发生骨折、腓总神经牵拉伤、感染等。

3．肌力增强训练：患者由于肌肉的废用性，膝关节周围的肌肉都有不同程度减退，在围术期、术后要进行增强训练肌肉强度。

（1）肌肉功能再训练：在人工膝关节置换术联合腓总神经麻痹的胫前肌群强度训练时，胫骨前肌无法收缩或略微肌肉收缩，但不能使踝关节背屈。这种方法类似于被动 ROM 锻炼，强调了潜意识的肌肉感觉运动。

（2）辅助主动运动：当股四头肌力量达到 2 级时，应该尽量减少肢体自身体重引起的阻力并进行辅助锻炼。从肌肉力量来看，总是需要协助运动，直到它能够克服整个关节屈曲和伸展的轻微阻力。

（3）主动运动：当肌肉力量恢复到 3 级以克服其自身的重力时，应开始主动运动。当股四头肌肌力达到 3 级时，负重和步行锻炼有助于增加股四头肌和腘绳肌的强度。改善患者身体的一般状况及身体的协调性、卧床休息引起的并发症，可增强恢复信心。但是，必须防止摔倒，造成创伤并避免剪切运动。受影响的肢体单独竖立，承受整个体重，并且通过体重纵向加压，使股四头肌和腘绳肌肉同等收缩，从而增强肌肉力量。使用骨水泥患者可以在手术后的早期阶段进行，没有使用的患者应在助行器的保护下适当推迟。

（4）抗阻力主动运动：这种强度增强训练适用于肌肉力量达到 4~5 级水平并且可以克服额外阻力的患者。具体方法类似于辅助运动和主动运动。此外，还有站立、逛街、上下楼梯和静态自行车等运动。等长运动适合于肌力 2~5 级，股四头肌等长运动方法是尽可能地弯曲关节，尽可能地拉伸膝盖，并收紧股四头肌。此外，患肢的膝关节伸展是等长运动，可以同时收缩股四头肌及相关肌肉。

（5）肌力增强锻炼的注意事项：

1）方法选择：为了选择最适合患者的训练方法，应考虑多种因素。从肌肉力学的角度来看，下肢和躯干肌肉的主要功能是长时间保持肌肉紧张，因此同样长度的运动锻炼是增加肌肉力量，同时也运动锻炼 ROM。所以，选择锻炼方法时要综合应用。

2）阻力调整：根据患者现有的肌肉力量和 ROM，适当增加和减少阻力，并适当调整姿势。

3）固定股四头肌和腘绳肌：固定大腿，使肌肉充分发挥力量。

4）运动的姿势和体位：姿势的位置应易于运动，并防止假性代偿性运动，以免过度疲劳或达不到运动的目的。

4.体能恢复训练：符合膝关节功能锻炼，使患者的行走功能得到改善，并且必须进行体能恢复训练，特别是对于长时间卧床不起的人。这种训练不是针对低肌肉力量或有限的关节活动性的损伤，而是针对全身的所有肌肉、关节、心脏、肺等进行训练。基本思路是全身状态未恢复，无法获得局部恢复。另外，为了适应拐杖或使用助行器后的人工膝关节置换，必须锻炼上肢、背部、腹部的肌肉。体能恢复有一系列训练体操，简化为"二、三、四、背、腹"运动，即肱二头肌、肱三头肌、股四头肌、背部肌肉、腹部肌肉。也可以根据肌肉力量训练的原理选择相应的方法。除此之外，术后康复方法还应包括职业治疗、ADL训练、综合基础运动训练和物理治疗。

（四）康复治疗过程

（1）手术后前3天，这段时间疼痛比较重，可以提高患肢，主动或被动踝关节活动，促进下肢血液循环。如果发现腓总神经麻痹，原因应该异常清楚：如果为敷料压迫，应松解敷料；如果是在畸形矫正过程中由牵引引起的，应给予神经营养药物。关节固定在中立位置或被动踝关节活动可防止脚下垂。

（2）术后半月内，这段运动的主要目的是ROM至少0°~90°。其次是肌力恢复训练。全膝关节置换术后康复的主要内容是关节活动训练和股四头肌、腘绳肌肉力量训练。在膝关节活动范围内，除了恢复膝关节功能外，还可以拉动挛缩组织，避免粘连，促进下肢血液循环，防止深静脉血栓形成和栓塞。CPM是早期膝功能锻炼的主要手段。通常认为CPM运动在手术后立即开始。CPM锻炼方法为：CPM活动在手术后第1~2天开始。CPM使关节活动更容易，防止术后粘连，缩短术后恢复时间，增强患者信心。

在手术后第6~12个月，即使不使用CPM，也可以通过主动膝关节屈曲和伸展来获得相同的膝关节运动。使用骨水泥固定时，一般情况下，手术后第2天，在医务人员或家属的帮助下，可以练习走路。对于手术前膝关节畸形较严重的患者，仍需在夜间固定膝关节伸展，这应持续4~6周。

（3）在术后2~6周，此期间的目的是加强肌肉力量，保持并获得ROM，如术后中期ROM未能达到屈伸功能的范围，更多应在此期以手法矫正。

第二节　中医骨科康复

一、中医骨科康复理论基础

（一）骨科损伤康复基础

中医骨科康复医疗的主要目标是改善老年患者骨折后肢体功能障碍，即后天等各种因素引起的机体功能衰退或紊乱。其根本目的是最大限度地恢复或补偿老年骨科患者的损伤或功能丧失。

中医康复的大量实践证明，伤后大多数人体功能障碍是可逆的。也就是说，通过适当和持久的康复，大多数人可以获得一定程度的恢复和补偿。功能障碍肢体的恢复和代偿的程度受多种因素的影响，其中除了原发病因的性质以及对组织器官损伤的程度、损伤的部位等因素外，还与下列因素有关：年龄因素、体质因素、康复开始时间、并发其他内科杂病、恢复欲望。

此外，语言能力、认知能力、听力能力、视觉能力等也对运动功能的康复有重要影响。

（二）中医骨科康复的原则

1. 整体康复原则： 在充分考虑人体的统一性和完整性以及与自然和社会环境的密切关系的基础上，所有康复技术和方法必须以总体概念为基础，制订康复治疗措施。总体原则要求人们适应自然、适应社会，综合治疗，全面康复。整体康复原则是中医康复的一个重要特征，也是中医康复整体观的具体体现。

2. 形神兼顾，全面康复： 人体是以五脏为中心的协调单位，内脏、经络和四肢之间有很多种联系。相应的，人体的所有部位也会在病理学上相互影响。

（1）坚持形神共同调理的原则：只有物质形态是完整的，才能产生正常的精神活动。"形体不蔽"，则"精神不散"。明代医生张景岳采用"治理论"，反复强调培养形式的重要性。五脏是身体活动的中心，因此身体应首先注意保持器官的活力，协调器官的功能。其中，心为"五脏六腑之大主，精神之所舍"，调养脏腑又必须以养心为首务。而且，本质是构成人类形态的基本物质，是生命的基础，也是形态的物质基础。

（2）注意整体功能：中医认为，无论是损害形体还是损伤精神，所有疾病都不超过两个方面。因此，不管是什么样的疾病，除了身体上的伤害外，往往伴随着不同程度和不同形式的心理变化。一般来说，患者的大多数早期阶段表现为紧张、悲伤、焦虑、恐惧或愤怒，并渴望治愈疾病；当一个患者确认他将成为社会和家庭的负担时，他经常会有悲观、绝望和厌恶等心理反应。这些不良情绪将不可避免地加剧病情并影响功能的恢复。因此，中医康复研究要特别注意身心康复的统一。

3. 骨科康复的辨证论治原则： 中医辨证论治的基本特征，是要求康复必须与临床综合征相结合。辨证分型是确定整体康复计划和选择具体方法的基本前提和基础。辨证原则是中医康复的重要特征，也是中医辨证治疗的具体体现。

（1）体质差异，辨证康复：在正常人群中，不同的个体，在身体功能和心理方面都有自己的特点，即所谓的身体差异，应采用不同的身体康复方法。

（2）结合病证，辨证康复："病"，即疾病，是指具有特定发病机制、发生规律和结局的完整过程。"证",即证候,是指在疾病发展的某个阶段的病理概括。它包括病因、病势、病位和病邪的变化,因此该综合征可以揭示病变的发生机制和发展趋势。它是确定治法和处方用药的基础。中医康复不仅注重疾病的分化,而且强调辨证施治,倡导疾病分化与辨证相结合。这是因为可以普遍掌握疾病的发展过程以及预后和结果,以确定整体康复治疗计划和最终目标;辨证分型是基于疾病的明确鉴定,疾病当前阶段对疾病性质的掌握,以及确定当前的康复治疗。

(3)杂合以治,疗养兼顾:"杂合治疗",即需要康复的措施应以辨证施治为基础,对不同的身体状况和条件采取综合康复方法。目前,人类的平均预期寿命延长,老年人都处于衰弱状态,他们容易患慢性病和老年病,病情趋于多样化和复杂化,常常表现多种病理变化、受累程度和功能变化等,因此大多数需要恢复。这表明中医药的"杂合治疗"的优势越来越多。

1)"杂合治疗"有利于人的整体康复,人是一个有机整体,康复的对象不应该是局部器官和四肢,而应该是整个人体。从整体观念来看,要充分重视残疾人的整体状况,采用综合康复治疗来治疗身心。

2)"杂合治疗"更符合个体的实际状况。康复的对象往往有很大的差异,如体力、肥胖、生活经历的变化和精神状态。因此,固定而单一的方法多难以奏效。"杂合治疗"可以充分注意地理环境、气候条件、习俗、饮食习惯等造成的个体差异。

3)"杂合治疗"是治疗和康复最方便的组合。养护的周期长,获效慢,因此,必须注意疗与养的结合。"杂合治疗"可以结合治疗,许多方法具有"疾病治疗,无病健身"的综合效果。如健身、药膳、太极拳、健身等,都能起到身体的自我调节和自我修复的作用。将自我治疗与医疗相结合是家庭和社区康复的理想方式。

4.功能原则: 功能原则即康复原则,旨在加强或恢复器官的功能。康复医学的目的是减少或消除由疾病引起的身体和精神残疾,并最大限度地恢复受损的功能,发现潜在功能,使用剩余功能,并补偿缺陷功能,以恢复生活和专业能力。

(1)维护或恢复脏腑组织功能:人体是一个以五脏为中心的完整统一的整体。外部组织和器官的任何故障都是内部内脏功能障碍的外在表现。因此,维持或调整器官的功能以维持或恢复正常的生理活动是中医康复的首要任务。任何局部组织器官的功能失常,都不能单从局部治疗,而应着眼于整体,着眼于内在脏腑组织的功能失调。

(2)增强或恢复生活及提高生存质量:康复医学的最终目标是减少或消除患者的功能缺陷,并帮助患者在其身体状况范围内,最大限度地利用和增强残余功能,以改善日常生活和劳动能力。因此,功能恢复不是单指器官生理水平的恢复,而是个体生活能力、家庭生活能力和社会生活能力综合能力的恢复。综合能力的恢复需要综合性的康复措施,除辨证康复治疗外,还要进行生理、心理、智能、体力、运动技巧等方面的功能训练，基本运动和技能培训，如服装、食品、住房、交通和个人卫生。

在进行功能训练时，要坚持因人制宜的原则。老年人应接受日常生活技能培训。这些代偿性和适应性措施，可以使患者灵活利用和强化残存的能力，充分参与社会生活，并融入社会。

二、康复治疗技术

康复技术是中医康复学科的重要组成部分，也是康复医学的重要手段。中医康复治疗技术以中医理论为基础，以中医治疗方法为手段，提高功能，提高自理能力和生活质量。各种康复方法都有一定的治疗作用，在具体运用中，应把多种康复方法有机地结合起来，充分发挥各种方法的康复作用，促进机体全面的、整体的康复。

（一）中医康复治疗技术

（1）针灸疗法：针灸康复法是在中医基础理论和经络学说的指导下，利用针刺疗法和灸法来达到治疗疾病促进身心康复的方法。

根据中医基础理论和经络理论，采用适当的针灸方法刺激经络和穴位，可以疏通经络，调整脏腑，宣发气血，达到治疗疾病，促进身心康复的目的。其中针刺疗法是通过补泻手法，利用不同的针具对经络腧穴予以适当的刺激，以调整脏腑、补虚泻实；而灸法是利用艾绒等对一定的腧穴进行温热刺激以起到培元固本、祛风散寒、温通经脉的作用。

（2）推拿疗法：在中医基础理论和经络理论的指导下，通过手、肘或辅助设备对身体某些部位进行按摩治疗。推拿是实现对疾病辅助治疗、促进康复的良好手段。

推拿疗法使用手掌、手指或其他辅助装置将各种方法应用于人体表面，刺激表面反射区域或穴位，并通过经络传导，它起到调节内脏功能、调和气血、减轻痰湿、滋养脾脏、振兴脾脏的作用。按、摩、推、滚等手法又可使局部皮温升高，加强血液循环，从而达到舒筋活络、活血祛瘀的目的。

按摩的强度应根据患者的年龄、身体状况、疾病综合征和耐受性，选择合适的按摩方法和强度，以达到良好的效果。一般情况下，推拿手法应先轻柔缓和，再逐渐用力，并持续一段时间后再减轻力度。

（3）中药疗法：中医疗法以辨证论治为基础，采用中药方剂缓解和消除患者身心病症，促进其身心康复。本法是根据中药的性味、功能特性以及方剂的配伍组成进行调治，达到补益虚损，减轻疲劳及损伤，以促进患者康复的方法。

中医疗法的运用应遵循中医辨证论治的指导原则，实现辨证应用。康复对象的病理特点是以虚为多，并常兼有痰瘀郁阻，因此药物内治应在补益法的前提下，适当配合疏通祛邪法。治疗还应结合患者心理情绪的特点，注意形式和精神。由于患者病程长，为方便长期服用，可将煎剂制成丸、散、膏剂。中药疗法的治疗途径有内治和外治两方面，可根据疾病的性质、部位、药物作用趋向等方面的不同情况，分别采用内服、外治及两者相结合的给药方式。

1）中药内服：根据中药的性味、归经等理论和配伍原则，在辨证的基础上，针对康复对象的病理特点，选用相应的方药。常用的内治法可归纳为补虚、调理两种。

2）中药外用：针对患者的病情，选择对康复有作用的中药，经过一定加工后，对患者全身和局部的病位给予敷、贴、熏、洗等不同方法的治疗，使药物经皮肤毛窍吸收进入体内，达到疏通经络、调和气血的康复作用。

（4）情志疗法：又称为精神康复法，古称"意疗""心疗"，是指康复工作者在整体观念的指导下，通过康复计划的发展，利用语言、表达、姿势、行为等手段来影响心身功能障碍患者的感受、理解、情绪和行为，改善异常情志反应，消除致病的情志因素，达到形神调和，促使心身功能康复的一类方法。

1）情绪凯旋法是一种独特的中医情绪康复方法。

2）说理开导法是通过劝说、指导、安慰、保证等手段来疏泄情感，消除焦虑、紧张和恐惧等心理障碍，并提供心理支持的治疗方法。

3）暗示疗法是指在医疗实践中实施的积极暗示，尽量避免消极暗示，以利于功能的改善和疾病的痊愈。

4）娱乐疗法是将心身功能康复置于人的正常活动中，充分利用人体的自我康复能力达到形神调和为目的的治疗方法。

参考文献

[1] 乐玉华.全髋关节置换术围手术期的康复训练指导[J].医学信息,2012,25（11）:226-227.

[2] 王杰.主动锻炼配合 CPM 机在人工全膝关节置换术后康复中的体会[J].医药前沿,2017,7（7）:384-385.

[3] 李爱君,高瑞尧,郑琦玮,等.提高老年人肌肉力量和心肺功能的运动处方研究进展[J].中国康复理论与实践,2017,23（2）:179-184.

[4] Bai HJ, Sun JQ, Chen M, et al. Agerelated decline in skeletal muscle mass and function among elderly men and women in Shanghai, China: a cross sectional study[J]. Asia Pacific Journal of Clinical Nutrition, 2016, 25（2）:7.

[5] 白波,周璞,陈国栋,等.髋膝关节置换术后预防下肢深静脉血栓形成的方法及其效果与安全性[J].武警医学,2017,28（10）:1031-1034.

[6] 郑颖,周燕芸,翁艳,等.人工全膝关节置换术后早期功能锻炼对康复的影响分析[J].福建医药杂志,2017（6）:73-75.

[7] 颜文奇.中医补法在骨科中的应用体会[J].医学信息,2013（20）:594-594.

[8] 张少明 , 杨振君 . 关于中医康复疗法与现代康复的联系的探究 [J]. 养生保健指南 : 医药研究 ,2016（5）:184–184.

[9] 卢小清 . 中药方剂治疗骨科急性创伤疼痛 62 例临床体会 [J]. 世界最新医学信息文摘 ,2016,16（27）:17.

（王　伟，冯怀志）

第十二章　老年骨折患者的护理

老年人在骨折后，不仅仅是产生生理上的改变，同时也给患者造成很大的心理压力。由于生活习惯改变、患肢活动受限、害怕失去独立的生活能力、害怕孤独、害怕久病床前无亲人而导致紧张、焦虑、恐惧的心理反应。然而老年患者的个体差异较大，面对疾病的态度也各不相同，护理人员不仅要进行常规的护理，还应根据患者的心理特点、采取及时有效的护理措施。因此，做好老年患者的心理护理是至关重要的。

第一节　老年骨折患者心理特点与护理措施

一、老年骨折患者心理特点

（一）焦虑与恐惧心理

老年骨折患者大多是意外造成的，受伤后便会出现疼痛及功能障碍，严重者甚至导致截瘫。在没有任何思想准备的情况下，极易给患者带来恐惧心理，导致患者食欲不振、营养缺乏、睡眠功能紊乱、情绪紧张、抵抗力减弱等发生概率增大，进而严重干扰骨折的愈合与康复。

（二）依赖心理

老年骨折患者在入院后极易产生依赖心理，自理能力的下降，环境的改变，使患者的情感变得异常脆弱，希望得到亲人无微不至的照顾，任何事都不想自己动手，丧失了主观的能动性，产生了极度依赖的心理。

（三）孤独寂寞心理

在老年骨折患者中，孤独寂寞心理是最为常见的心理特点，尤其是卧床后丧失了劳动能力，极易产生孤独寂寞感，长期住院的患者由于对亲人的依赖与想念也会产生孤独寂寞感，通常患者可表现为情绪低落，表情淡漠，严重者可导致抑郁症。

（四）悲观心理

老年骨折患者在受伤后由于身体功能障碍、恢复时间漫长、预后较差、思想负担严重、担心给家里带来经济负担、生活自理能力的下降等都可导致悲观心理，严重者可产生轻生念头。

二、老年骨折患者心理护理措施

（一）减轻或消除恐惧心理

护理人员在为老年患者做任何护理操作和治疗前，都要向患者解释其目的及注意事项，取得患者的配合。当患者产生恐惧心理时，护理人员要面带微笑，予以理解和尊重，通过有效的沟通缓解患者的恐惧心理，给予安慰。鼓励患者主动做一些力所能及的事，转移注意力，增强战胜疾病的自信心。

（二）鼓励患者自理

老年骨折患者由于生理功能的改变，生活需要依赖他人，希望亲人给予更多的关怀与照顾。在病情允许的前提下，提高患者自理能力，减少不必要的帮助，增强患者的自信心是极其重要的。建立良好的护患关系、医患关系及病友之间的关系对于消除寂寞恐惧心理是极其有效的。老年患者虽表面沉默，但内心情感十分丰富。护理人员要主动与患者交流沟通，可鼓励患者参加一些力所能及的活动。

（三）提高患者的安全感

老年骨折患者在入院以后，家属的关心、支持是非常重要的。护士应缓慢而亲切地为患者介绍病室的环境，使患者快速地适应新环境，使其感到温暖。还要耐心地为患者讲解疾病的相关知识，多帮助多解释，加强健康宣教，与患者建立良好的护患关系，帮助患者树立信心。如果保持良好的心态，睡眠及饮食情况也会有所改善，对于疾病的康复具有很大的帮助。

（四）分散不良情绪

老年患者心理敏感，骨折后大多数表现得沉默寡言拒绝沟通，情感异常脆弱，希望得到家人和朋友无微不至的照顾。作为护理人员，应鼓励患者表达自己悲伤或不满的情绪，及时给予安慰，做到有情、有礼，体现尊重。防止患者因不良情绪影响而产生悲观心理甚至轻生。

第二节　老年骨折患者并发症预防与护理

在老年骨折患者中，生理功能减退、肢体活动受限、营养缺乏、卧床时间延长等不利因素，使其极易出现并发症，因此及时有效的护理干预措施对预防老年骨折并发症的发生有着极其重要的作用。

一、皮肤压力性损伤

老年骨折患者由于长时间卧床，血液循环不好，如果身体局部组织长期受压，发生缺血、缺氧，组织营养缺乏，极易造成组织溃烂、坏死。应指导患者每2小时变换一次体位，臀下垫棉垫，身下铺气垫床缓解压力，按摩受压部位皮肤，涂爽身粉。正确使用石膏、夹板固定，保持床单与皮肤的清洁、干燥，便后擦洗，避免局部刺激。同时加强营养，增加全身抵抗力，补充足够的热量、蛋白质、维生素，以促进蛋白质及胶原纤维的合成。

二、肺部感染

老年人各器官功能减退，尤以肺部功能减退明显，加之长期卧床、活动量减少、呼吸道分泌物增多，使痰液积聚在肺部无法咳出，很容易引发肺部感染。因此，老年骨折患者要注意保持呼吸道通畅，有痰液要及时咳出。护理人员协助患者翻身叩背，叩击者手指弯曲并拢，指掌侧呈杯状，以手腕的力量从肺底自下而上，由外向内迅速、有节奏地叩击胸壁，震动气道。叩背时尽可能采用坐位或侧卧位。指导患者做深呼吸，鼓励患者多活动、多饮水，在病情允许时增加抬臀动作、扩胸运动。保持室内空气流通，定时通风，保持室内温度和湿度适宜。针对吸烟者应劝其戒烟，如果痰液黏稠难以咳出，可对呼吸道进行湿化，如雾化吸入。要注意保暖，避免着凉发生感冒而诱发肺部感染。

三、泌尿系统感染

老年人肾气衰弱，骨折后长期卧床导致排尿困难、排尿不尽，都易引起泌尿系统感染。嘱患者多饮水，以确保足够的尿量，降低尿盐浓度，减少沉淀；保持会阴部清洁，勤换内裤，嘱患者尿液及时排空；为留置导尿管的患者，每日进行会阴护理，定期更换尿袋，定期检查尿常规和尿培养。

四、下肢深静脉血栓形成

由于老年人血液黏稠度高，长时间卧床血流缓慢，加之创伤刺激，使机体凝血因子释放过多，极易造成血栓。鼓励患者在床上抬高患肢并高于心脏水平，以促进血液循环，减轻肿胀；指导并协助患者尽早进行主动、被动运动，以加速静脉血液回流，减轻水肿，预防血栓形成。遵医嘱给予对症抗凝药物治疗与物理气压治疗。

五、腹胀、便秘

老年患者骨折后病程较长，需长期卧床，加之老年患者胃肠消化功能减弱，极易引起腹胀和便秘。护理人员应给予心理疏导，为患者提供良好的排便环境；鼓励患者多饮水，多食新鲜蔬菜水果，多摄入膳食纤维，饮食清淡易消化；指导患者进行腹部环形按摩，刺激肠蠕动；在不影响治疗的前提下，鼓励和协助患者变换体位，指导患者床上做提肛收腹运动。已发生便秘者，可遵医嘱口服润肠药、缓泻药，使用开塞露，必要时给予灌肠，以缓解症状。

六、心脑血管意外

人体步入老年期，循环系统发生显著退行性改变，心脑血管无法适应正常时一般的各种应激状态，再加上创伤、手术、麻醉和疼痛的刺激，更容易增加心脏负担及血管紧张度，继而导致心脏及脑血管意外。入院后要对患者进行全面的护理评估，并按时巡视患者，严密观察生命体征的变化，耐心倾听患者的感受，及时了解病情的变化，及时发现问题并立即处理，避免发生意外。

七、精神障碍

老年骨折患者术后精神障碍发生率较高，生理功能下降，尤其是肾上腺皮质功能减弱。对手术的应激能力下降、麻醉反应、术后疼痛刺激、心理压力过大等因素均可诱发精神障碍。此外，水、电解质和酸碱失衡更易诱发精神障碍。通过对老年患者心理评估，针对老年人的心理特点，认真做好术前宣教，尽可能减轻患者的恐惧及焦虑，术后密切观察患者的生命体征与精神症状。如术后出现幻觉、多语、定向力障碍等要警惕精神障碍，并立即通知医生。对水、电解质紊乱的患者及时补充电解质，保证静脉补液的输入，维持有效血容量。护理人员加强巡视，谨防并发症的发生。

八、消化道出血

人体骨折后的应激反应有时会导致消化道大出血。如果患者在术后出现呕血或柏油样便并伴有腹痛，应立即禁食，插胃管、止血，并做好对应的治疗与监护。

第三节　老年骨折患者的安全管理

随着科技的进步，全球人口趋向老龄化，老年患者住院人数也持续增加。由于老年人各个器官功能的减退，认知感觉变得迟钝，如住院期间环境突然发生改变，很容易发生跌倒、坠床等一系列的意外创伤。因此，在治疗和诊断过程中，预防和减少护理差错事故的发生，防范医疗纠纷，加强护理安全管理是非常重要的。

一、老年骨折患者护理安全因素

老年骨折患者护理安全因素包括：①跌倒、坠床。②误吸、误食、窒息。③烫伤、冻伤。④导管滑脱。⑤药物不良反应。⑥走失。

二、影响老年骨折患者安全因素的分析

（一）跌倒、坠床的风险因素

老年患者跌倒是由多种因素引起的，身体和疾病因素是内在因素，环境因素是外在因素。老年患者机体衰老和各器官功能减退，往往伴有视力模糊、平衡失调和步态紊乱，加之对新环境的适应能力较差，易在遇到湿滑地面、障碍物、夜间、无床栏等情况时发生跌倒、坠床。

（二）误吸、误食、窒息的风险因素

老年患者由于神经系统衰退，造成吞咽障碍，在进食的过程中易发生呛咳，如未及时调整进食方式易引起误吸，如阻塞呼吸道易导致窒息。理解力和记忆力逐渐减退，使得老年患者不能准确地用药，容易引起误食的发生。

（三）烫伤、冻伤的风险因素

老年人皮肤感觉功能减退或意识不清，如在使用热水袋、冰袋的过程中直接接触皮肤，又不加以巡视，易导致烫伤、冻伤皮肤。

（四）导管滑脱的风险因素

老年患者意识障碍、不配合治疗、翻身活动不当易引起导尿管、引流管、鼻氧管等导管滑脱。

（五）药物不良反应的风险因素

老年患者多病在身，常多种药并用，出现用药不良反应的概率极高。大于65岁老人有10%~20%出现药物不良反应，大于80岁老人有25%出现药物不良反应。老年人常见的药物不良反应有体位性低血压、精神症状、尿潴留。

（六）走失的风险因素

老年患者对环境的适应能力差，认知、记忆力衰退或有老年痴呆，如预防保护措施不到位易发生迷路、走失。

三、老年骨折患者护理安全措施

（一）预防跌倒和坠床

对入院老年患者进行全面评估，根据评分结果，做好合理的护理计划，制订护理措施。向患者介绍病房环境，床头悬挂高危警示牌，将患者安排在靠近护士站的房间，有专人陪护，患者活动时有人陪伴，穿防滑鞋和合身的衣服；在病房、走廊、厕所安置扶手，保持病区地面清洁干燥无积水，告知如厕时的防滑措施，保证病房有充足的照明；将日常物品放于患者易取处；教会患者使用床头灯和呼叫器，放于可及处；指导患者渐进坐起、渐进下床的方法，变换体位时速度应慢，做到3个30秒，醒后平躺30秒再起床，坐起后30秒再站立，床旁站30秒再行走；患者卧床时抬

起双侧床挡，必要时限制患者活动，适当约束；加强对老年患者的巡视和观察，高危的患者应及时通知医生进行有针对性的治疗。

（二）预防误吸、误食和窒息

保证进食环境安静、光线充足，进食时采取坐位或半卧位，保持注意力集中，不催促患者；选择软的易消化的食物，对于拒绝和吞咽功能有障碍的患者应选择稀粥、面片等食物，并指导少量分次吞咽；进食后应及时清理口腔，避免食物残渣遗留口内，可以利用吸管或者防呛奶瓶饮水，有效预防呛咳；对于进食困难的患者给予鼻饲，并做好相应护理，防止经口饮食引起误吸或吸入性肺炎。为患者发药时要看服到口，特殊药物必须要反复交代清楚用法用量和禁忌等，使患者充分理解，内服药和外用药应分开放置，必要时进行标注，避免误服的发生。

（三）防止皮肤烫伤和冻伤

应慎用热水袋和冰袋，如需使用时应避免直接接触皮肤，外包毛巾，热水袋水温不宜高于50℃。使用期间应密切观察使用部位皮肤情况，并做好床旁交接班。

（四）预防导管滑脱

告知老年患者及其家属导管的作用和目的，妥善固定，并加强对患者移动或改变体位时的指导，告知患者及家属避免牵拉导管的方法及注意事项，如发生导管松脱移位时应立即通知医护人员。对神志不清、躁动或不配合的患者，必要时采取约束带约束或使用镇静药物。

（五）确保用药安全

服用镇静催眠药后安排患者卧床休息，避免走动，起床时应有人辅助；服用降压药易发生体位性低血压；降糖药按照要求时间服用，随身携带糖块、可乐等以便低血糖时及时补糖；利尿药、泻药避免在夜间服用。用药后密切观察药物不良反应，并告知低血糖、低血压的表现及处理方法。对出院后需要带药的患者，应做好服药指导。

（六）防止患者走失

做好入院宣教，详细介绍医院的环境，老年患者入院即佩戴腕带，写明医院科室、姓名、床号、住院号、科室电话，一旦走失，方便与科室取得联系。加强巡视，以减少意外的发生。

第四节　老年骨折患者的健康教育

老年人健康功能低下，大多数患有慢性病如骨质疏松症、骨关节疾病、肌肉萎缩等各种老年慢性疾患并伴有反应迟钝，由于外力极易骨折，并在骨折后失去自主性。骨折不仅加剧了老年人原有的健康功能低下，还加剧了患者原有的疾患，以此恶性循环并发展，造成各种并发症的发生。针对老年骨折患者恢复缓慢、长期卧床、易出现各种并发症的特点，在工作中采取个性化、多元化的健康宣教，比如墙报法、图册法、作业法、微信法、多媒体宣传等，通过与患者的沟通，观察患者的语言和行为，了解患者的兴趣和爱好，并因人施教，使患者积极配合治疗及护理，有效预防并发症的发生，促进患者的康复。

一、健康教育前的评估

通过与患者沟通来收集基本数据，分析患者的病情、状况和患者的真实情况，以便对患者有针对性地指导。

二、入院宣教

由于老年骨折患者多为突然发病，并且缺乏心理准备，再加上疼痛剧烈，因此患者多数有恐惧、紧张和焦虑的心理反应。入院时，护理工作者应以热情的服务态度接待患者及其家属，详细回答患者提出的问题，并尽可能向患者提供相关信息。介绍其主管医生、护士和病房的护士长，介绍病房环境、医院饮食、消防安全通道及家属的探视制度等，并及时了解患者病情，使患者感到友好和安全，从而产生信任感，形成愿意接受治疗与护理的良好身心状态。

三、饮食指导

早期阶段饮食应以清淡为主要原则，如蔬菜、蛋类、豆制品、水果、鱼汤、瘦肉等，忌食高温、酸辣、油腻食物，特别是不要过早食用高脂肪滋补食物，如骨头汤、肥鸡、炖鱼等。应给予少盐、少糖、少油的清淡饮食，并限制动物脂肪，补充适量的鱼、虾等蛋白质，水果和蔬菜，以达到营养均衡的饮食。禁忌烟酒。避免辛辣和刺激性食物，多食富含纤维的食物，有助于保持排便通畅。餐后禁止立即就寝。应少食多餐，不宜用餐过饱，以免造成胃肠蠕动减缓，影响消化吸收，使横膈上移，心脏活动受限，冠状动脉供血不足，诱发疾病。

四、肢体功能练习

在康复训练的早期阶段，即受伤后的第1~2周，此阶段伤肢肿胀、疼痛、骨折断端不稳定，容易再次移位。因此，该阶段肢体训练应以促进患肢的血液循环、消肿和稳定骨折为主要目的。康复训练的主要形式是受伤肢体肌肉的等长收缩，即肌肉在关节没有移位的情况下，进行有节奏的静力收缩和放松，也就是我们通常所说的绷劲和松劲，可以通过肌肉的等长收缩来预防肌肉萎缩或粘连。此期肢体训练期间，原则上，除了骨折处的上下关节外，身体的其他部位均应进行正常的活动。

五、睡眠指导

保持充足睡眠，老人的睡眠时间应约 6 小时，午睡约为 0.5 小时，以避免各种不良的精神刺激，人体持续紧张易影响睡眠，造成失眠。在睡前应保持室内安静，可以喝温牛奶，用温水浸泡双足来促进睡眠，睡前不宜看恐怖电影或过于紧张的电视节目，可听些缓慢的轻音乐，逐渐入睡。晨起的动作应提倡"三个半分钟"，在醒来后继续平卧半分钟，在床上静坐半分钟，双腿下垂坐在床边半分钟，最后再下地活动，以避免引发脑出血等心血管疾病。

六、老年骨质疏松的防治

（一）适度运动

适度的运动可以提高性激素水平，促进钙的吸收和利用，可以增强骨骼耐受力，增加骨骼血流量，可以增进肌肉的弹力和张力，使骨骼营养充分，延缓骨骼老化，有利于促进骨骼和肌肉健康。首先，老年人在参加运动时应注意掌握运动量，适量运动，并应注意安全，勿超过本人耐受力。运动时间应该选择在光照充足的时间段。其次，有必要选择一个良好的运动场地，应选择熟悉的安全的场地，不应选择同时有青年人正在进行剧烈运动的场所，以避免因冲撞而造成损伤。

（二）注意合理营养

合理的饮食结构对骨骼的生长、发育、代谢方面起着至关重要的作用，钙是维持骨骼强度的必需要素，增加钙的摄入，有助于钙代谢平衡，利于骨矿物质沉积，补充充足的蛋白质可以促进骨基质形成。老年人饮食中钙的含量往往不足，这与食物摄入量减少，食欲差和消化功能减退等因素有关，所以应摄入富钙食品，例如：可以补充牛奶、鸡蛋等含有优质蛋白，又含有丰富的钙、磷的食物。还应多食用绿色蔬菜、豆类及豆制品、鱼虾、海产植物、贝类等。各种维生素的摄入对于预防和治疗骨质疏松症也很重要。

（三）防止跌倒

加强安全管理，防止二次骨折，如床头悬挂提示牌，室内提供足够的照明，保持病房和通道的通畅，地面保持清洁干燥，将日常用品放于易取处，活动时有专人陪伴，穿合适的衣裤，穿防滑鞋，过长的电线要收好，以免绊倒。

（四）药物治疗

目前，已有多种药物应用于骨质疏松症，可以在医生的指导下进行选用。如饮食钙量不足者，可服用钙片补充。目前，常用的钙剂类型很多，用药前应遵医嘱，病情较重的患者如不能单独使用钙剂，应配合其他药物治疗。维生素 D 有利于促进钙的吸收，也可选用活化维生素 D，维生素 D 对老年人有很好的治疗效果。但要注意的是，药物治疗只是治疗方法部分，应结合其他有关骨保健的方法，根据患者病情选择药物，不得擅自滥用。

（五）培养良好习惯

吸烟会增加血液酸度并使骨质溶解；过量饮酒和频繁饮酒会导致溶骨的内分泌激素增加，并使钙质从尿中流失，所以这些危险因素都属禁忌。保持乐观开朗的心情，动作、思想也会敏捷起来，有助于神经反应和平衡功能的加强，从而降低骨折发生的概率。有病痛应及时就医，骨质疏松可由内分泌疾病、骨髓瘤、白血病引起。泼尼松、肝素之类能促进骨质溶解的药物要慎用。

参考文献

[1] 叶伟胜 . 老年骨折防治手册 [M]. 北京 : 人民军医出版社 ,2013.

[2] 李光丽 , 赵德利 . 长期卧床骨折患者常见并发症的护理 [J]. 中国中医药现代远程教育 ,2011,5:23.

[3] 金静 . 心内科老年住院患者护理安全隐患的分析及对策 [J]. 中国伤残医学 ,2012,6:29-30.

[4] 朱祥萍 , 吉辉 , 雷德会 . 舒筋活血汤联合功能锻炼用于踝关节骨折术后功能恢复的临床疗效 [J]. 中华中医药学刊 ,2018,7:20-22.

[5] 谢晋军 , 周贞学 . 活血补肾强骨固疏汤联合鹿瓜多肽注射液治疗老年骨质疏松患者 90 例 [J]. 中国老年学杂志 ,2011,6:56-60.

（李　彬，张骄阳，靳斯斯，李妍朗）